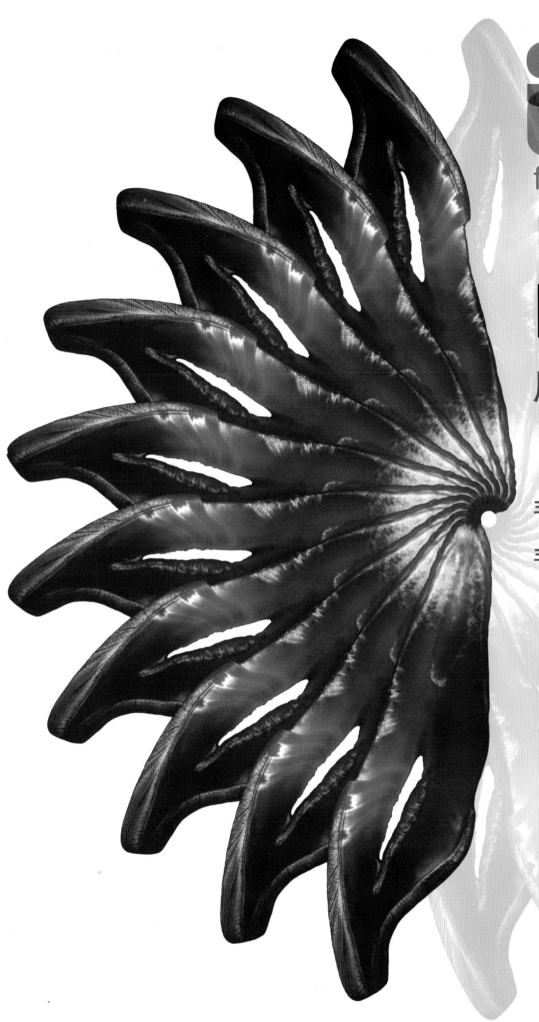

Soluções Clínicas
fundamentos e técnicas

口腔修复
临床解决方案

原理与技术

（下卷）

主编　（巴西）路易斯·纳西索·巴拉提里
（Luiz Narciso Baratieri）

主译　国洪波　夏应锋

北方联合出版传媒（集团）股份有限公司
辽宁科学技术出版社
沈　阳

译者
TRANSLATORS

主 译

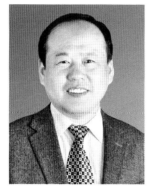

国洪波

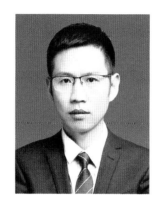

夏应锋

译 者

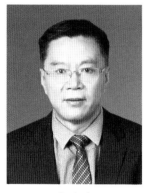

张士杰

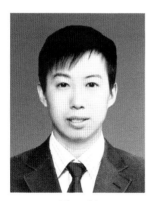

吕 尧

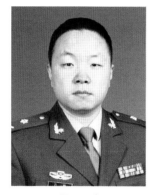

吕 昕

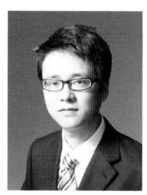

任时荣

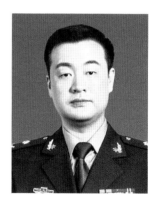

朱晓瑜

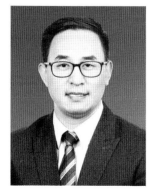

李 强

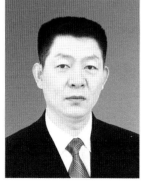

道志斌

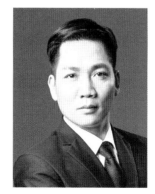

魏谋达

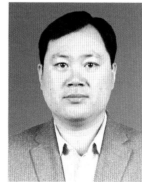

王立珂

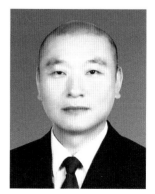

王雅琳

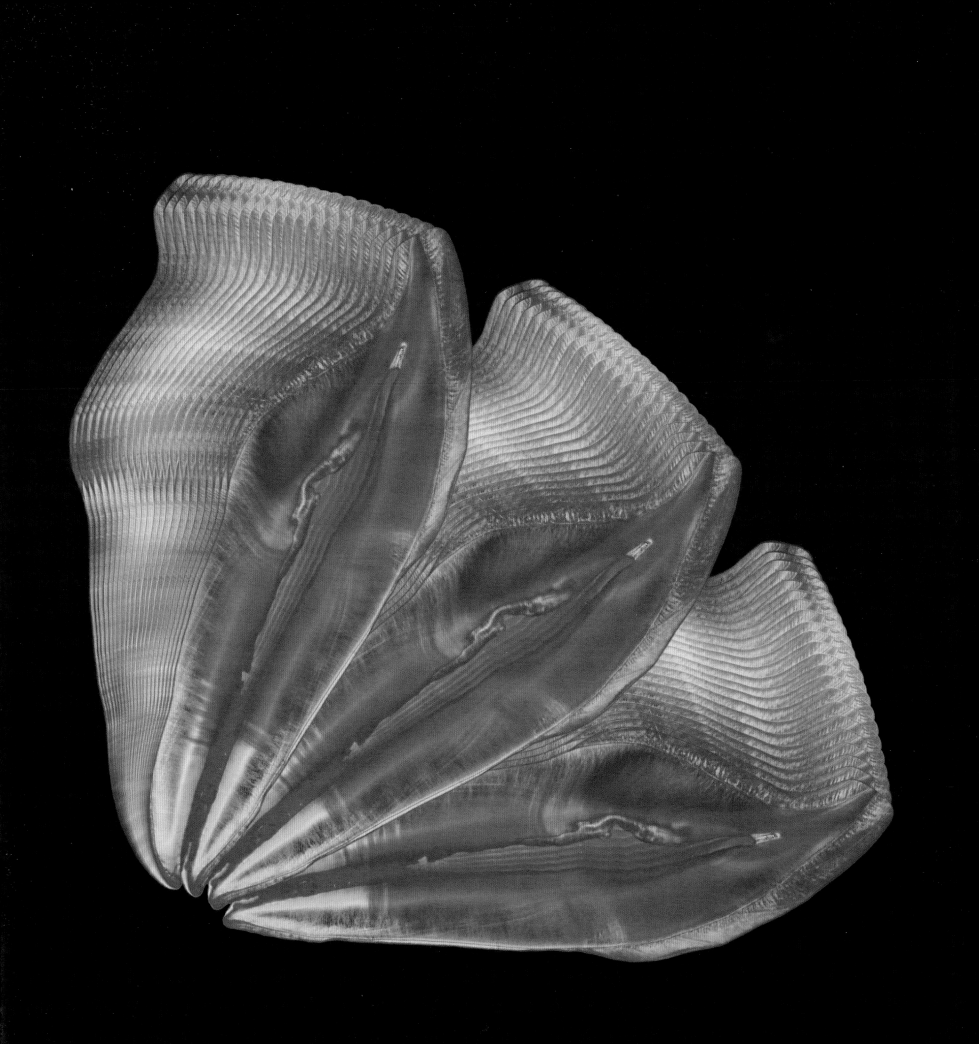

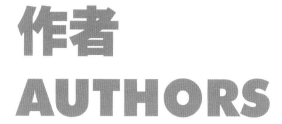

AUTHORS

LUIZ NARCISO BARATIERI
Professor Titular de Dentística da Universidade Federal de Santa Catarina (UFSC) - Florianópolis, SC

SYLVIO MONTEIRO JÚNIOR
Professor Titular de Dentística da Universidade Federal de Santa Catarina (UFSC) - Florianópolis, SC

JORGE PERDIGÃO
DMD, MS, PhD, Universidade de Minnesota, Minneapolis, EUA

JUSSARA KARINA BERNARDON
Professora da Disciplina de Dentística da Universidade Regional Blumenau, Mestre em Dentística pela Universidade Federal de Santa Catarina, Doutoranda em Dentística na Universidade Federal de Santa Catarina, Florianópolis, SC

ROGÉRIO ZAMBONATO
Residência Odontológica - Área de Cirurgia Bucal e Ortognática no Hospital de Reabilitação de Anomalias Craniofaciais de Bauru (Centrinho — USP - Bauru)
Mestrado na Área de Cirurgia e Traumatologia Buco - Maxilo - Facial pela UNESP — Araçatuba
Fellowship em Cirurgia Buco - Maxilo - Facial pela Northwestern University — Chicago/USA
PostDoctoral Fellowship em Cirurgia Buco - Maxilo - Facial pela Baylor University — Dallas/USA

RENAN BELLI
Mestre em Dentística Restauradora pela Universidade Federal de Santa Catarina, Doutorando em Dentística Restauradora na Universidade Federal de Santa Catarina, Florianópolis, SC

EDSON ARAUJO
Professor Adjunto da Disciplina de Clínica Integrada de Universidade Federal de Santa Catarina, Professor dos Cursos de Atualização e Especialização em Dentística da Universidade Federal de Santa Catarina e da ABOSC, Florianópolis, SC

MAURICIO UMENO WATANABE
Especialista em Periodontia, Especialista em CTBMF, Birigui, SP

CLÁUDIO PINHO
Especialista em Dentística Restauradora pela Unesp, Araçatuba, São Paulo, Vice-presidente da Sociedade Brasileira de Odontologia Estética, Brasília, DF

PATRICIA N. R. PEREIRA
Doutorado e Pós-doutorado em Dentística pela Tokyo Medical and Dental University, Japão, Professora Adjunta da University of North Carolina at Chapel Hill e da Universidade Católica de Brasília

JOSÉ MARIA GRATONE
Especialista em Prótese, Uberlândia, Especialista em Prótese sobre Implante pela Faculdade de Odontologia da Universidade de São Paulo

PAULO KANO
Professor Convidado dos Cursos de Especialização, Mestrado e Doutorado de Dentística da Universidade Federal de Santa Catarina, Florianópolis, SC

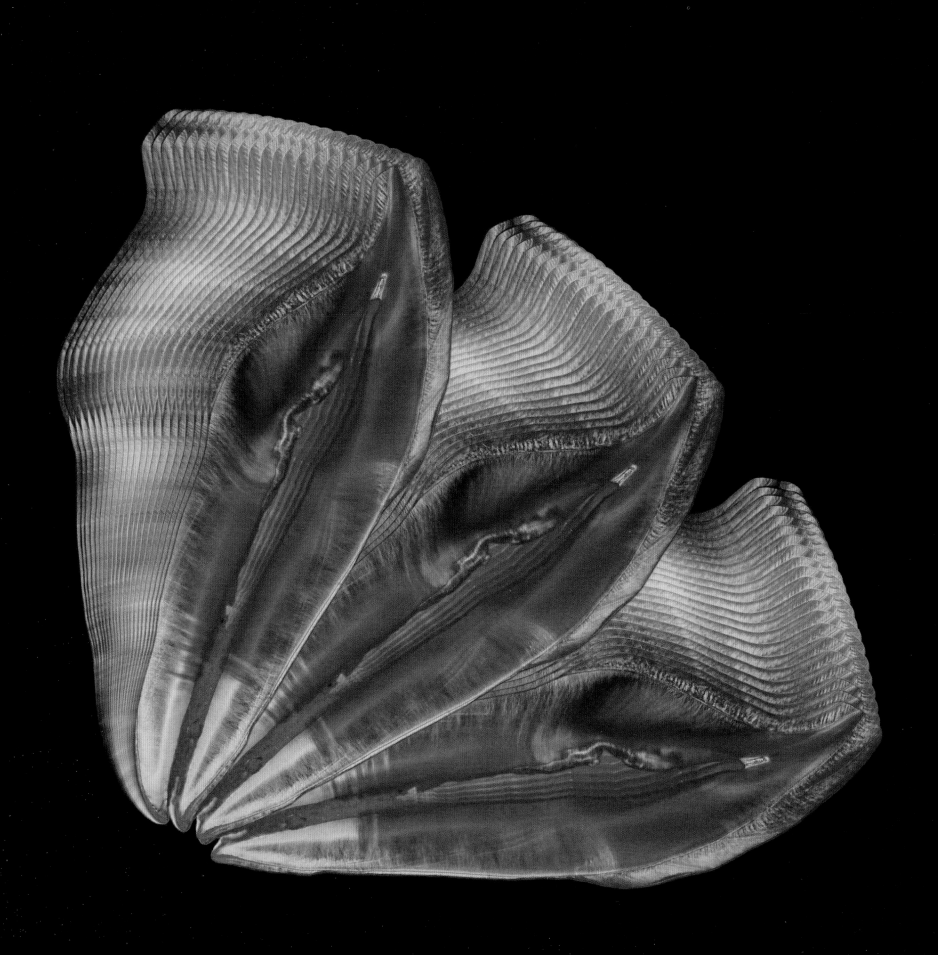

作者
AUTHORS

RENATA GONDO

Mestre e Doutora em Dentística pela Universidade Federal de Santa Catarina, Florianópolis, SC

Professora da Disciplina de Dentística da Universidade Federal de Santa Catarina, Florianópolis, SC

RONALDO HIRATA

Coordenado do Curso de Especialização em Dentística Restauradora — CETAO-SP, Professor do Curso de Pós-Graduação Latu Sensu em Odontologia Estética — SENAC - SP, Mestre em Materiais Dentários — PUC - RS, Doutorando em Dentística Restauradora — UERJ

JACKELINE GUIMARÃES

Doutoranda em Odontologia (Área de Concentração Dentística) da Universidade Federal de Santa Catarina, Florianópolis, SC

ADAUTO DE FREITAS JUNIOR

Cirurgião-dentista, Ateliê Oral, São Paulo, SP

LUIS CALICCHIO

Cirurgião-dentista, Ateliê Oral, São Paulo, SP

MARCELO KYRILLOS

Cirurgião-dentista, Ateliê Oral, São Paulo, SP

MARCELO MOREIRA

Cirurgião-dentista, Ateliê Oral, São Paulo, SP

TATIANA WELKER

Cirurgião-dentista, Ateliê Oral, São Paulo, SP

HELIO OLIVEIRA

Técnico em Prótese Dental, Ateliê Oral, São Paulo, SP

LEONARDO BUSO

Mestre e Doutor em Prótese Dentária — Faculdade de Odontologia de São José dos Campos — UNESP, Professor de Prótese Dentária UNIP — SP, Coordenador e Professor do curso de Especialização e Atualização em Prótese Dentária — NOE/ Vila Velha - ES, Professor do curso de Especialização em Prótese Dentária da EAP-APCD/SP, Professor do curso de Especialização em Implantodontia da APCD / Piracicaba

FLORIAN BEUER

Professor do Departamento de Prótese da Universidade de Munique (LMU- München), Alemanha

JOSEF SCHWEIGER

Técnico em Prótese Dental do Departamento de Prótese da Universidade de Munique (LMU- München), Alemanha

DANIEL EDELHOFF

Professor do Departamento de Prótese da Universidade de Munique (LMU- München), Alemanha

LUÍS HENRIQUE SCHLICHTING

Doutorando em Dentística na Universidade Federal de Santa Catarina, Especialista e Mestre em Dentística pela Universidade Federal de Santa Catarina, Florianópolis, SC

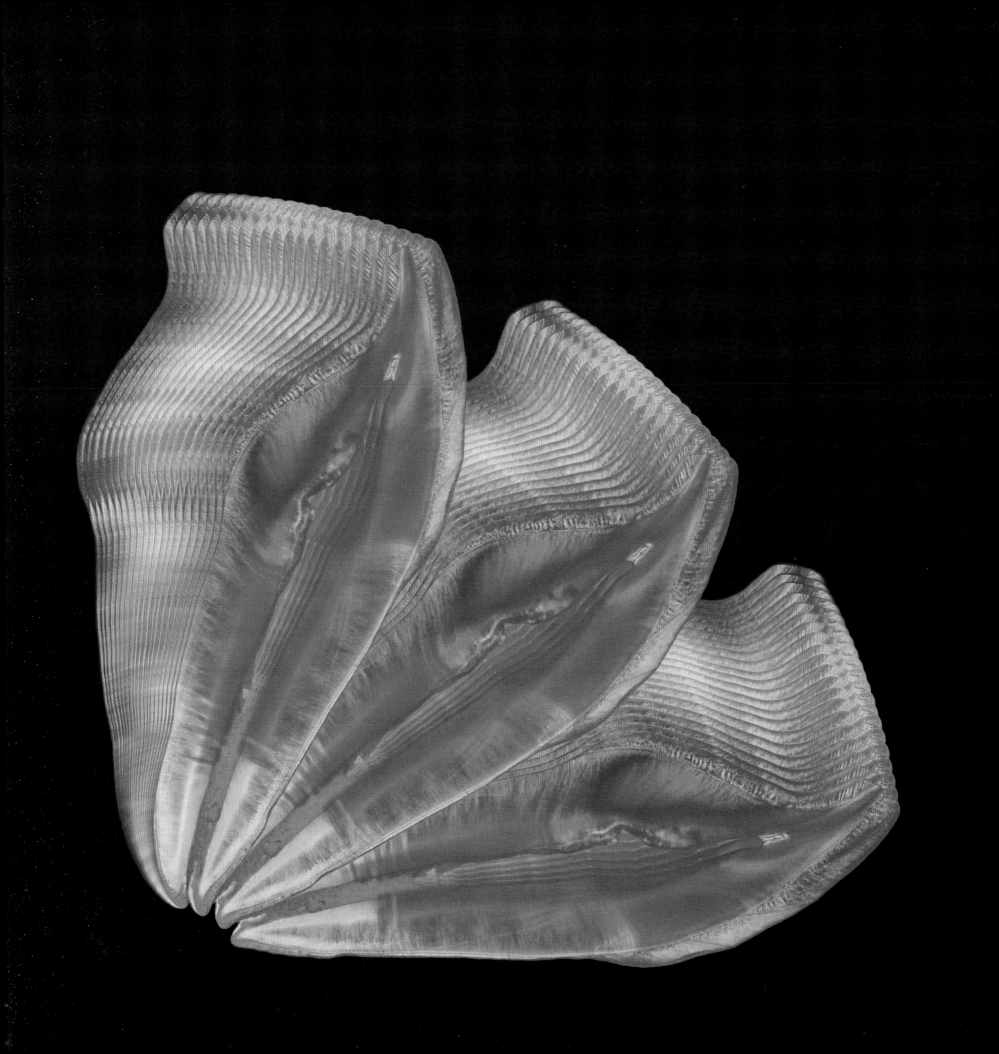

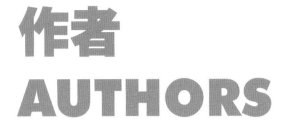

作者
AUTHORS

LESSANDRO MACHRY

Especialista e Mestre em Dentística pela Universidade Federal de Santa Catarina

Professor de Dentística da Universidede do Planalto, Lages, SC

LEANDRO AUGUSTO HILGERT

Doutorando em Dentística na Universidade Federal de Santa Catarina, Especialista e Mestre em Dentística pela Universidade Federal de Santa Catarina,

Membro do Corpo Editorial da Revista Clínica - International Journal of Brazilian Dentistry

JULIO CESAR JOLY

Mestre e Doutor em Clínica Odontológica - Área de Periodontia - FOP-Unicamp, Coordenador do Mestrado em Periodontia — CPO/SLM - Campinas-SP,

Coordenador das Especializações em periodontia e Implantodontia - EAP/APCD - Piracicaba - SP

ROBERT CARVALHO DA SILVA

Mestre e Doutor em Clínica Odontológica - Área de Periodontia - FOP - Unicamp, Professor do Mestrado em Periodontia - CPO/SLM - Campinas-SP e das Especializações em Periodontia e Implantodontia - EAP/ APCD - Piracicaba - SP, Coordenador do Curso de Especialização em Periodontia - EBO/ SLM - Brasília-DF

PAULO FERNANDO MESQUITA DE CARVALHO

Especialista em Periodontia - FORP-USP e CBMF - UNIFENAS, Mestre em Periodontia — CPO/SLM — Campinas-SP, Professor das Especializações em Periodontia e Implantodontia - EAP/APCD - Piracicaba - SP, Coordenador do Aperfeiçoamento em Implantodontia — ABO/Três Corações - MG

FABIO HIROSHI FUJIY

Cirurgião dentista e Técnico em Prótese Dental, Pós-graduação em odontologia estética — APCD/São Paulo - SP, Professor das Especiatizações em Implantodontia - EAP/APCD - Piracicaba - SP, Professor da pós Graduação em Odontologia Estétiea — SENAC — São Paulo - SP

FRANCIS CUNHA LIMA

Cirurgião - dentista, Especialista em Prótese Dentária (UFU-MG), Técnico em Prótese Dentária, Professor do Curso de Especialização em Implantodontia da ABO-GO

HERALDO GOUVEIA ALVARENGA

Cirurgião-dentista, Especialista em Endodontia e Implantodontia (ABO-GO)

WILMAR PORFÍRIO

Técnico em Prótese Dentária (Goiânia GO)

SANTHIAGO TEIXEIRA SCHULZE

Técnico em Prótese Dentária (Goiânia GO)

GLÉCIO VAZ DE CAMPOS

Introdutor no Brasil da técnica de microcirurgia periodontal, Responsável pela criação do centro de treinamento em Microscopia Operatória da Associação Paulista de Cirurgiões Dentistas, APCD — Central, Coordenador do curso: Microcirurgia Plástica Periodontal da APCD - Central

JOSÉ CARLOS ROMANINI

Técnico em Prótese Dentária (Londrina, PR)

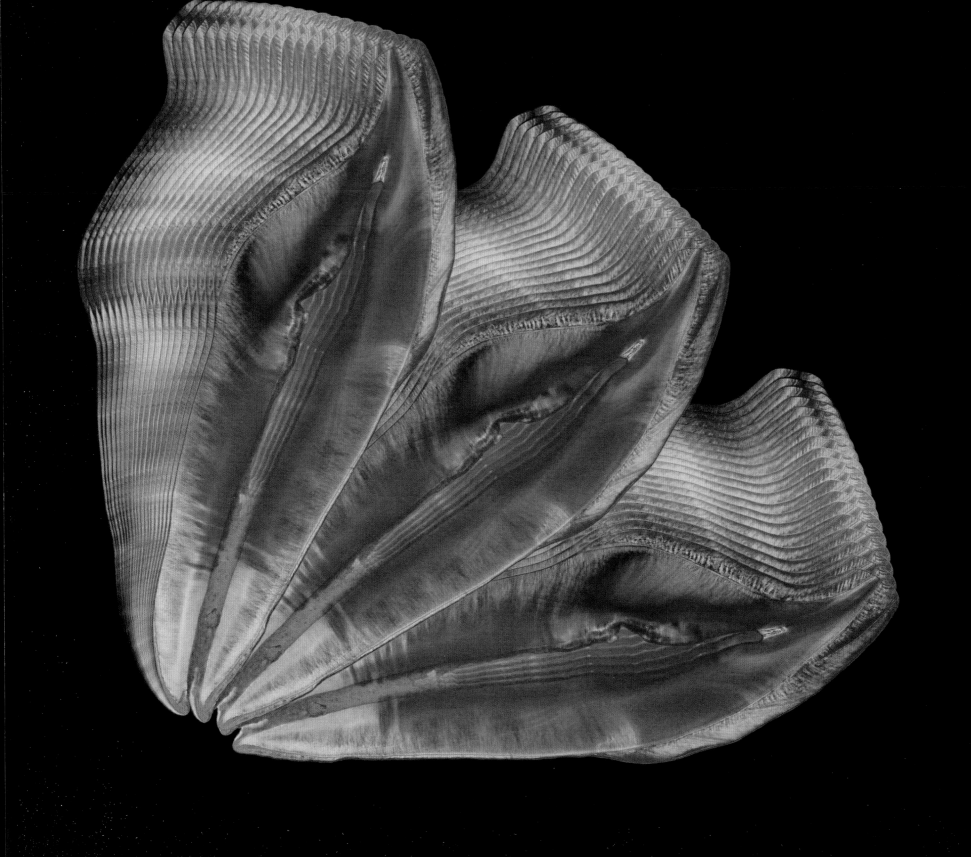

前言
PREFACE

作为巴西弗洛里亚诺波利斯的圣卡塔琳娜州联合大学的一位教授和牙医，我在40年的时间里，写的23本书中，这是我最喜欢的一本，它看起来令人难以置信。事实上，我从来没有厌倦过这样做，尤其是本书天然牙的片切图片，它们让我着迷多年。通过它们，我了解到从未企及的天然牙。通过它们，我已经"航行"了很多年，甚至连时间的流逝都没有意识到。它们以一种独特的方式在很长一段时间让我的生活过得更愉快。它们解决了我很多的问题。我已经从它们当中找到了"答案"，而我仍然继续寻找另外一些答案。不断地探索使我作为一名牙医慢慢地成长。我真的不会厌倦欣赏它们，也不会因为学习而感到厌烦。此外，针对牙医在工作中频繁出现的临床问题，我有幸收集了一些最优秀的巴西牙医们的经验，分享他们的理念以及很好地解决临床问题的方案；这也是此书让我如此着迷的原因。现在我知道将可以购买到中文版，而且将有更多的牙医能够关注它并从中获益，我只确定我一直在考虑工作、奉献、决心，尤其是对牙医这个职业的热爱；这非常值得。我希望你———一个迄今为止离我的生活遥远的牙医，在广阔而美好、多样化的中国，尽情地享受这本书。它可以在某种程度上使你的生活过得更好！

希望这本书可以给你带来美好的阅读体验。

Luiz Narciso Baratieri

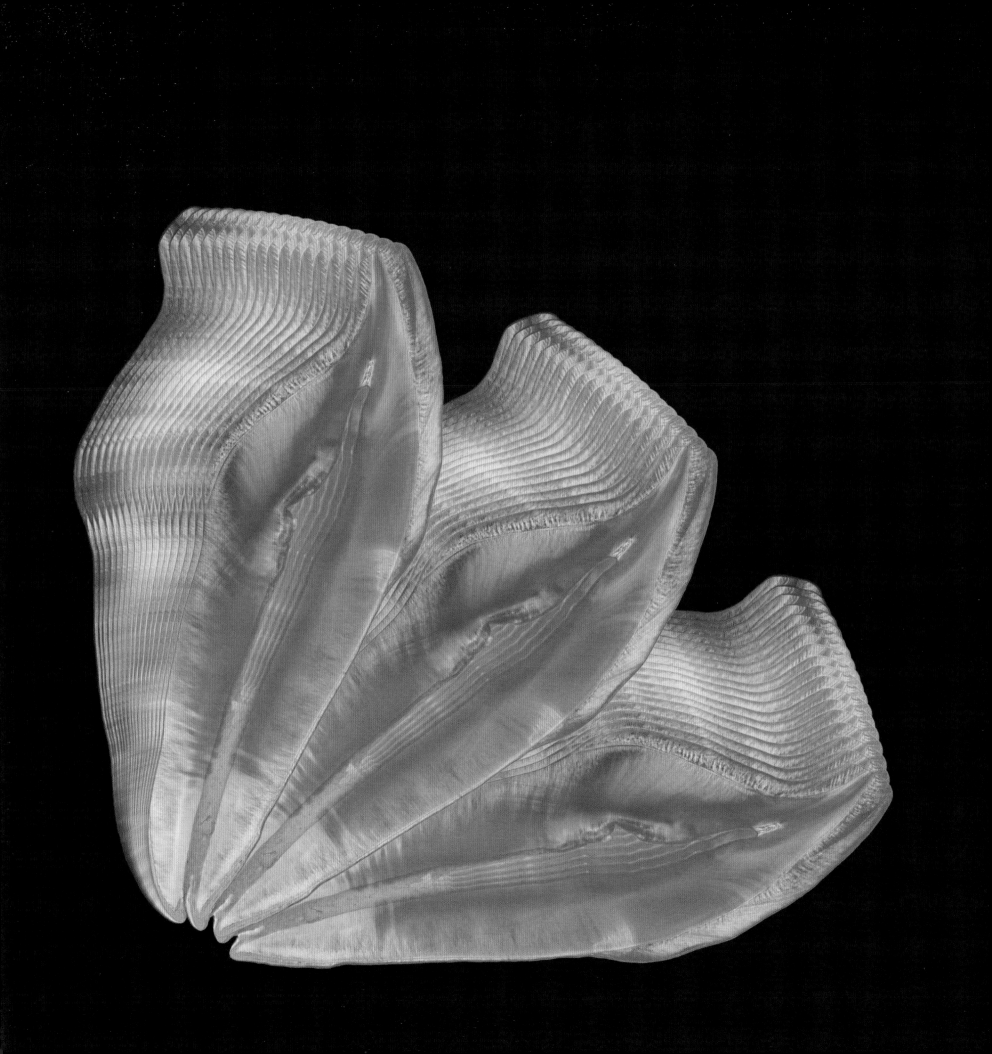

译者前言
PREFACE

继翻译出版《前牙复合树脂美学修复：基础与临床》一书后，我再次翻译巴西教授Luiz Narciso Baratieri的著作《口腔修复临床解决方案原理与技术（Soluções Clínicas）》。两年前在我翻译完成《前牙复合树脂美学修复：基础与临床》后，Baratieri教授将这本著作赠予我，在此表示衷心的感谢，虽然此书经历波折，辗转两次才来到中国，但最终我们还是将本书译成中文，完美地呈现给国内同行。

这是一本葡萄牙语版的图书，名字叫《Soluções Clínicas》，翻译为"临床解决方案"，里面的大部分内容与修复学相关，经协商后前面加了"口腔修复"；希望得到作者的谅解。

《口腔修复临床解决方案原理与技术》共21章，里面的内容涉及学科众多、知识面广泛，既有前牙和后牙树脂修复（包括直接法、间接法）也有漂白，既有全瓷冠也有陶瓷贴面，既有牙周也有种植，还有多学科联合修复，并且有单独的一章粘接知识，大家在目录中就可以看出内容的丰富性；而且汇聚众多专家，每一章节由不同的专家编写，病例精美，有600页之多，是不可多得的口腔经典书籍。另外出于页数和价格的考虑，决定分上、下卷出版，原书的1~11章是上卷，12~21章（即本书1~10章）是下卷；上卷侧重点是复合树脂修复，下卷侧重点是陶瓷修复，相得益彰。热爱树脂和热爱陶瓷的同行都可以在此书中找到自己喜欢的内容。

由于此书是葡萄牙语，翻译的过程是痛苦的，简直是"生不如死"。翻译期间一些不懂的单词和句子要不断地询问求证作者，估计后来Baratieri教授已经无法忍受我们的"骚扰"，便将其助手的联系方式给我，请我将问题先发给他助手，然后再逐一解决。就这样，在几个同行的共同努力下，耗时两年完成了本书的翻译。回想起来，这也是一段难忘的经历。

由于对一些专业知识的理解能力有限，我们只能尽力而为，错误在所难免，若有词不达意、无法体现原作者的意图之处，烦请大家不吝赐教！给予指正！

感谢北方联合出版传媒（集团）股份有限公司辽宁科学技术出版社–口腔出版中心的陈刚主任与葡萄牙Ponto出版公司的多次洽谈，并最终获得本书的中文版版权！感谢一起参与本书翻译的同行；感谢我的家人和同事一直以来的默默支持！感谢朱晓瑜医生后期的校正！

2017年6月

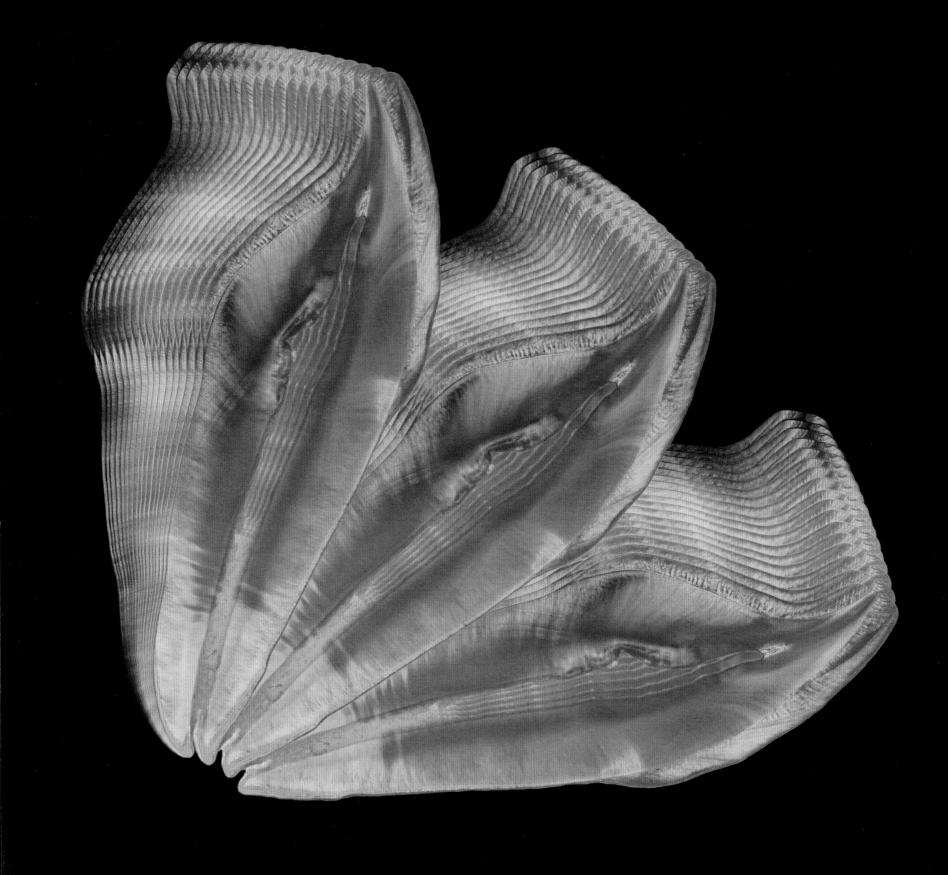

简介
INTRODUCTION

　　本书是专为庆祝连续3年成功发行的杂志《Clínica》而"生"的（www.revistaclinica.com.br），而我很荣幸成为杂志的主编。这本书无论是前牙还是后牙，在不同的情况下，带来了一些最新的临床解决方案。除了颜色、复合树脂和陶瓷的章节，同时也带来了 Jorge Perdigão 教授书写的最新粘接的章节，毫无疑问，他是该领域世界领先的权威之一；另外"修复牙科的自动化制作——CAD/CAM"一章是由无金属陶瓷修复专家德国慕尼黑大学的 Daniel Edelhoff 教授撰写的。除此之外，你可能会注意到，我们还在巴西寻求收集一些年轻有为的专业牙医，使他们能够分享一些经验。我必须说，我们竭尽全力通过《Clínica》杂志来推动行业的进步，我们可以为我们所做的一切而感到自豪。这一次，我的工作就好像是一个大乐团指挥做出编曲并把音乐家放在一起演奏，享受好音乐（看他们"演奏"，并如何"演奏"）。事实上，他们是如此合拍的"大师"，我甚至没有必要这样做。相信您会喜欢这本书并使用其中所展示的方法来解决您每天临床工作中遇到的许多问题。此外，我敢肯定，还有其他优秀的专业牙医遍布在我们国家，我们期望他们的参与，但不幸的是，一本书总是涉及一些局限性，我们必须首先考虑生存。其中关系到页数的问题，过多的时候，要控制其成本。另一个方面你会很容易地发现，从这本书的封面到封底，就是我们用了一遍又一遍的、一些离体牙及一些同一牙齿的切片，以不同的方式照射展示出的美妙效果。要了解天然牙的光学性能是非常困难的，记住"牙花"图片的目的是欣赏天然牙，因为所有问题的答案都在天然牙。希望您喜欢这本书，以及在书里发现长久以来一直在寻找的一些问题的答案，然后再开始临床工作并得到很好的回报。

Luiz Narciso Baratieri

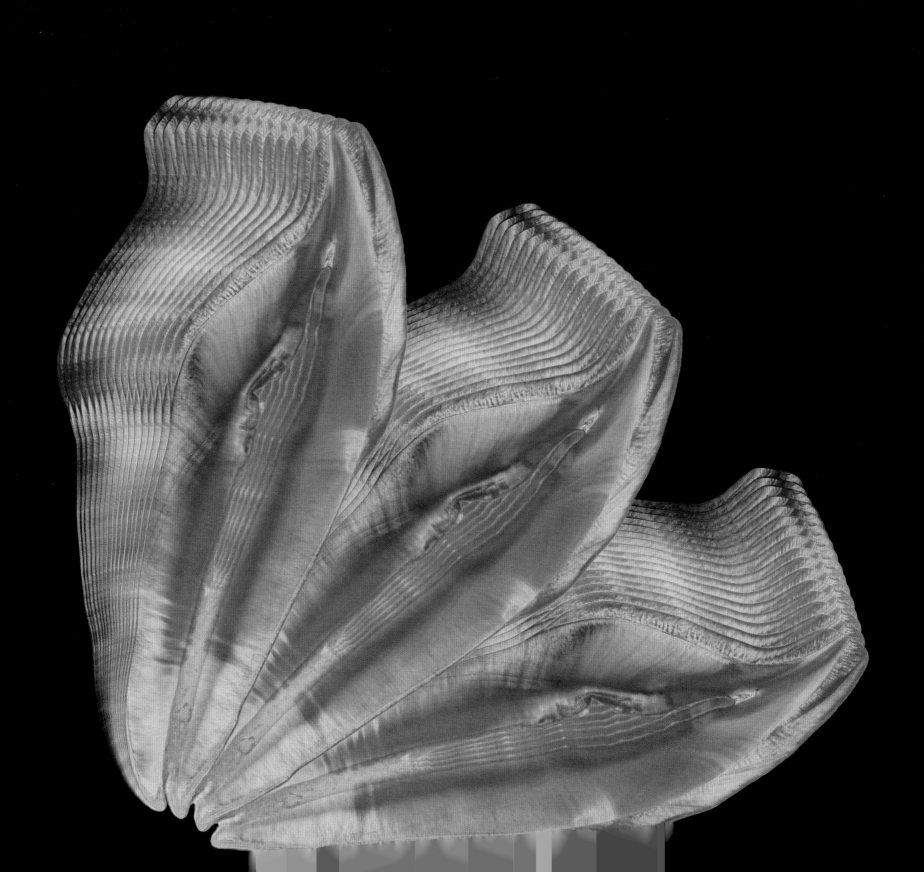

感谢
ACKNOWLEDGEMENTS

谢谢所有参与本书的作者以及给予我帮助的人们，我想记住并感谢他们，在这里记录他们的名字。他们是：

Naira Baratieri（我的妻子），**Carolina Baratieri**、**Gabriel Baratieri**和**Pedro Baratieri**（我亲爱的孩子们），**Gilberto Müller Arcari**（UFSC综合牙科临床学科教授），**Élito Araújo**（UFSC综合牙科临床全职教授），**Luis Clóvis Cardoso Vieira**（UFSC牙科学名誉教授），**Mauro Amaral Caldeira de Andrada**（UFSC牙科学名誉教授），**Guilherme Carpena Lopes**（UFSC牙科学教授），**Alfredo Mayer Filho**（UFSC综合牙科临床学科教授），**Mirian Becker**（UFSC口腔修复学教授），**Cléo Nunes de Souza**（UFSC牙科学教授），**Cesar Alves de Andrade**（UFSC牙科学教授），**Miguel Gil**（UFSC牙科学客座教授），**Fábio Andretti**、**Herbert Mendes**（我的好朋友），**Limirio Oliveira Junior**（提出许多建议的好朋友），**Emmanuel Fontes**（出版社平面设计师），**Giovanni Secco**（校对），**Terezinha Pires**（我私人诊所的助理），**Rosangela Fátima da Silva**（我私人诊所的办公室人员），以及出版社的员工：**Thays Eugênio**、**Maria Christina Dias Lisboa**、**Fernando Cesar Araújo**、**Marcelo Vieira**和**Marina Maria de Souza**，**D. Léa**（UFSC牙科学选修课程秘书），**Richard**（UFSC牙科学选修课程官方），**D. Talita**（UFSC综合牙科学选修课程秘书），义齿加工中心技师 **Romanini**（我的好朋友），**Alberto Calazans**和**Wilmar Porfírio**、**Luciane Furtado Becker** 在完成 "瓷贴面"这章给予很大的帮助，**Leandro Augusto Hilgert** 把"修复牙科的自动化制作——CAD/CAM"这章由德语翻译成葡萄牙语。

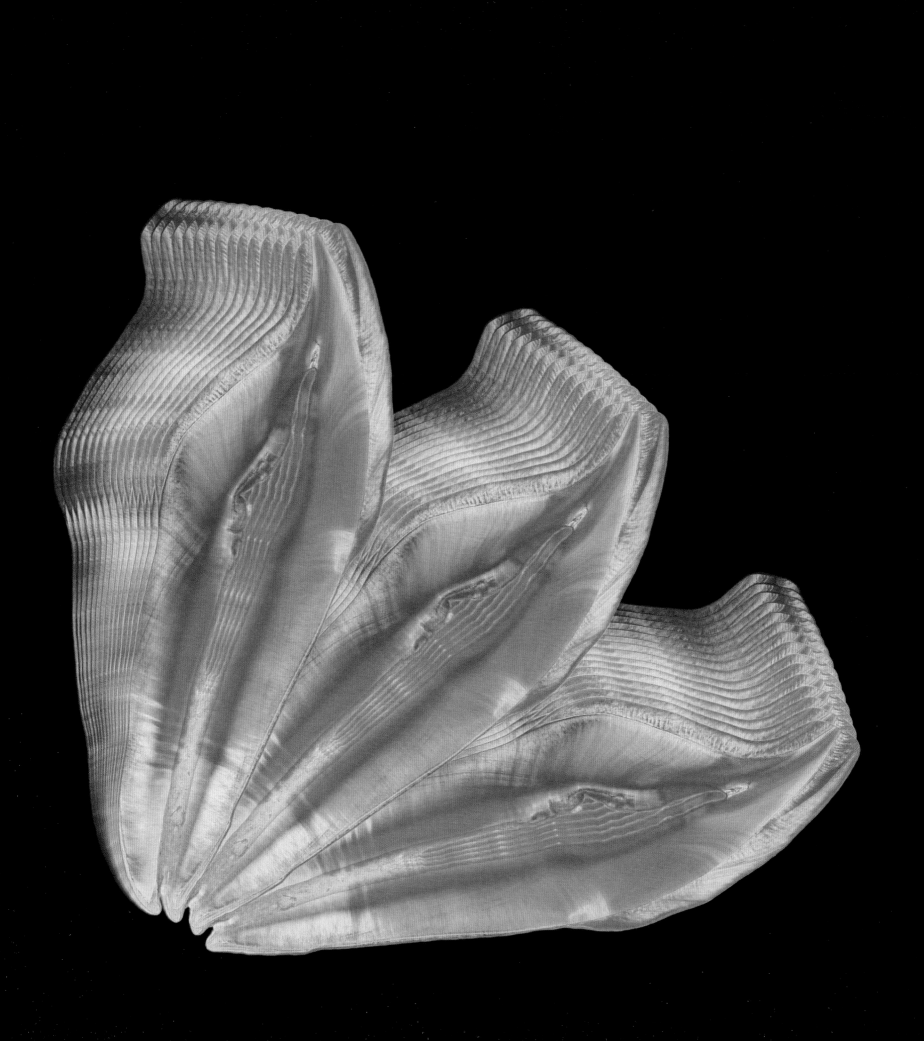

献给
DEDICATIONS

这本书是专门献给我们的员工：

Terezinha Pires，Rosangela Fátima da Silva，Léa医生，Richard医生和Talita医生。

我们的生活如果没有他们的奉献和帮助将更困难和更复杂，这本书可能不会出现在这里。

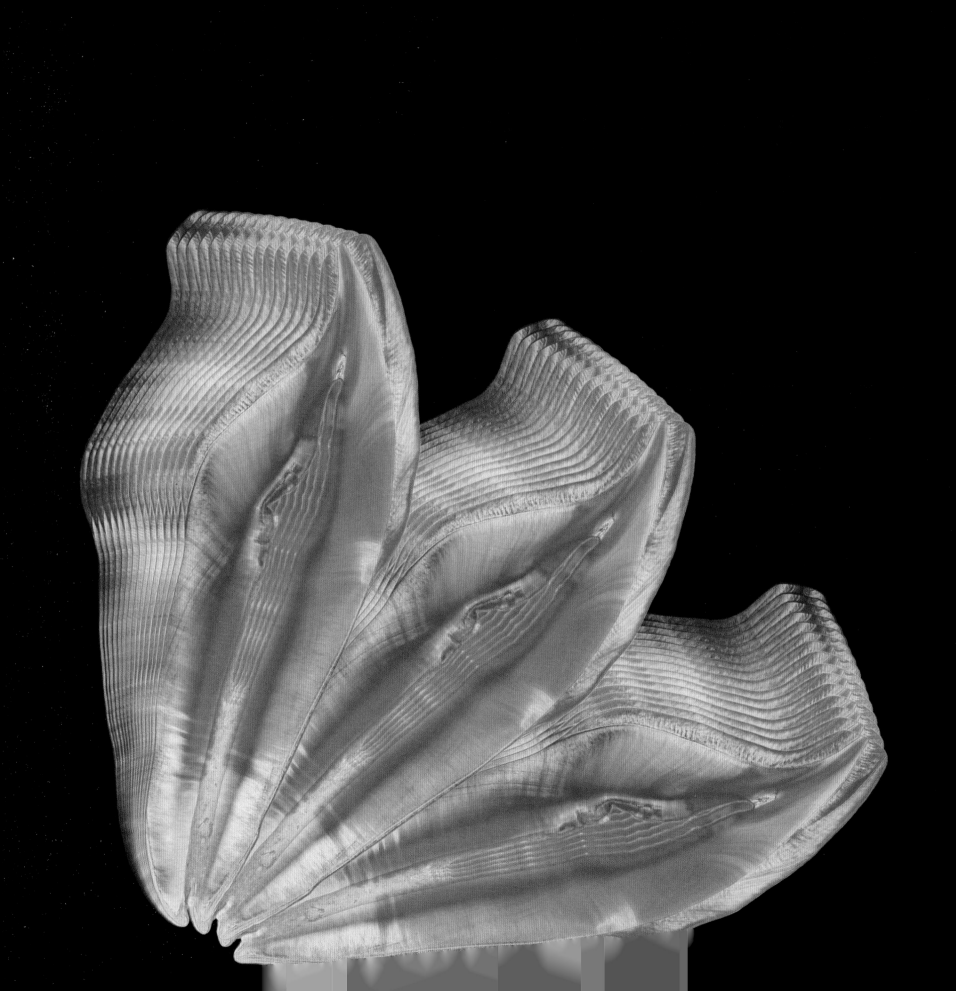

目录
CONTENTS

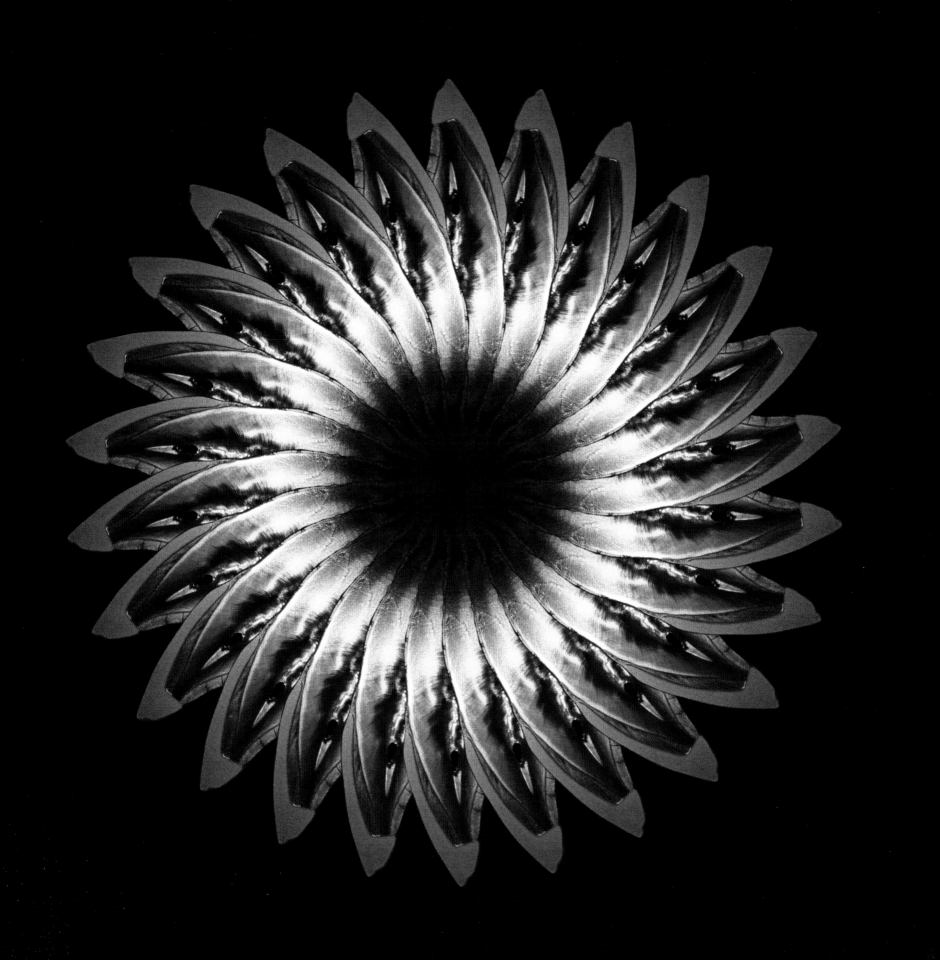

1. 瓷贴面-1
Laminados Cerâmicos

Jaqueline Guimarães
Luiz Narciso Baratieri

鉴于目前对于美学治疗的需求不断增加，纠正前牙的外观可以有多种选择。长期以来是通过全冠预备去除大量健康的牙体组织来获得一个可预测和耐久的修复体，但这可能会对牙髓和牙周组织造成不良的影响。因此，这种冠修复逐渐被更保守的方法所取代，如复合树脂直接贴面或间接陶瓷贴面。

这种转换参考的依据是不断寻求类似于天然牙不同成分的替代物，当结合后有良好的生物力学表现。观察牙釉质固位是这一前提的基础，牙釉质凭借其高矿物质含量保护牙本质免受磨损；反之，牙本质由于有机物含量较高表明硬度较低，为上层结构提供支持，在功能与非功能活动中消除并吸收应力[51,57]。按照这种仿生的哲学，复合树脂是具有类似于牙本质的硬度和弹性特征的材料，而陶瓷再现牙釉质的机械性能更令人满意[51]。

复合树脂的贴面可以适当地用于修改前牙的颜色、形状、位置和纹理。然而，这种材料容易受到变色、磨损和折裂等因素的影响，随着时间的推移，限制了其美学效果[73-74]。

为了弥补树脂的这些缺点，随后推出了陶瓷贴面。1938年，Charles Pincus医生[77]为了改善一些好莱坞明星的笑容，有了制作陶瓷贴面的想法；他描述了一种厚度很薄的贴面，没有任何制备，用粉末来粘接固定到牙齿上的技术。然而，即使获得良好的美学效果，由于缺乏固位，电影拍摄后不久修复体就要被去除。

粘接系统的发展才使陶瓷贴面的应用成为可能[65,70,96]；并且粘接与陶瓷相结合发生在Horn[40]以及Simonsen和Calamia[84]披露了陶瓷内表面经过处理程序之后，这样的修复体对牙齿和粘接水门汀提供足够的粘接力。

目前，陶瓷贴面是美学和耐用性相结合的修复体，这在临床研究中可以看出，在2~12年的时间内，显示93%~100%的成功率[2,19,31-32, 46,60,63,69,76,100]。在这些研究中所分析的主要方面是折裂的发生率、边缘完整性（边缘密合性和临床微渗漏）、固位、牙周的反应和美学。

折裂发生率

不同的临床研究之间其临床上不可接受的折裂百分比差别很大（表1-1），但是这些折裂大多数可以通过修整和抛光或用复合树脂修复达到令人满意的效果。此外，许多折裂被定性为隐裂，没有任何额外的损伤，这在观察天然牙时也并不罕见（图1-1）。这些折裂发生的主要诱因是局部粘接到牙本质表面[31,72,82,98]、存在大型的复合树脂修复体[54,72]、粘接在明显破坏严重的根管治疗的牙齿[39,72,98]以及功能或非功能超负荷[16,34,72,76]。

表1-1　陶瓷贴面的临床研究及其临床上不可接受的折裂发生率

作者	贴面的数量	观察时间	无法接受的折裂
Magne et al. (2000) [60]	48	4.5年	0
Kihn e Barnes (1998) [46]	59	4年	0
Fradeani (1998) [31]	83	6年	1.2%
Walls (1995) [98]	54	5年	14%
Peumans et al. (1998) [76]	87	5~6年	1%
Peumans et al. (2004) [72]	81	10年	11%
Aristides e Dimitra (2002) [2]	286	5年	0.6%
Nordbo et al. (1994) [69]	135	3年	5.1%

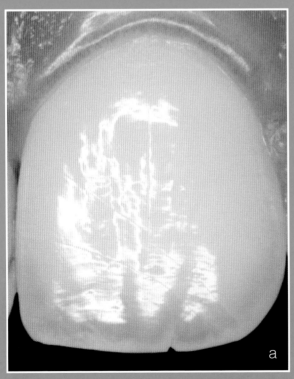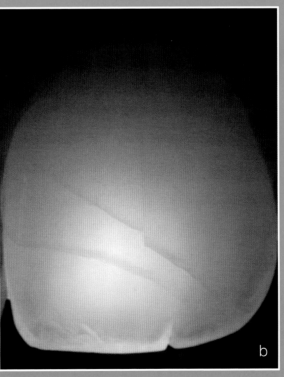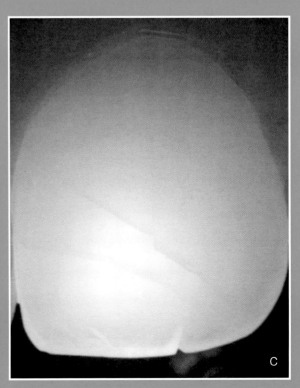

图1-1　中切牙存在隐裂（a，c），即使用水门汀粘接陶瓷贴面，类似的隐裂也不会从牙齿表面消失。

边缘完整性

边缘密合性

陶瓷贴面最容易发生失败的区域是牙齿/水门汀/修复体界面[75]。当复合树脂用作水门汀粘接时，尽管显示为很薄的一层（图1-2a），但该复合树脂显示的聚合收缩比大体积的这种材料高3倍[28]。这导致修复体的收缩程度大于常规测量的复合树脂修复体[2]，在某些情况下会造成边缘裂缝的出现[75]。另外，当与唾液接触时可能发生树脂基质的溶解[62,80,97]。因此，通过陶瓷贴面边缘密合性而使水门汀的厚度最小化，是最理想的（图1-2）。

关于边缘密合性的问题，大量的临床研究报道了大多数贴面具有良好的密合性[2,19,44,46,63]。另一方面一些学者提到，在修复体的外部边缘线经过5[76]~10年[72]行使功能后存在小缺陷。通过扫描电子显微镜可以观察到，这些缺陷归因于树脂水门汀的磨损[76]。然而，即使随着时间的推移，水门汀可能会大量损失，但所有不良的边缘都必须由水门汀填充，并且修复体边缘要进行适当的修整和抛光[75]。

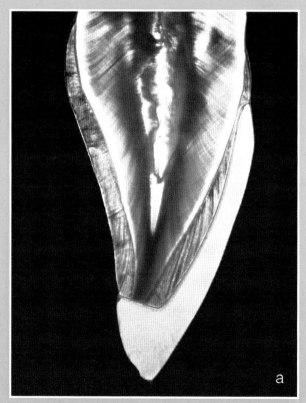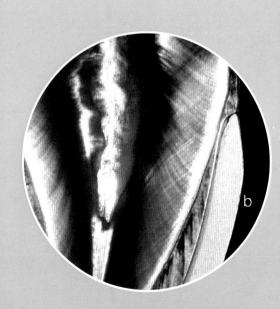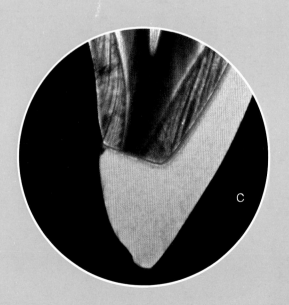

图1-2　用陶瓷贴面修复的中切牙的纵切面。注意树脂水门汀很均匀并且厚度很薄（a）。放大更多倍（b，c），可以看到修复体边缘的密合性，这有助于水门汀的厚度最小化。

临床微渗漏

如前所述，由于树脂水门汀的聚合收缩导致在牙齿/水门汀/修复体界面处存在应力集中。因此，陶瓷/树脂水门汀与树脂水门汀/牙齿这两个界面之间的粘接力将发生竞争[75]。

有报道称：陶瓷/树脂水门汀界面的微渗漏是可忽略的[86,91]，处理/硅烷化的陶瓷与树脂水门汀之间获得很高的粘接强度，高于水门汀与牙釉质之间的粘接强度，甚至超过了陶瓷本身的抗压强度[14,48,50,68,87]。

另外，在树脂水门汀/牙齿界面处，微渗漏与贴面粘接在制备范围内存在的牙齿基底直接相关。

当修复体边缘完全位于牙釉质时，体外报道显示微渗漏最小[49,83,86,91,103]，仅仅观察到在颈部区域要更为明显些，这可能是由于存在无釉柱釉质的原因[33]。重点强调，通常贴面制备的终点位于无釉柱釉质的这种区域[75]可能会损害修复体的长期性能。临床研究[24,46,69,89-90]还报道，当制备保持在牙釉质时微渗漏的发生率较低。

当制备的颈部边缘位于牙本质时微渗漏明显更频繁[13,21,26,102]，这可能是由于与牙釉质相比，陶瓷对牙本质的粘接强度要低[94]。一些学者报道[20,29]，在制备颈部区的过程中，即使唇面减少0.4~0.6mm也可能暴露底层的牙本质。

有人建议在制备完成后、取模程序前，立即涂布粘接剂系统并固化的技术，目的是为了提高牙本质粘接强度[56,71]。该技术的原理被称为即刻牙本质封闭，基于这样的想法，即在等待最终的水门汀粘固期间将发生成熟结合的粘接剂，延迟了水门汀/牙本质界面瞬间受到树脂水门汀聚合收缩带来的影响。通过扫描电子显微镜观测表明，在水门汀粘接时刻，混合层和粘接剂之间的失败与传统方法应用粘接剂系统有关，而使用即刻牙本质封闭技术将获得连续和无缝界面[56]。预防细菌渗入和术后敏感性也归因于以上所述方式应用粘接剂系统。然而，尽管与此有关的程序有潜在的优点，但尚缺乏能够证明其有效性的临床研究。

固位

类似于微渗漏的模式中，陶瓷贴面的固位率也似乎与牙齿基底的类型有关。临床观察结果表明[32]，当基底80%或以上是牙本质时，贴面可能会脱落，相反，当制备后的外周保持在牙釉质时，脱落就变得不太可能。然而，即使有大量的牙釉质，在粘接阶段，如果陶瓷内表面和牙齿基底没有进行适当的处理或受到污染，也可能会发生脱落的问题。

牙周反应

陶瓷与其他材料相比甚至与牙釉质相比，在其表面上积聚的菌斑最低[17,42]，因此预计陶瓷贴面周围的牙周组织无反应或获得的反应更有利。一些临床研究[14,44,46-47,63,78,81,98]证实了这一预期。与这些研究相反，Christensen[24]在修复牙齿中观察到轻微的牙龈炎症。为了避免这个问题，粘固后，建议保持良好的口腔卫生以及修复体边缘进行适当的修整/抛光[75]。

美学

根据临床随访研究，经过行使一段时间的功能[13,24,44,46,63,69,89-90]，以及患者接受后，美学得以维持在80%～100%[24,63,76,81]。不满意的病例主要与修复的牙齿有关，这些牙齿表现出强烈的变色，这也证实了变暗的牙齿再现天然牙颜色是很困难的[75-76]。

事实上，陶瓷在许多方面都与牙釉质相似，但多数陶瓷尚无法再现釉质结构对不同光照条件下的所有反应（图1-3～图1-6）。

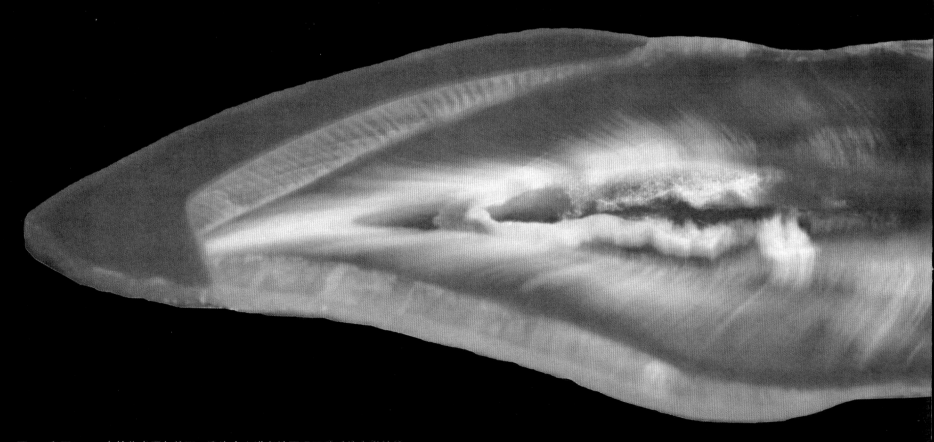

图1-3和图1-4　在某些光照条件下，陶瓷令人满意地再现牙釉质的光学特性

尽管有这些限制，但人们一致认为陶瓷贴面会继续在美学牙科中发挥重要的作用[75]，特别是如果在其适应证范围内进行时更是如此。

适应证和禁忌证

根据上述不同的方面，可以总结出用陶瓷贴面修复的一些适应证和禁忌证（表1-2）。

应该指出，许多的适应证与复合树脂贴面是一致的，其中选择哪种类型的修复体将取决于医生的偏好，尤其是患者的美学需求程度和可用预算资金的多少。

关于禁忌证，重点强调的是，其中许多都是相对的，也就是说可以避开它们，从而能恰当地制作贴面。此外，随着材料不断地更新，目前的一些禁忌证可能会随着时间推移而消失。

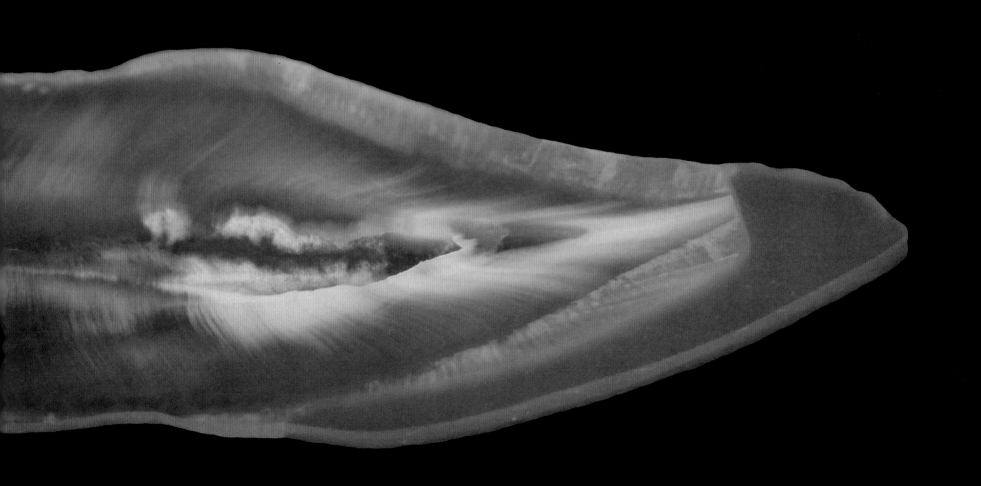

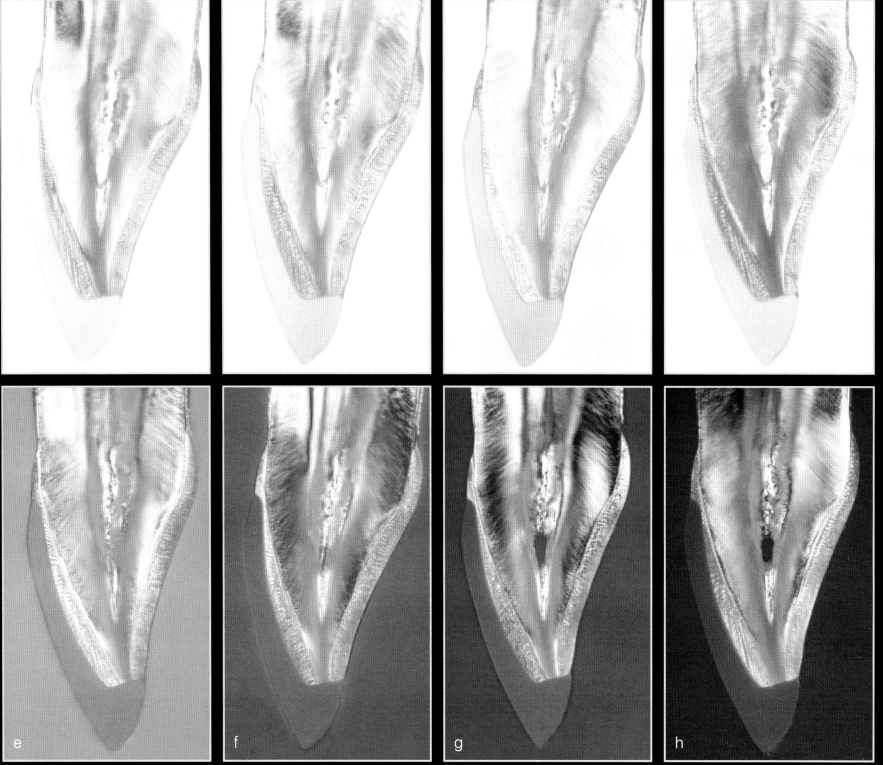

图1-5　虽然陶瓷是复制牙釉质的理想选择，但多数在某些光照条件下的表现不像釉质的结构。

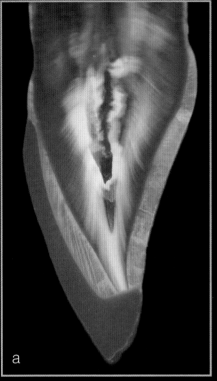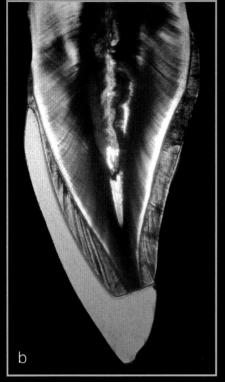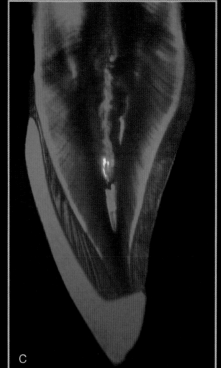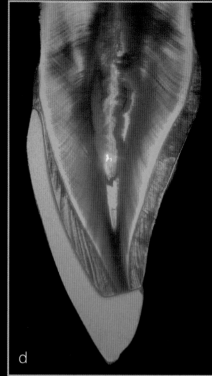

图1-6 在不同光照条件下,陶瓷能够再现牙釉质的光学特性。

表1-2 使用陶瓷贴面的适应证和禁忌证

适应证
修改形态(图1-7~图1-10)
改变位置(图1-11)
恢复纹理
修复成年人牙齿折断(图1-12)
改变颜色(图1-13)
禁忌证
不可能存在牙釉质,特别是在制备的边缘
牙齿有大量的修复体(图1-14)
咬合不正确(图1-15)
根管治疗后的牙齿剩余的牙体组织少(图1-16)
龋齿活性和口腔卫生条件差(图1-17)

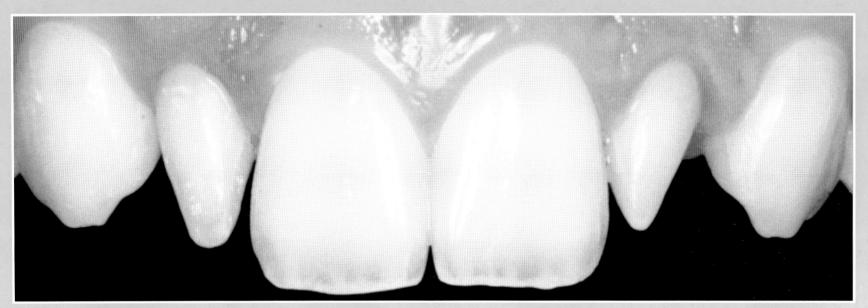

图1-7 锥形侧切牙的正面图显示使用陶瓷贴面理想的外形，仅需要在颈部结束制作。理论上无须制备牙齿就可以进行修复，但这会产生脆弱的陶瓷边缘。

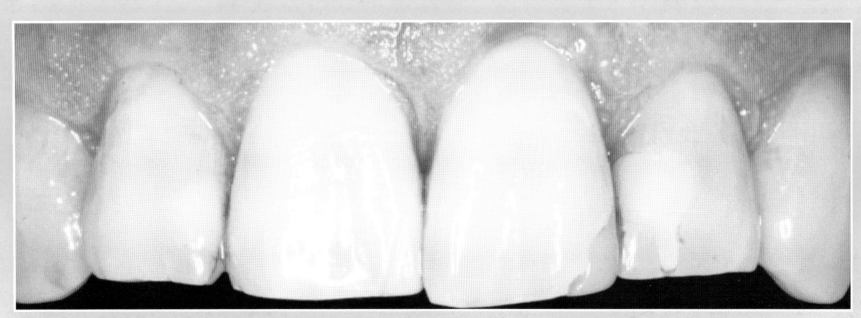

图1-8 中切牙正面观显示切缘长度不足，导致微笑线倒置。在这种情况下，不应该使用复合树脂，因为它们在切端区域呈现早期的疲劳迹象。

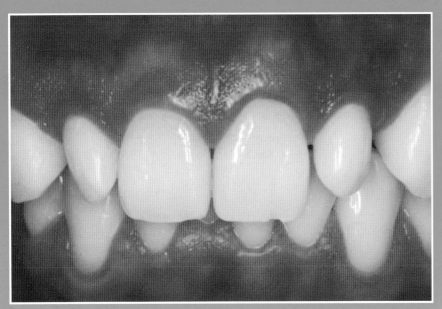

图1-9 外形减小的侧切牙正面观。如前所述，也可以用复合树脂完成修复，陶瓷贴面与复合树脂修复之间的决策主要取决于患者的美学要求及其可用的资金。

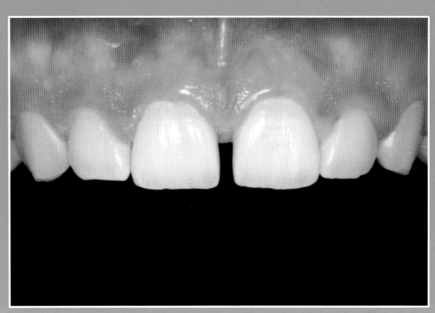

图1-10 中切牙之间的间隙正面观。尽管关闭牙间隙是陶瓷贴面的适应证，但其使用应优先在多个间隙的案例下进行。复合树脂修复方法是耗时的，并且获得标准化的颜色和形态方面存在很大的困难。

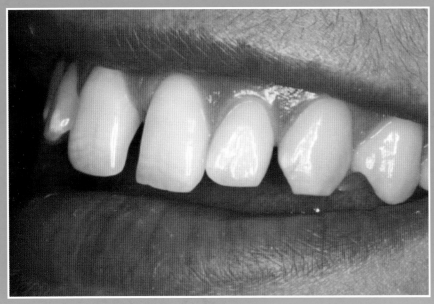

图1-11 患者微笑的侧面观。除了呈现多个间隙外，前牙之间的位置有明显的不协调。在这种情况下，牙齿的位置可以通过正畸治疗的手段或陶瓷贴面修复进行调节。

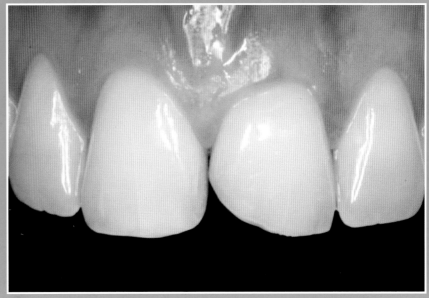

图1-12 中切牙冠折的正面观。冠折部分可以只用陶瓷贴面就可充分恢复正常，而不需要事先用复合树脂充填。但是，这种适应证仅限于成年人。儿童应优先选择使用复合树脂。

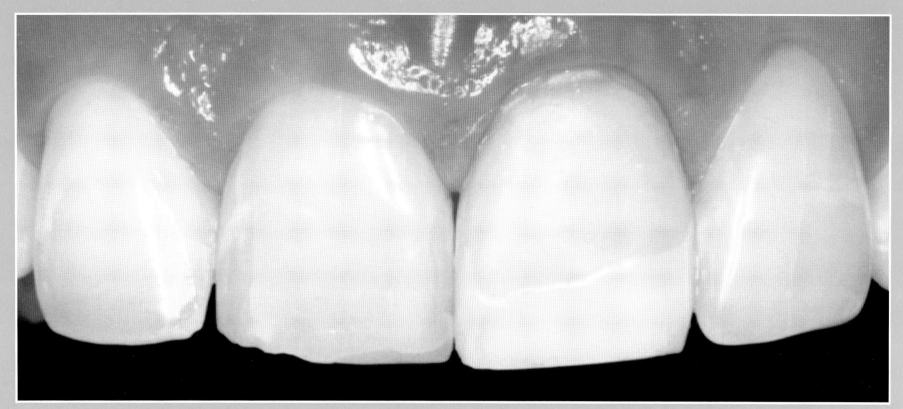

图1-13 中度变色的#11和#21正面观。通过#11外漂白和#21内漂白治疗没有得到解决，#11由于色素沉着并不明显，具有良好的预后，是陶瓷贴面的适应证。#21的情况，由于天然牙有大量的牙体组织缺损，所以不适合进行贴面修复。如果这种案例不存在缺损，即使有牙髓治疗，也可以做贴面。重点强调：根据牙齿变暗的可能性，如果#21是贴面的适应证，根管入口应该保持畅通无阻以最终增强漂白。

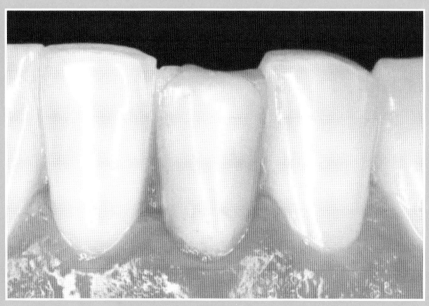

图1-14 #41的正面观。其中除了很大的颜色变化外，还显示有大量的复合树脂修复体，禁忌制作陶瓷贴面，特别是由于制备边缘不可能保持在牙釉质。如前所述，用牙釉质作为底物的这些修复体的预后相当好。

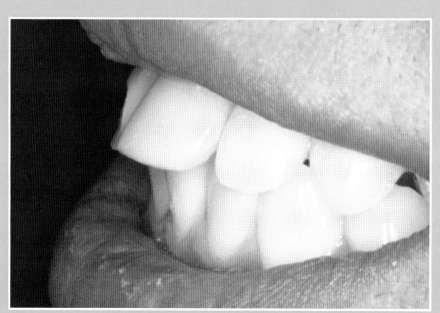

图1-15 前牙咬合的侧面观。观察#11的修复体存在折断，这可能是由于患者的咬合不正确所致。在这种情况下，如果可能的话，应先于修复前进行正畸治疗。

下面详细描述建议的临床方案，包括我们认为上述案例完成陶瓷贴面相关的每个步骤，以及针对不同的临床情况提出一些建议。图1-18指的是初始的临床状况。

制备前的步骤

正确的设计是完成陶瓷贴面获得良好的预后最重要的步骤之一，其中包括针对每个具体案例制订正确的临床方案。这可以防止进行一些更正，以免对最终结果产生重大的影响。然而，即便是如此重要，这一步骤也往往被忽略。

在这些之前的程序中，可以分别进行必要的漂白、修复邻牙、牙周手术、正畸治疗、牙髓和/或牙周治疗。

另一方面要考虑的是，患者的期望值以及进行间接修复手术可用的资金，尽管具有美学等优势，但与直接修复相比，需要更多的临床复诊次数并且费用更为昂贵。

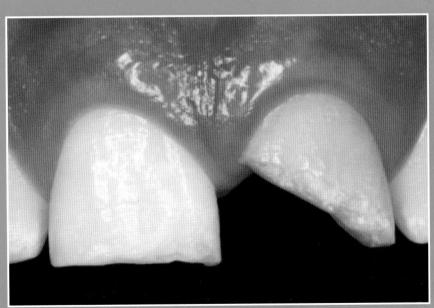

图1-16 中切牙冠折的正面观。其中#11呈中度冠折，仅限于切1/3；#21大范围的冠折并涉及牙髓。#11可以用陶瓷贴面修复，但#21不能得到同样的治疗。如果仅仅只是涉及牙髓需要根管治疗，这不是制作贴面的禁忌证。是由于大量的组织结构缺损，使得这种类型的手术预后不佳。

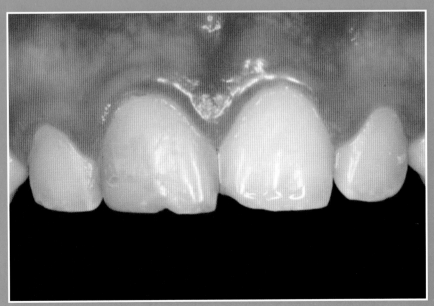

图1-17 需要修复治疗的上中切牙的正面观。然而，任何程序都应该是在控制龋齿活性并建立口腔卫生维护方案之后进行。

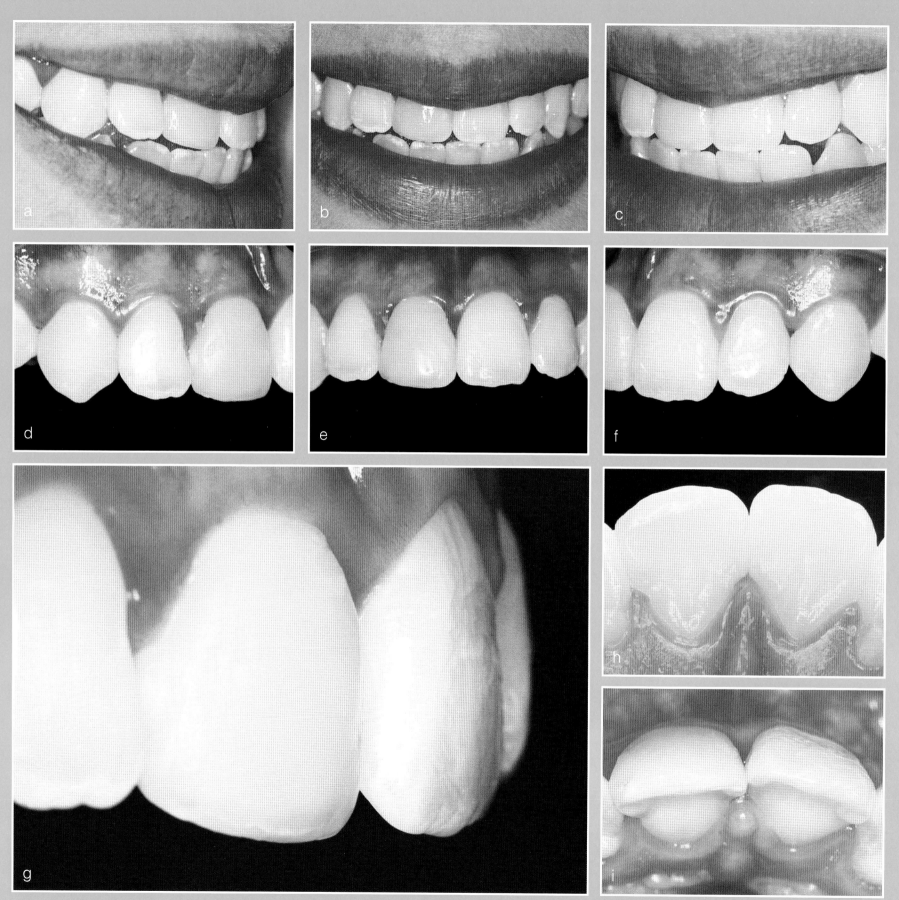

图1-18　患者微笑的初始临床外观（a～c）。#11明显变色，之前经历了几次漂白尝试。正面观（e）和侧面观（d，f，g），我们注意到复合树脂修复体不能令人满意，其从唇面的中1/3延伸到切端。切端（h，i）可以观察到唇面的轮廓不足。

最后，详细的临床检查以及研究模型旨在确定获得正确修复所需的变化。在许多情况下，建议进行诊断蜡型，除了有利于控制牙釉质的制备之外，还可以使修复的最终结果可视化，比如在下面的步骤中可以看到。图1-19显示恢复#11唇面的形状和轮廓的诊断蜡型。

蜡型可以指导制备过程，导板应用硅橡胶的重体材料制成，水平切割（图1-20a～c），另一个与要制备牙齿的中心垂直切割（图1-20d和e）。没有导板的情况下进行制备时，会造成研磨不足与研磨过度[57]。在不改变牙釉质体积的情况下，导板可以直接在口内完成。

制备

最初建议在无制备的基牙表面来适应陶瓷贴面[22,79]，然而不制备或制备不足往往导致修复体突出[37]，这似乎是折裂的原因之一[11,82]。尽管新一代的牙科粘接剂非常有前途[94-95]，但目前还是建议在釉质范围内进行保守制备[66]，因为陶瓷与牙釉质的粘接强度仍然比牙本质更高。据报道，前牙牙釉质的厚度，在颈1/3处为0.3～0.5mm，在中1/3处为0.6～1.0mm，在切1/3处为1.0～2.1mm[29]。因此，理想的情况下，磨除应该限制在这样的尺寸范围内。

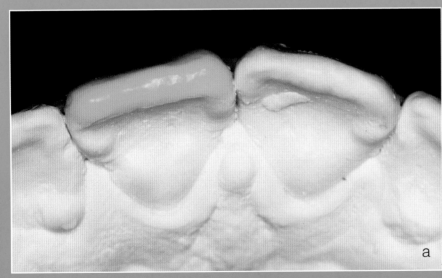
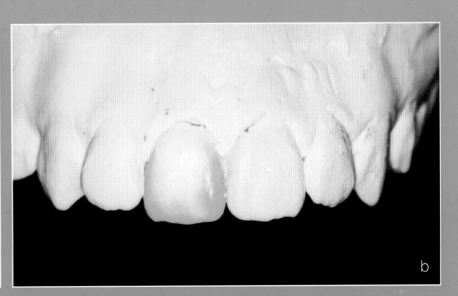

图1-19　用蜡完成#11的研究模型，注意恢复了唇面的轮廓（a）和形态（b）。

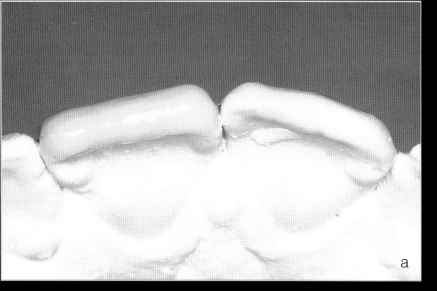

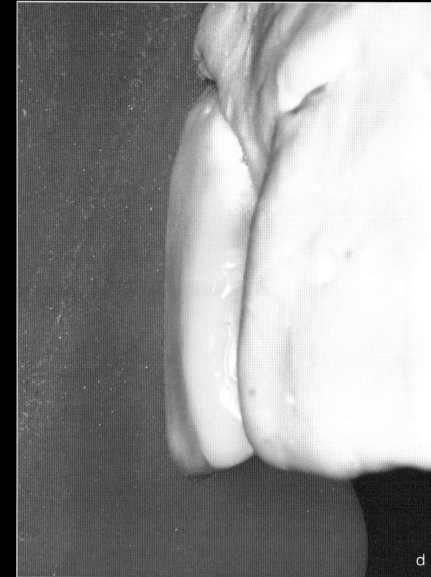

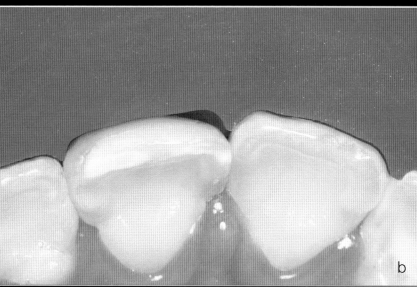

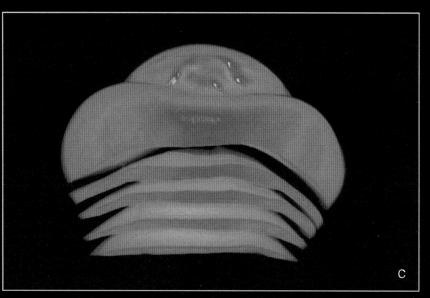

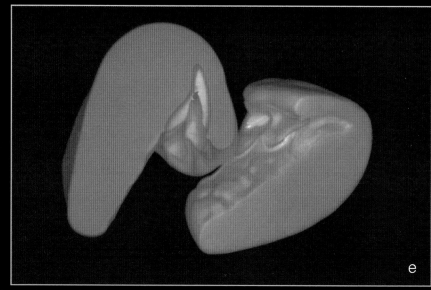

图1-20 水平切割（a～c）和垂直切割（d，e）的硅橡胶导板。导板可以协助制备程序，它们与模型很好地贴合至关重要（a，d）。通过水平导板就位，牙釉质体积不足变得明显（b）。

此外，唇面的制备将取决于牙釉质修复的需要以及牙齿向腭侧倾斜的程度，这些特征越明显制备越小。有些因素将对这两个因素产生直接影响，即决定唇侧制备的最终深度是牙齿变暗的程度。因此，颜色改变越大，制备的量应该越明显，以掩盖色素沉着。图1-21显示的是一例在没有改变颜色的情况下，陶瓷贴面再现天然牙的特性建议所需的空间。

一旦确定这些方面，必须遵循制备方案才能实现精准的磨除，结果是修复体的厚度均匀。

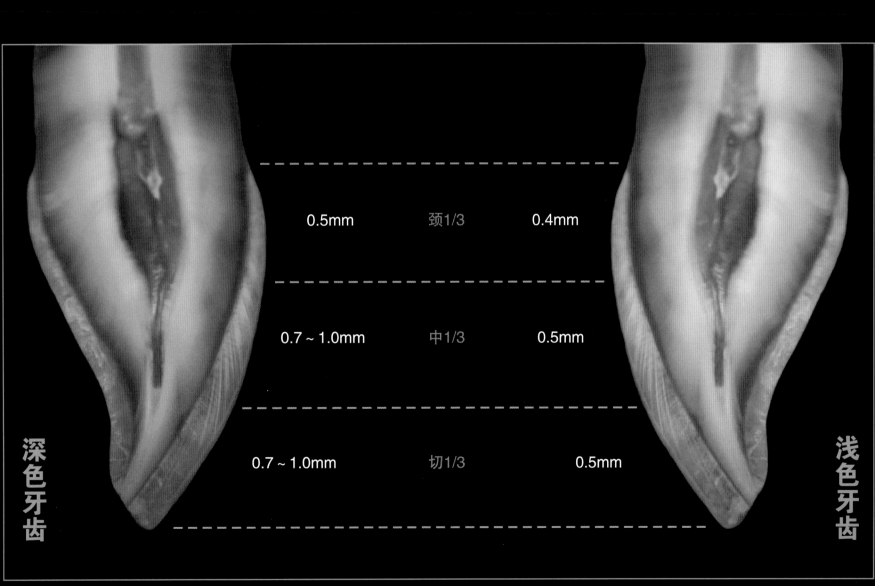

深色牙齿

0.5mm	颈1/3	0.4mm
0.7 ~ 1.0mm	中1/3	0.5mm
0.7 ~ 1.0mm	切1/3	0.5mm

浅色牙齿

图1-21 建议在变色和不变色牙齿中制作陶瓷贴面需要的空间。

颈部、邻面和切端的定位沟

指导颈部区域的磨除是用一个球形高速金刚砂车针（图1-22a）在此位置制备出一条引导沟，球钻的直径约一半应该穿透牙釉质（图1-22b）。通过事先分析此前列出的几个方面（需要重建的牙釉质、倾斜程度和牙齿的颜色），选择的球形金刚砂车针直接关系到计划的磨除量。在这个阶段，定位沟应保持在龈上的位置并遵循龈缘的轮廓。接着，用相同的金刚砂车针，定位沟延伸到邻面（图1-22c）和切端（图1-22d）。

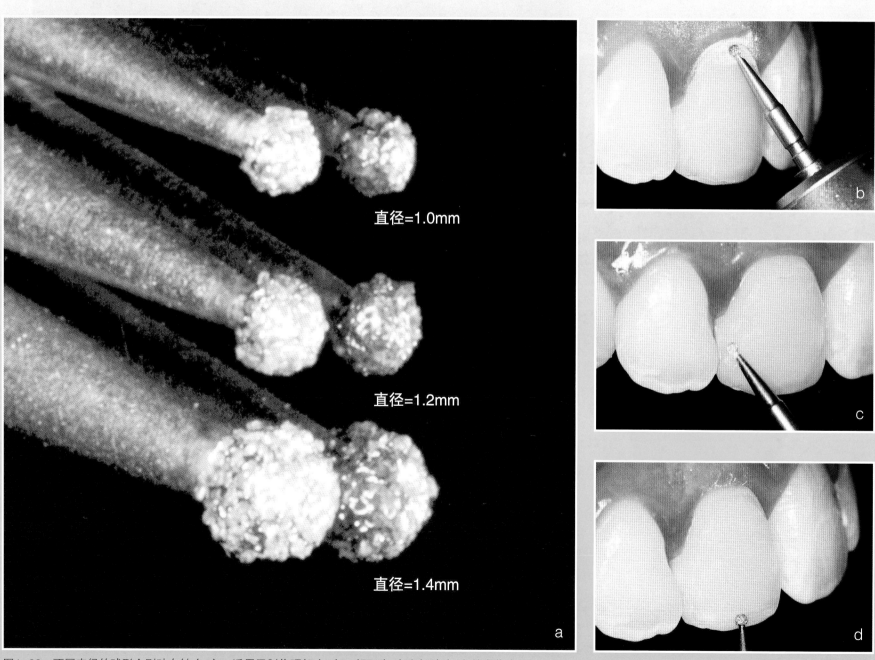

图1-22 不同直径的球形金刚砂车针（a），适用于制作颈部（b）、邻面（c）和切端（d）的定位沟。

唇侧定位沟

用一个末端圆钝的锥形金刚砂高速车针（图1-23a），沿着唇面（图1-23b）的颈1/3（图1-23c）、中1/3（图1-23d）和切1/3（图1-23e）不同的倾斜角制备出一条中央定位沟。制作的这条沟可以向牙齿的近远中向延伸到平行于中央的另一侧的定位沟，为最终完成唇侧磨除提供进一步的参考。有意思的是，水平引导沟的定位是为了确认这些沟深度的精确性，反过来，指导制作颈部、邻面和切端的定位沟也同样依赖于这些因素。

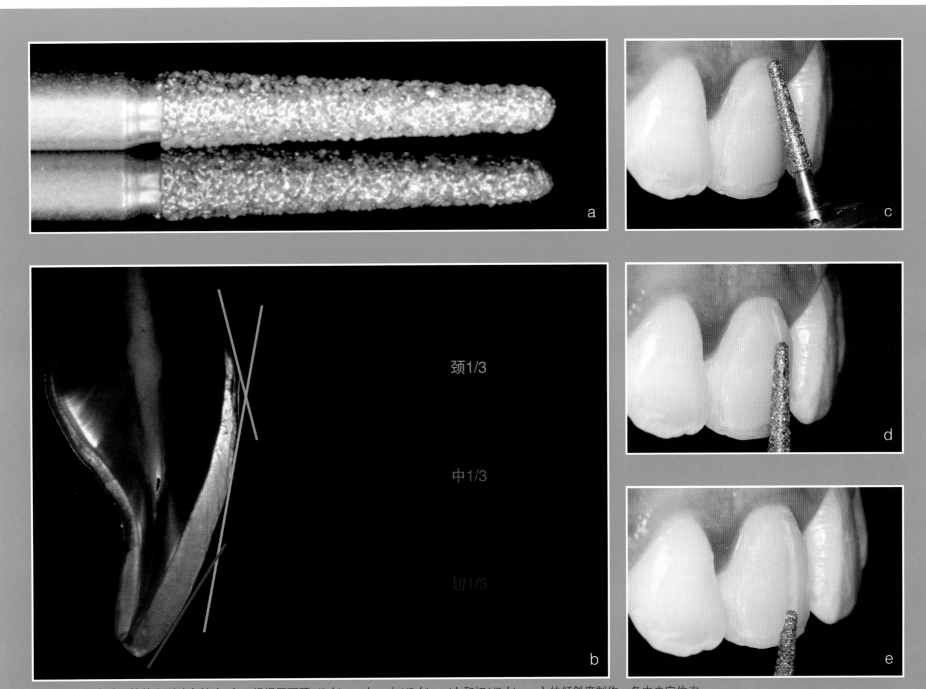

图1-23　用末端圆钝的金刚砂车针（a），根据唇面颈1/3（b，c）、中1/3（b，d）和切1/3（b，e）的倾斜度制作一条中央定位沟。

连接定位沟

首先是磨除唇面的一半（图1-24a），然后再完全磨除整个唇面（图1-24b）。这个顺序可以对制备区域和未制备区域之间进行查看并比较，这将为必要的规范化磨除提供指示。与此相关的是，硅橡胶导板定位也提供了可能调整的信息。这一步应该遵守定位沟的倾斜度，即：顺从唇面的每个1/3。

延伸邻面

制备延伸到邻面区直接受到诸如可见性的静态和动态区、邻面接触的位置、存在修复体和存在牙间隙这些因素的影响。

可见性的静态和动态区

当连接定位沟时，单独观察制备的唇侧会给人一种错觉，即：牙釉质的所有可见区域都需要磨除（图1-25b）。然而，从侧面观察往往可以看到向腭侧方向的制备延伸不足（图1-25a~c），应该用金刚砂车针进行调整（图1-25d），直到这些区域的牙釉质看起来不再明显（图1-25e和f）。

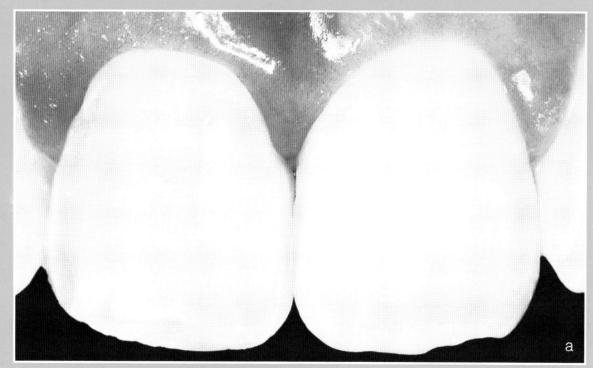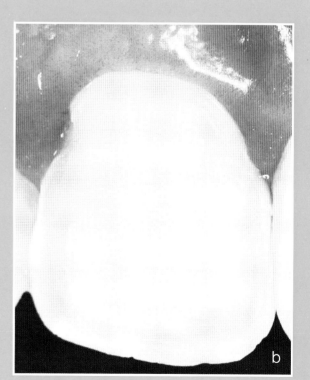

图1-24　磨除唇面的一半（a），这将作为完全磨除整个唇面的参考（b）。

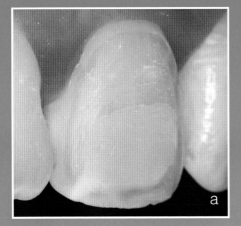

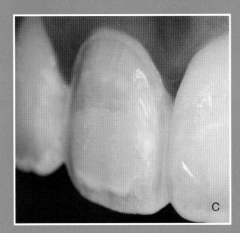

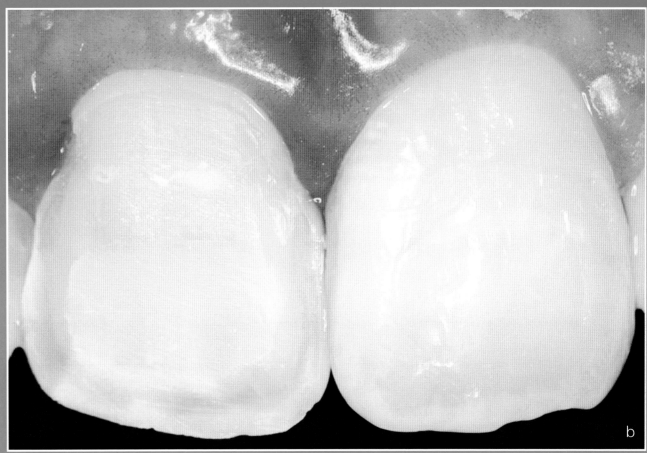

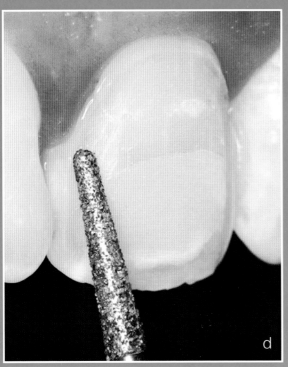

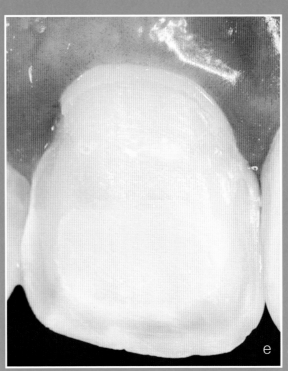

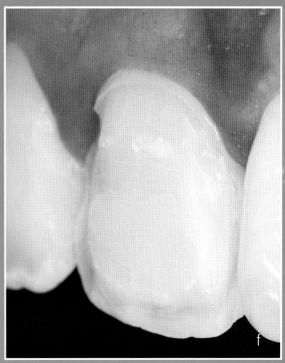

图1-25　唇面磨除后的正面观（b），制备似乎是足够了。然而，在偏斜处观察（a，c），向腭侧方向的制备延伸不足。用金刚砂车针沿着腭侧方向延伸磨除（d）直到制备中包括所有可见的牙釉质（e，f）。

邻面接触的位置

在制备过程中，邻面接触区是否参与是一个有争议的问题。如果保留接触区，一方面，将有利于调整修复体并确保维持牙齿的位置；另一方面，如果是严重变色的案例可能会妨碍取模过程并导致美学失败。因此，无明显染色的牙齿可以保持邻面接触（图1-26）；当有必要或希望将其去除时，这个过程应考虑它的位置。当唇侧邻面接触更多时，可以延伸制备直至与邻牙的接触区完全包括在制备内（图1-27b）。但是，如果是在腭侧的邻面接触区结束或终止于该区域，则需要更多的磨除（图1-27c）。在这种情况下，为了保存牙齿组织结构，可以用砂纸指示消除邻牙之间的接触（图1-27d）。

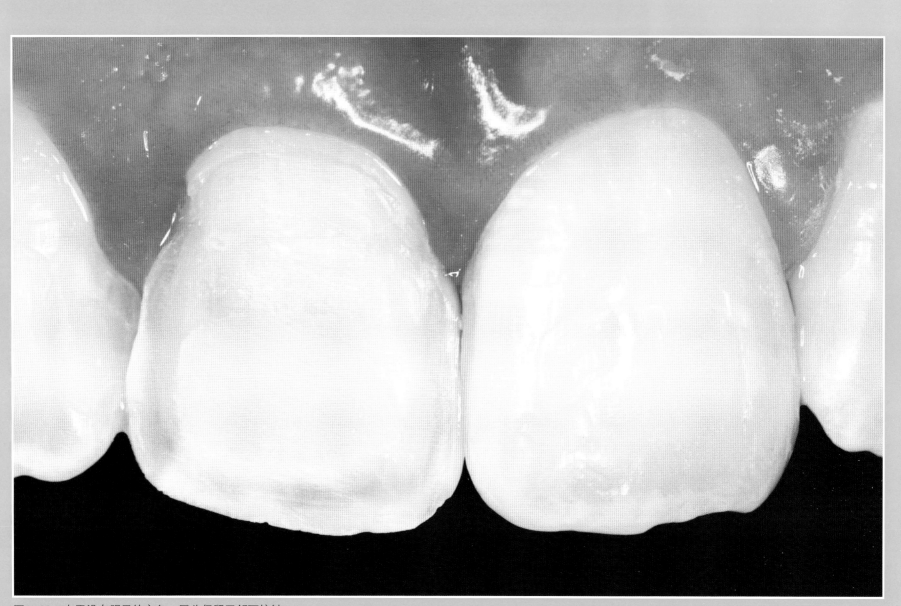

图1-26　由于没有明显的变色，因此保留了邻面接触。

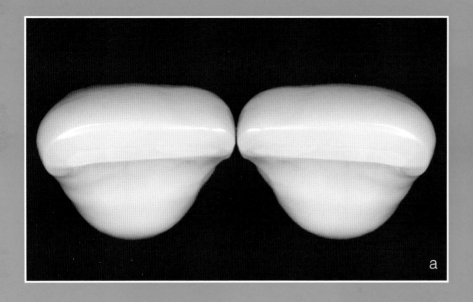

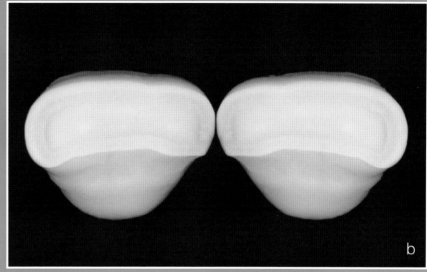

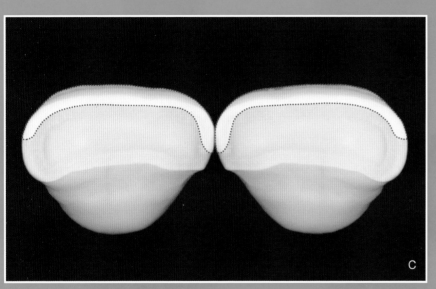

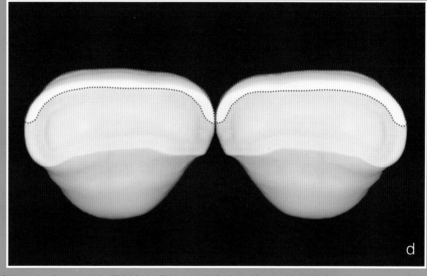

图1-27　观察健康中切牙的切端（a）和切1/3磨除后（b~d）。唇侧邻面接触更多的情况下（b），无须向腭侧方向进行大量的制备。然而，接触点或接触表面在腭侧的（c），制备可以覆盖此区域，磨除不宜保守。另一种方法是制备稍微延伸到腭侧，并用砂纸促进牙齿间轻微分离（d）。

存在修复体

修复体最好是包含在制备内[52]。由于一些树脂的热膨胀影响，应避免在这些间接修复体下面有大量的复合树脂充填体[4,58,61]。对于III类洞的修复体，建议由陶瓷局部（图1-28a）或全部（图1-28b）覆盖使热应力最小化[55]。

存在牙间隙

牙间隙需要广泛地延伸，进入牙齿之间，以获得足够紧密的轮廓和更有效的关闭，从而提供自然的外观[52]。

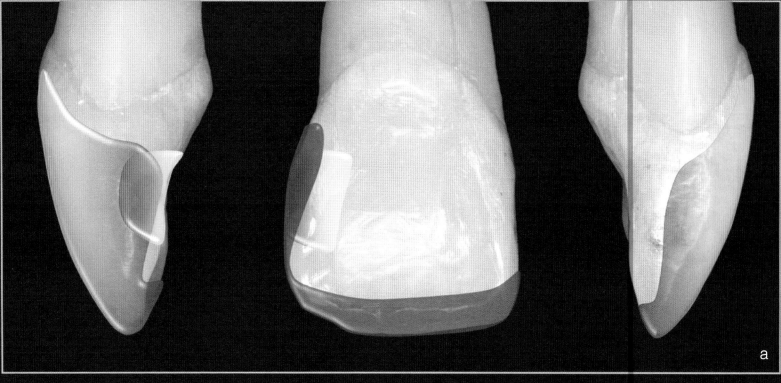

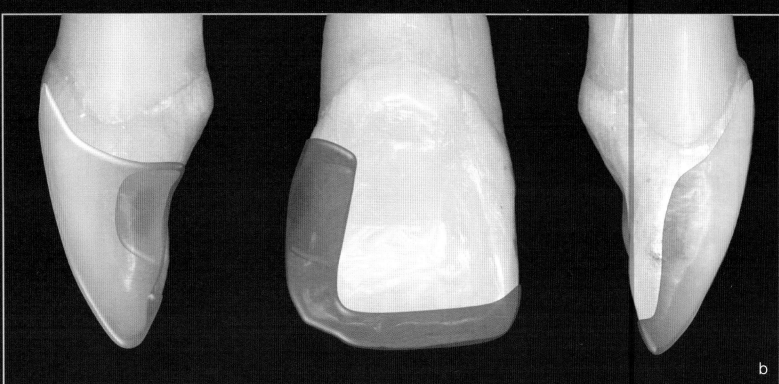

图1-28 复合树脂修复的 Ⅲ 类洞由陶瓷贴面局部（a）和全部（b）覆盖的示意图。

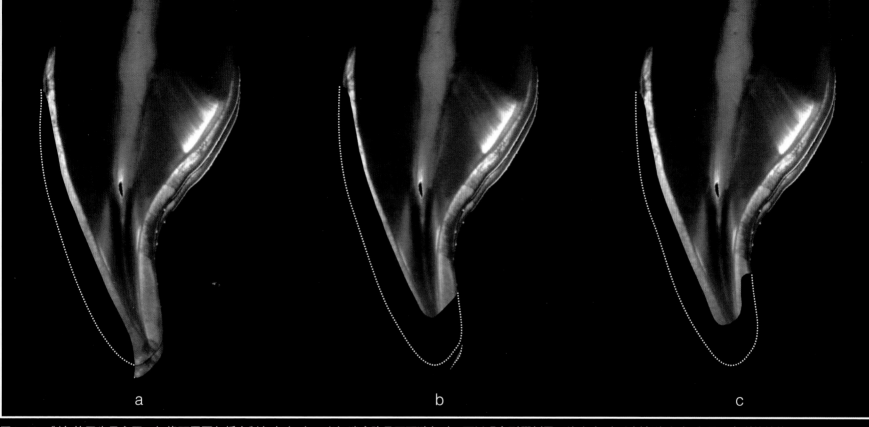

图1-29　制备的牙齿示意图，切缘不需要包括在制备中（a）。当切端磨除是不可避免时，可以观察到腭侧平面终止（b）比倒角终止（c）是更有利的结构。

折断的尺寸或先前存在修复体

如前所述，缺损的结构只能经由陶瓷贴面恢复，为了最大限度地保留剩余的牙体组织，制备中应遵循冠折线[52]（图1-30a）。按照相同的推理，IV类洞的修复体可以去除，将由所得轮廓引导制备（图1-30b）。

复制切端效果的必要性

前牙的切端个性特征越明显，复制它就越具有挑战性。为了支持陶瓷技师的工作，可以在磨除这些细节之前完成复制。

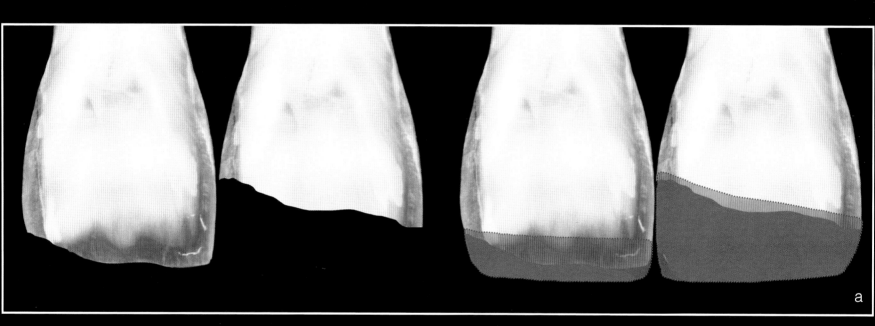

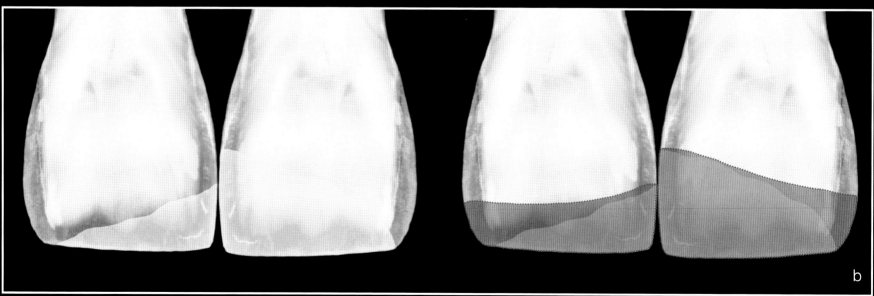

图1-30　切端制备应该由冠折线（a）以及去除IV类洞修复体所得到的剩余结构（b）来指导。注意切端制备的延长，为了避免该区域陶瓷的厚度太薄，必须至少去除1.0mm。

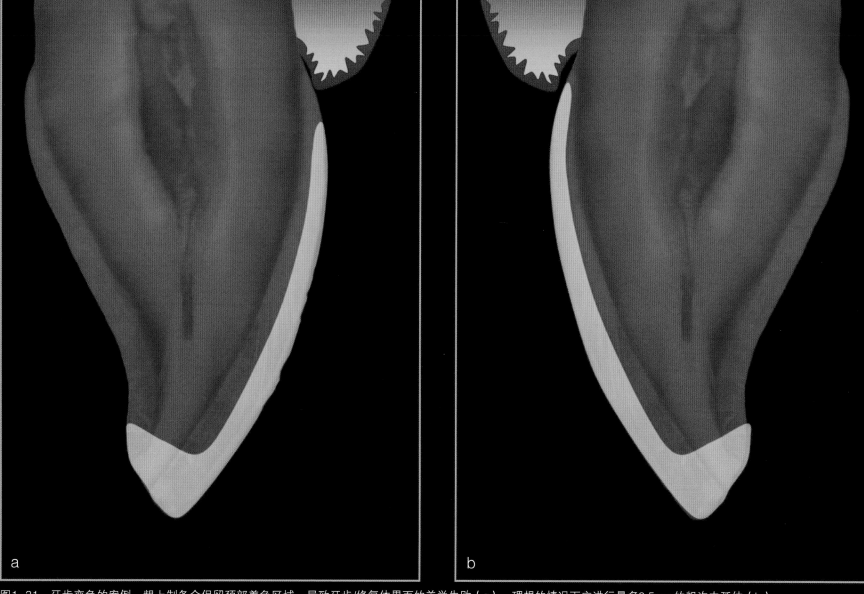

图1-31　牙齿变色的案例，龈上制备会保留颈部着色区域，导致牙齿/修复体界面的美学失败（a）。理想的情况下应进行最多0.5mm的龈沟内延伸（b）。

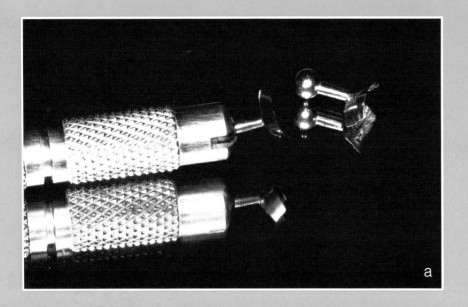
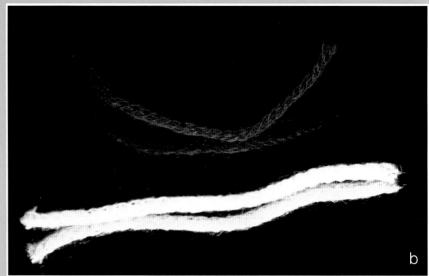
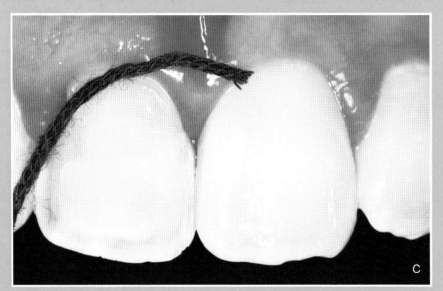
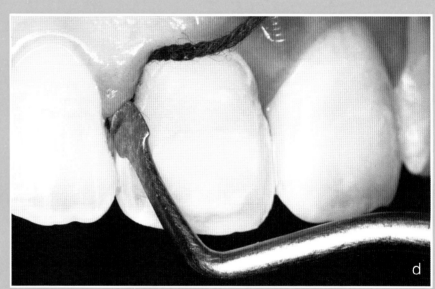
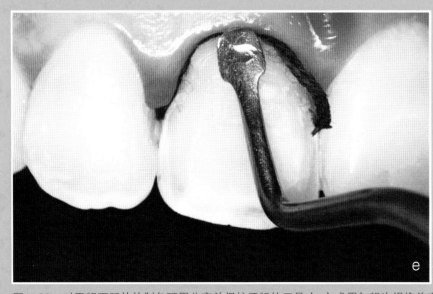
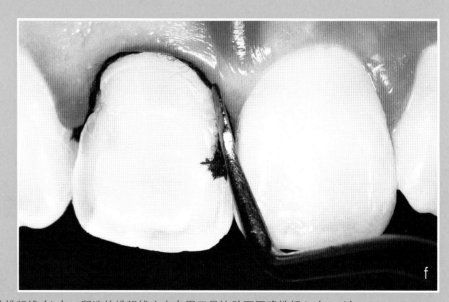

图1-32 对于龈下延伸的制备可用分离并保护牙龈的工具（a）或用与龈沟规格兼容的排龈线（b）。所选的排龈线应在专用工具协助下正确地插入（c~f）。

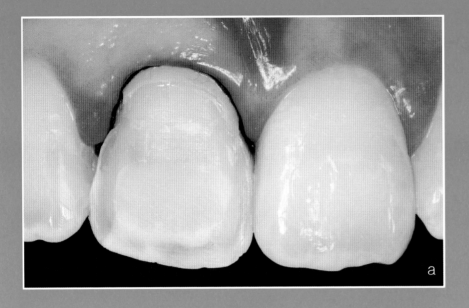

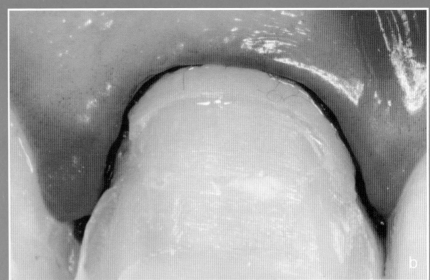

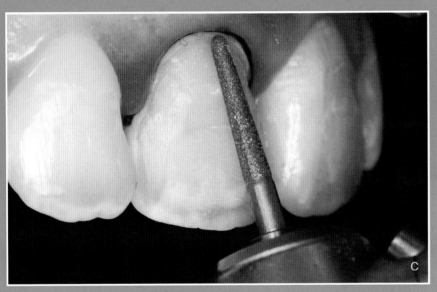

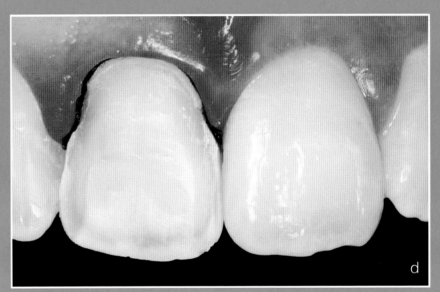

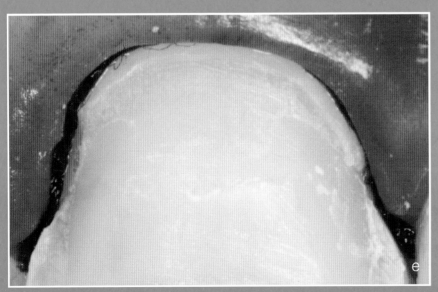

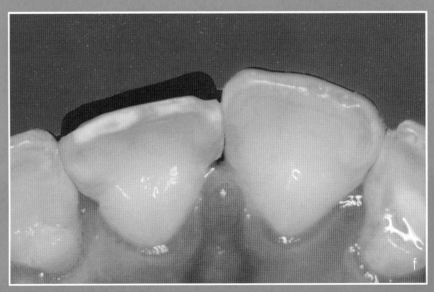

图1-33 插入排龈线后（a，b），进行磨除（c）直到到达龈缘的水平（d，e）。龈下延伸程序完成后，硅橡胶导板应当复位以验证磨除的准确性（f）。

完成修整

这一步骤使用细粒度的金刚砂车针（图1-34b和c）、硅橡胶磨头（图1-34a）以及柔韧的抛光碟（图1-34d），旨在使制备的基牙变平滑且无锐角。

取印模

此步骤对于获得一个准确可靠的模型是必不可少的[15,101]，其中包括制备基牙和周围组织的细节。由于陶瓷贴面的制备范围印模材料都

可以进入，取模可能不会有很大的困难。

无水弹性印模材料特别是加成型硅橡胶，由于其尺寸稳定性和高精度成为前牙间接修复取模的首选[23,52]。此外，还可以多次灌注模型[59,92]，这对技工室程序来说非常重要。这种材料可用在各种取模技术中，但推荐在同一时间的双重混合技术[43,92]，同时操纵不同稠度的材料，使变形的可能性最小化。

当制备的末端位于龈沟内或平龈时，需要预先推动牙龈组织以便让印模材料渗透进龈沟区域。为此，建议使用不含化学成分并且直径

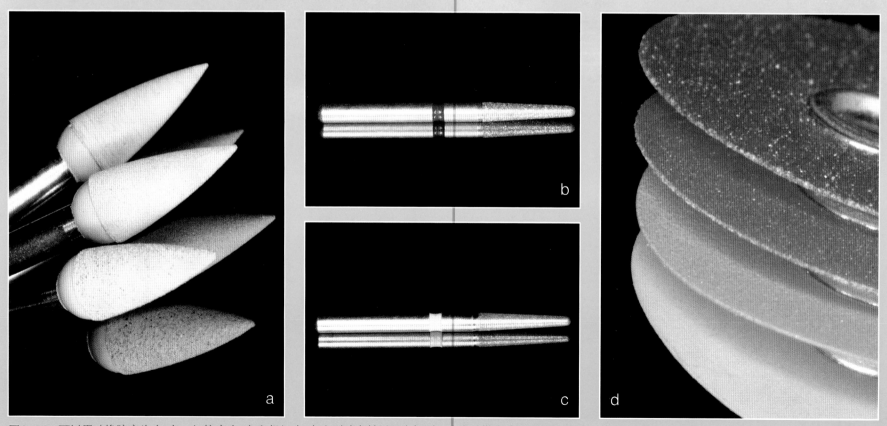

图1-34 可以用硅橡胶磨头（a）、细粒度（b）和超细（c）金刚砂车针以及由粗到细次序的抛光碟（d）完成制备工作。

与龈沟的深度兼容的双线排龈技术[67]。

制备后在无任何表面沉积物的情况下，插入一根细排龈线，在取模的过程中保持在原位（图1-35a）。第一根排龈线的功能是在应用取模材料时保持制备的边缘无血液或龈沟液的污染。接下来将更粗一些的第二根排龈线塞入龈沟入口（图1-35b和c），并应该在制备的末端看得到（图1-35d）。可以借助于一个专用的工具方便插入两根排龈线（图1-35b和c）。

取模技术可以使用单个托盘或合体托盘。推荐三合一（triple-tray）类型的局部托盘（图1-36a），它可以同时提供分段、对颌牙以及咬合关系的印模。选择托盘并试戴后，装入硅橡胶重体材料同时去除第二根排龈线，而轻体材料注入龈沟内部产生的空间（图1-36b）。然后用气枪轻吹（图1-36c），并以平稳且连续的运动把装有重体材料的托盘就位（图1-36d）。

经过厂家推荐的停留时间过后，应取出托盘并检查印模。整个边缘清晰可见而且无气泡、无断裂或压迫尖锐的区域（图1-36e～g）被认为是合适的印模，这将可以获得正确的工作模型。

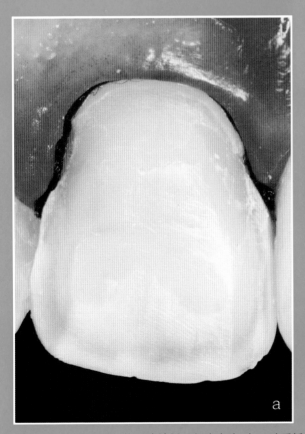
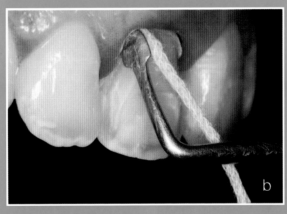
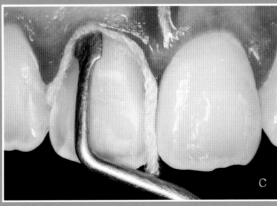
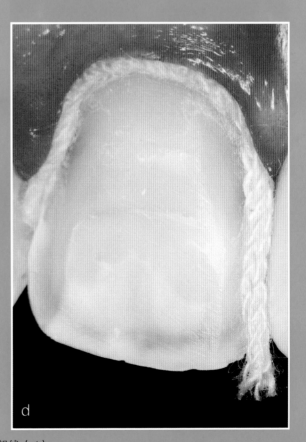

图1-35　较小号排龈线正确地插入龈沟中（a），随后插入第二根排龈线（b，c）。应该在颈缘可以看到放置的排龈线（d）。

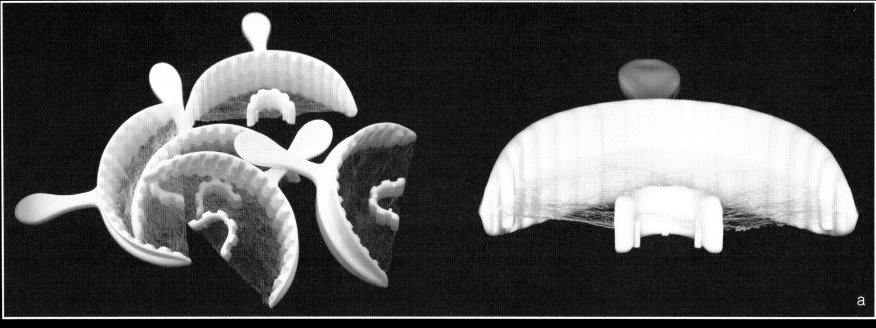

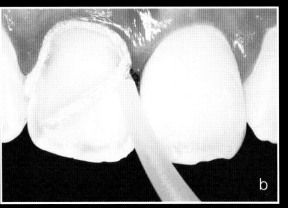 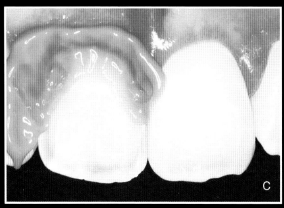 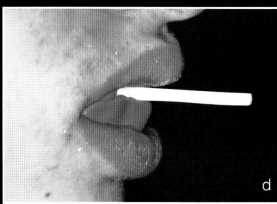

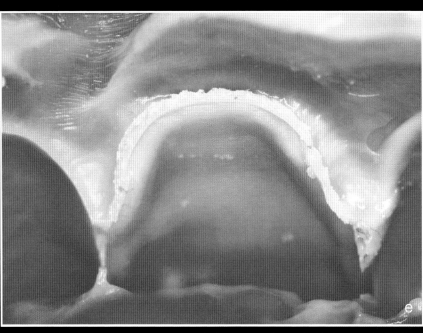 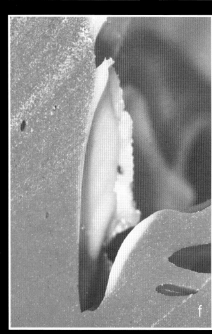 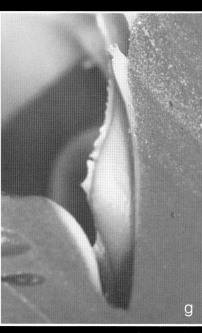

图1-36　前牙段专用的三合一型取模用托盘（a），装入重体材料，同时轻体材料注入龈沟形成的空间（b，c）。托盘必须保持在正确的位置（d）直到材料凝固。在此之后，检查印模（e），应该提供清晰的边缘且无气泡、无断裂及压迫尖锐的区域。从印模的垂直剖面观察（f，g），印模材料渗入龈沟中。

临时修复体

临时修复体可以通过采用粘接剂和复合树脂程序直接法制作，也可以使用丙烯酸树脂间接法制作。

在直接法技术中，用磷酸处理牙釉质表面有限的一小点区域（图1-37a），冲洗并干燥后，必须涂布粘接剂系统。然后，借助充填器和刷子，在制备的基牙表面添加复合树脂再现所需的解剖结构（图1-37b和c）。如果在制备中包含切缘，诊断蜡型可以用作制作硅橡胶基质导板的基础，这将有利于该区域的重建。在这种特殊的情况下，参照唇面添加复合树脂之前，借助于硅橡胶基质导板，预先添加切端区域，再添加其他的。只有再现切端后，才能着手进行与唇面轮廓相关的其他阶段。固化后，可以用手术刀片去除多余的树脂，并建议按照抛光碟、硅橡胶磨头、毡毛轮和专用抛光膏的顺序完成修整/抛光。当制备牙齿数量少时，优先使用这种技术完成。

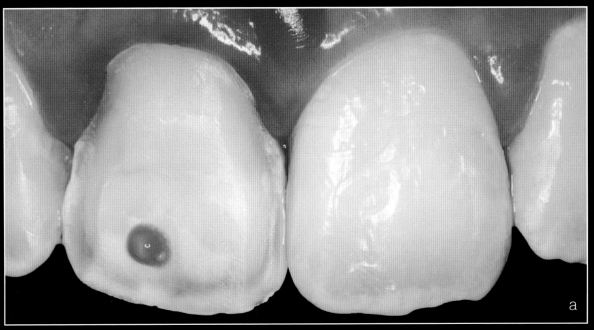
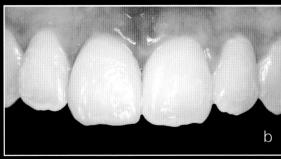
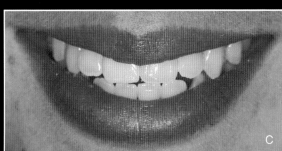

图1-37　制备表面的局限区域用磷酸处理（a），供以后用复合树脂制作临时修复体（b，c）。

当制备涉及多颗牙齿时，间接法是更值得推荐的技术。这种技术可由技工室的技师在研究模型上制作临时修复体，然后重衬放在制备好的牙齿上。另一种方法是从研究模型获得硅橡胶或塑料的阴模，其中在与磨除相对应的区域中加入丙烯酸类树脂。表面光泽度损失后这种情况，阴模/树脂界面必须与制备的基牙密合。在这两种技术中，都要用抛光碟、硅橡胶磨头、毡毛轮和专用抛光膏按照顺序完成对临时贴面的修整/抛光。在牙釉质局部区域酸蚀处理之后，临时丙烯酸树脂可以用临时水门汀或借助于粘接剂技术粘接固定。

比色

技师可以直接参与比色过程是最理想的情况；然而，由于这种情况很难实现，所以必须建立一种沟通方法，以便牙医能够传达他所观察到的内容，同时技师又能够准确地理解被告知的内容是非常重要的。可以使用比色板的色标、照片以及示意图有利于这一过程。

比色时使用的色标应与技师所用的相同，强调比色的规范性势在必行。为了方便观看和感知不同颜色的细微差别，色标切端与制备牙齿的切端两者相对放置作为同源照片，连同标注边界范围、颜色、形状和纹理细节的示意图一起发送给技师。更重要的是，比色过程中要求牙齿保持湿润并且是一天中光线最佳的时刻。

树脂水门汀粘接

随着时间的推移，陶瓷贴面的成功在很大程度与水门汀粘接过程有很大关系，这需要无限制地关注粘接的每个步骤，因为任何疏忽都可能会危及修复体的预后。

贴面试戴

接收到技工室的加工件后（图1-38a和b），在非分割石膏模型上验证中线对齐、形状和纹理是否适合是有意思的事（图1-38c和d）。边缘密合度最好单个检查。如果缺少这些项目，建议在进行下一步骤之前先修补。

随后，从牙齿表面去除临时修复体和所有残留的临时水门汀或临时复合树脂。任何沉积物都可能会阻碍修复体正确就位并造成折裂。对于多颗修复体的案例，要单独验证和调整，这样随后的修复体再一起就位。在某些情况下需要调整邻面区域，首先用很薄的咬合纸记录接触点后再进行调磨。可以在高速并喷水冷却下用超细粒度的金刚砂车针进行调磨，或用陶瓷专用的金刚砂硅橡胶轮来完成。调磨后为了避免存在不规则的表面，调磨的地方需要用金刚砂硅橡胶轮进行抛光；因为不规则的表面除了可以让菌斑堆积，还可以让裂纹扩展。

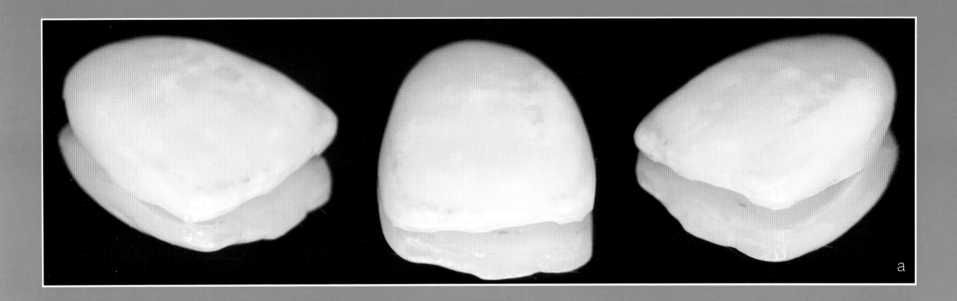

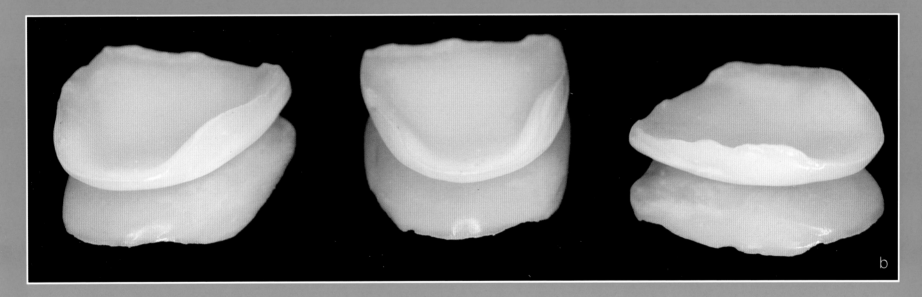

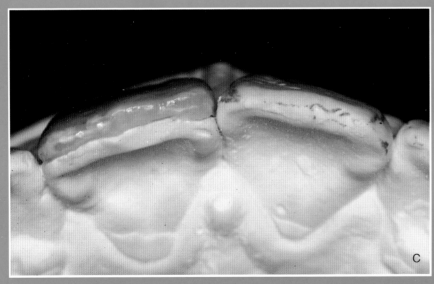

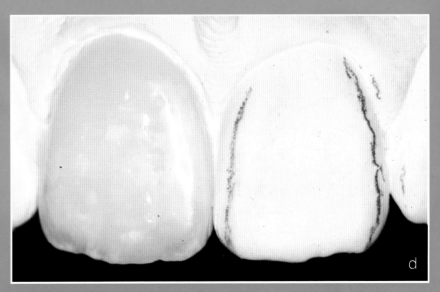

图1-38 陶瓷贴面（a，b）需要在粘接之前从不同的视角进行检查。此外，模型（c，d）应当对齐，观察形状和纹理是否合适。

模拟粘接

陶瓷贴面的厚度非常薄，是半透明的，因此容易受到基底和水门汀薄膜颜色的影响。出于这个原因，各个厂家提供多种颜色的水门汀糊剂用于这种修复体的粘接（图1-39），从而可以更好地控制底层的影响，甚至是颜色的细微变化[35]。为了便于选择最合适的糊剂，一些系统提供与水门汀颜色对应的针筒装水溶性糊剂试戴（Try-in）。模拟粘接是通过将一种颜色的试戴糊剂放入贴面，并使修复体重新就位。然而，进行这种模拟的时候要谨慎，因为这些糊剂的颜色往往与对应的水门汀颜色有所不同[3]。

贴面与牙齿的粘接准备

为了修复体和牙齿结构之间获得有效且持久的粘接，必须对贴面的内表面和牙齿的制备区域进行处理。

贴面的粘接准备

二氧化硅含量高的陶瓷，如长石和玻璃，是制作贴面最常用的材料。这些陶瓷用氢氟酸处理时，出现几微米深的富含微机械固位的内表面[25]，提高了粘接强度[25,30]。处理时间将根据所使用的陶瓷材料而变化[18]，因此按照厂家的建议很重要。然而，如果陶瓷处理的时间是未知的，酸蚀2～3分钟的程序似乎足以获得合适的微机械固位[7]。另一个重要方面是，用氢氟酸处理陶瓷产生的盐沉积物留在陶瓷的表面可能会降低粘接强度[53]。为了避免任何负面的影响，可以通过将修复体浸泡在酒精（或蒸馏水）中，使其经受超声振荡清洗10分钟来完全去除这些残留物[53]。

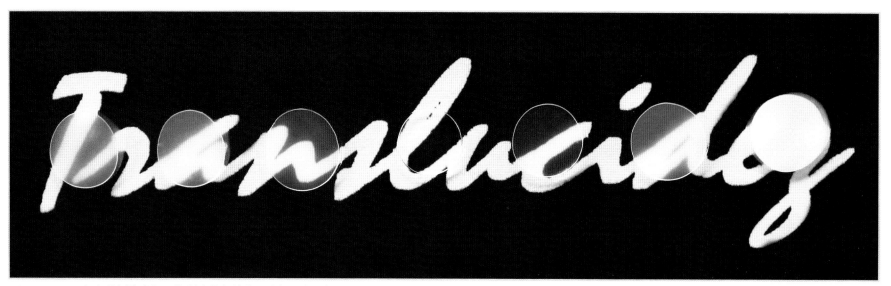

图1-39　不同颜色的树脂水门汀糊剂在修复体的最终颜色方面提供微妙的变化，这可以通过观察不同颜色的细微差别与底层背景的相互作用来验证。

随后这种微型固位可通过双功能结合剂——硅烷进行渗透。这种液体通过与陶瓷的二氧化硅和复合树脂的有机基质同时结合[1,85]，为树脂材料提供高粘接力和更持久的粘接[45,64]。

硅烷化处理后，将所选的粘接剂系统涂布于准备好的陶瓷表面。由于贴面修复体厚度很薄，可以让光透过，因此在该步骤中不需要固化粘接剂，如果固化粘接剂，可能会妨碍贴面就位。固化将在粘接时进行，与水门汀材料一起固化。

牙齿的粘接准备

制备的牙齿表面可以被限制在牙釉质也可以涉及牙本质。用磷酸处理牙釉质溶解羟磷灰石晶体，结果获得微多孔性的表面[9]。粘接剂系统渗透其中[12,36]，牙釉质与树脂水门汀之间粘接形成临床上可接受的固位。在涉及牙本质的情况下，要酸蚀处理去除玷污层并使下面的牙本质脱矿[27]，这消除了牙本质小管的堵塞并暴露出密集网状的胶原纤维[93]。湿润的牙本质所得到的胶原纤维间隙与牙本质小管由粘接剂系统填充[65]，形成牙本质粘接层，同时有利于树脂水门汀粘接。

所有这些程序都受到唾液、血液或龈沟液污染的不利影响。因此，每个步骤之前，牙齿的表面应彻底清洁并完全隔离。

基于上述情况，表1-3提供了用于贴面的内表面和牙齿制备区域的临床处理方案的建议。

表1-3　用于处理贴面的内表面和制备牙齿区域的临床处理方案的建议

贴面的内表面处理	制备的牙齿表面的处理
清洁（图1-40a~c）和 隔离（图1-40d~f）	隔离（图1-42a）和 临时修复体（图1-42b）
用氢氟酸处理 （图1-40g和h）	用磷酸处理 （图1-42c和d）
在超声沐浴、振荡清洗并 干燥（图1-41a~d）	冲洗并干燥（图1-42e）
应用硅烷和粘接剂系统 （图1-41e和f）	应用粘接剂系统（图1-42f）

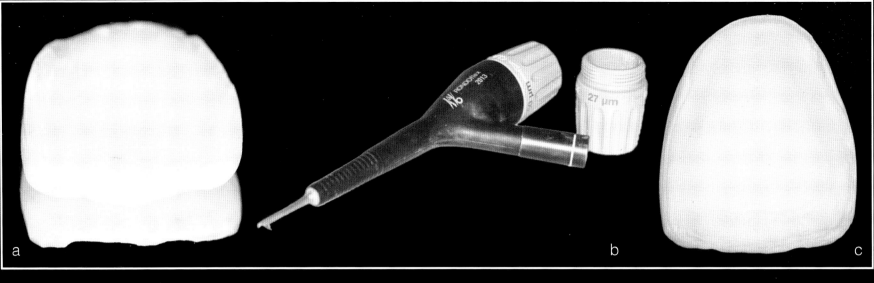

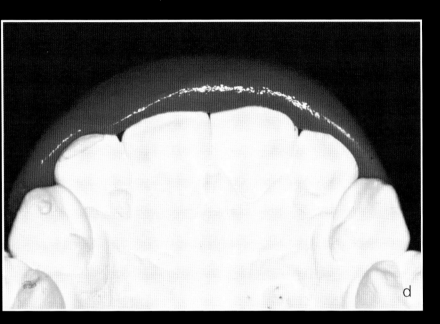

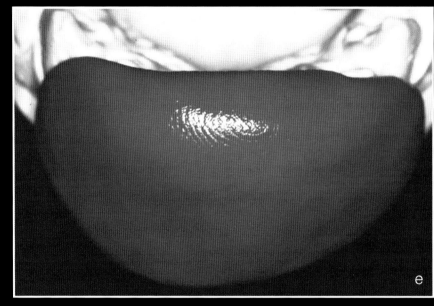

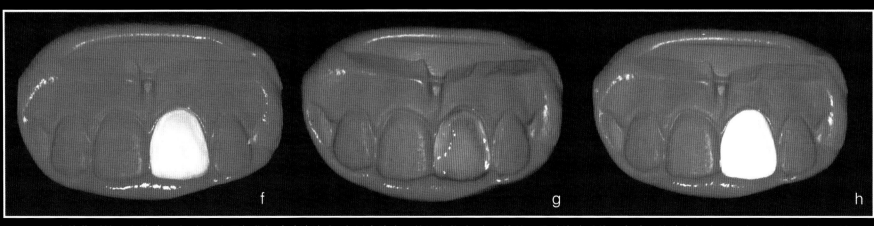

图1-40　在接收到技工室的贴面（a），应用氧化铝喷砂清洁（b）以去除表面的沉积物（c）。接着，用硅橡胶重体隔离贴面的外表面（d，e），只留下内部区域可见（f），用氢氟酸进行处理（g）。显示通过处理得到的白色不透明外观（h）。

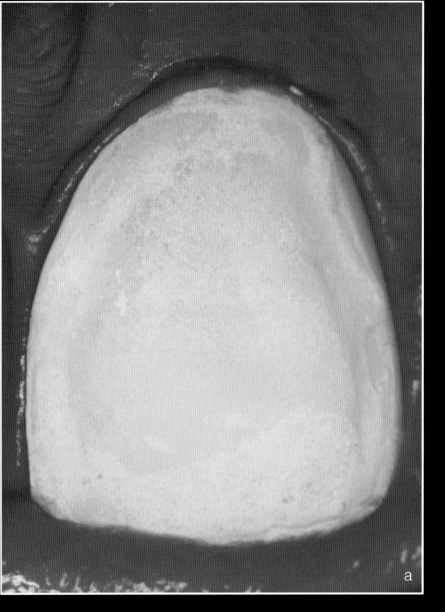

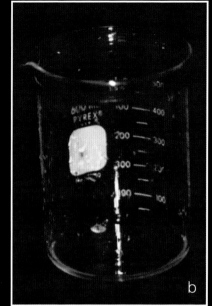

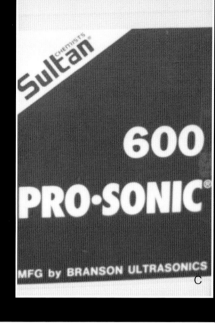

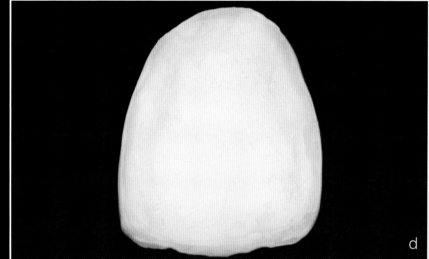

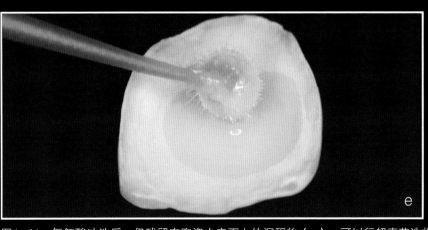

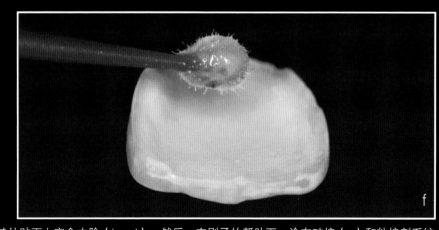

图1-41　氢氟酸冲洗后，仍残留在陶瓷内表面上的沉积物（a），可以行超声荡洗将其从贴面上完全去除（b~d）。然后，在刷子的帮助下，涂布硅烷（e）和粘接剂系统（f），不要在此时光固化。

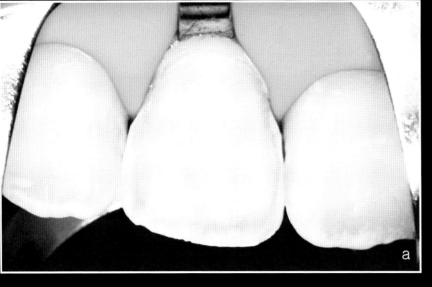

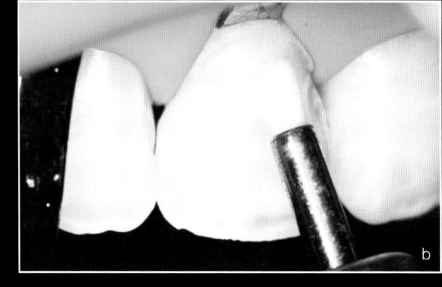

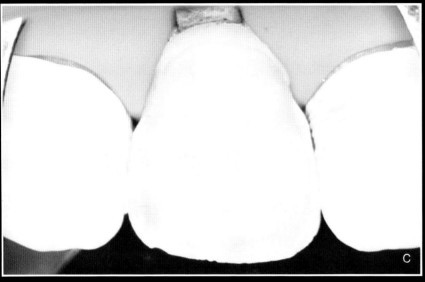

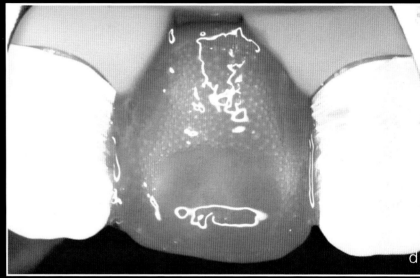

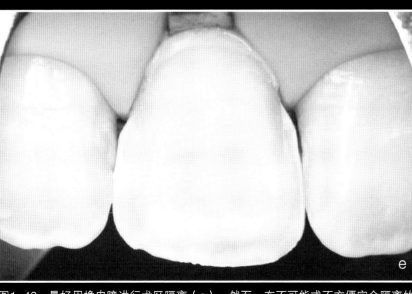

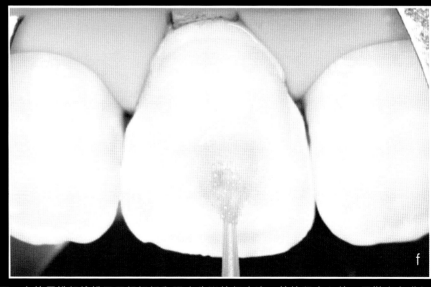

图1-42 最好用橡皮障进行术区隔离（a）；然而，在不可能或不方便完全隔离的情况下，应使用排龈线排开牙龈组织和阻止分泌的龈沟液。粘接程序之前，用抛光膏进行清洁制备的基牙（b），并用生料带保护邻牙（c）。接着用磷酸处理制备好的基牙表面（d）。经过冲洗、干燥后（e），应用粘接剂系统（f）。

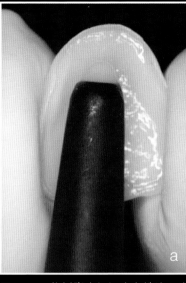 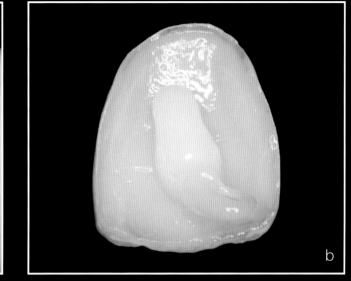 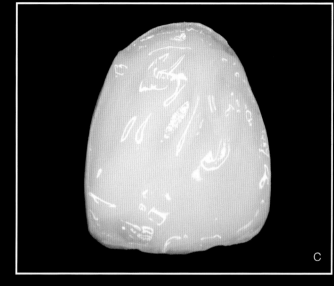

图1-43　将树脂水门汀小心地注入陶瓷贴面的内表面上。

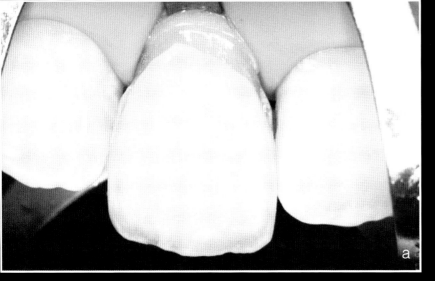 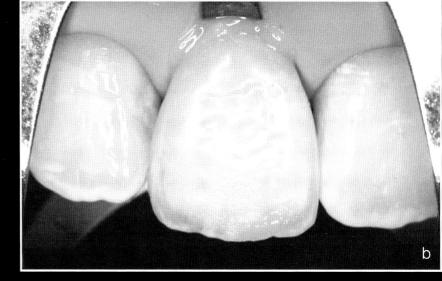

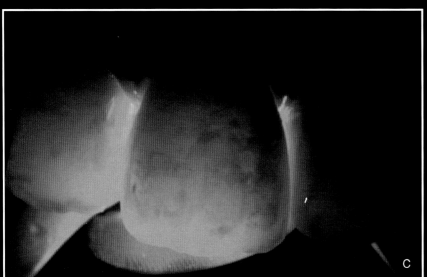 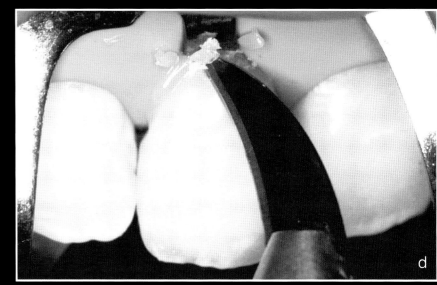

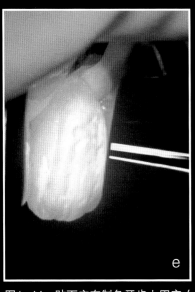 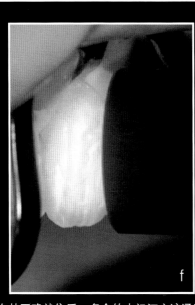 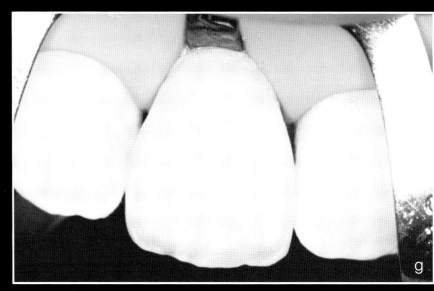

图1-44　贴面应在制备牙齿上固定（a），在其正确就位后，多余的水门汀应该通过所有的修复体边缘排出（b）。去除多余较粗糙水门汀的一种有利方式是进行预固化5秒（c），然后，用手术刀刀片，始终是从贴面到牙齿的方向放置（d），避免损坏修复体。腭侧和唇侧进行60秒的最终固化（e，f）。粘固后观察修复体即刻的最终外观（g）。

调整咬合

隔湿去除后，在最大牙尖交错位（MI）以及侧方运动时进行咬合的调整。在此过程中，可以使用超细粒度的金刚砂车针或专门的金刚砂硅橡胶轮。由于这些修复体固有的脆弱性和折裂的高风险，进行咬合调整之前，在任何情况下，必须先完成贴面的粘接。

修整和抛光

对于邻面区域的修整，可以使用抛光碟或专用抛光条。陶瓷抛光专用的抛光膏结合尖的硅橡胶轮以及毡毛轮在边缘可进入修复体。为了避免任何不利的牙周反应，这一步必须认真执行[75]。

根据临床方案的建议，随着时间的推移可以获得良好预后的美学修复体（图1-45）。

基于对所描述程序的顺序，图1-46~图1-48说明了其他的临床病例。

感谢

Ao Técnico em Prótese Dentária Romanini（Londrina，PR）。

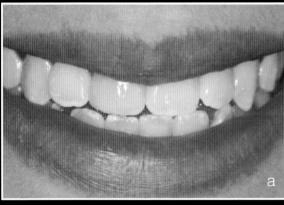
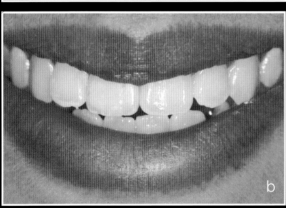
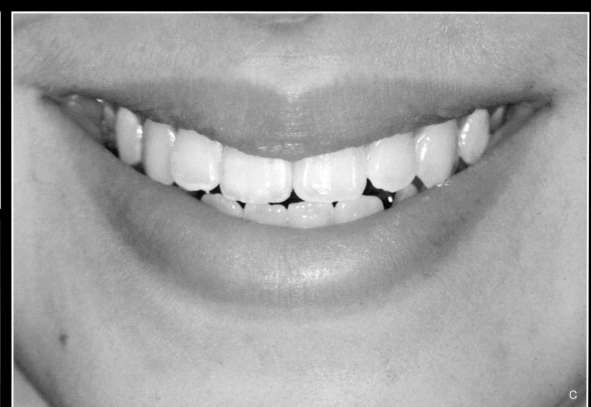

图1-45　最初的临床外观（a）和修复体修整并粘接后（b，c）。

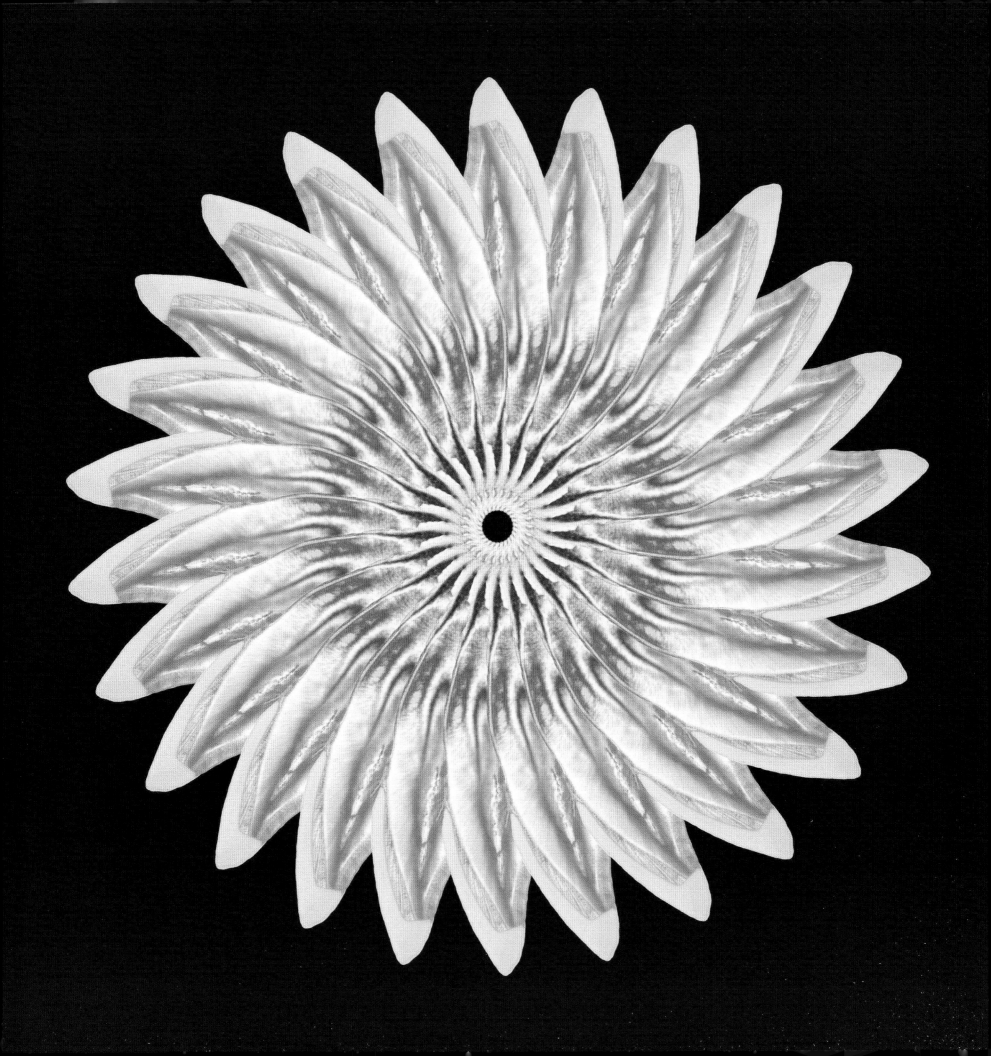

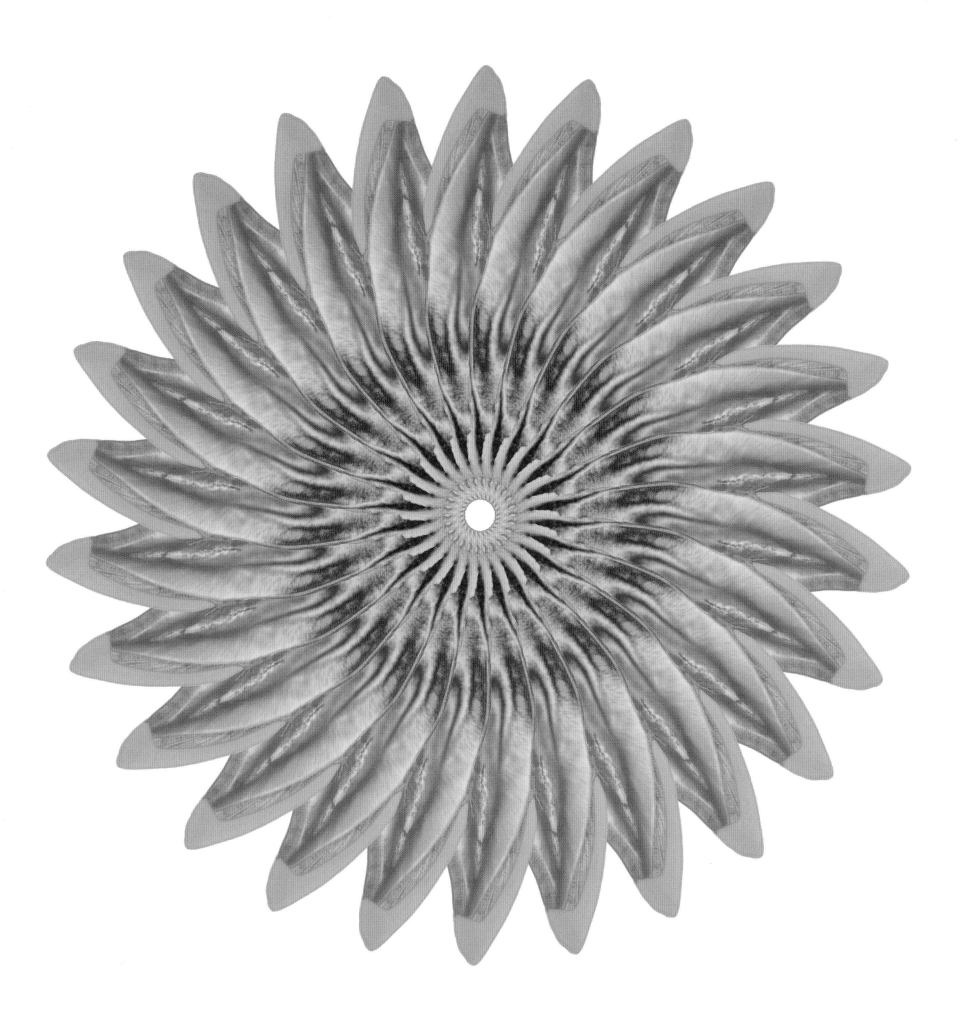

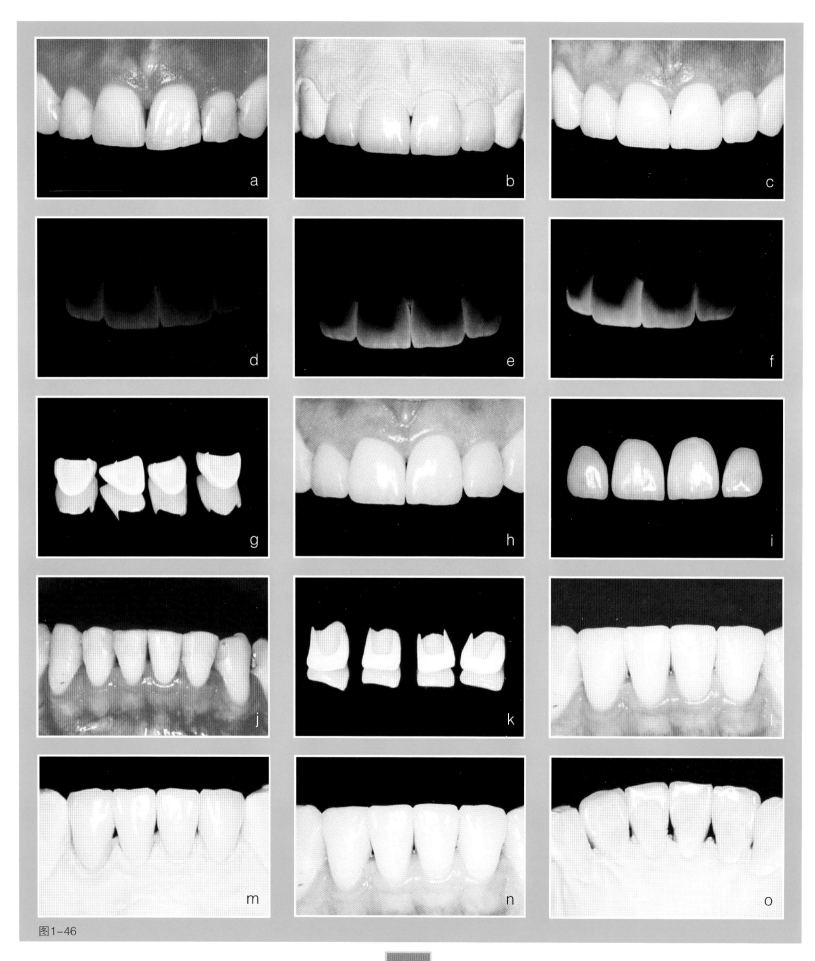

Caso Clínico 1

临床病例 – 1

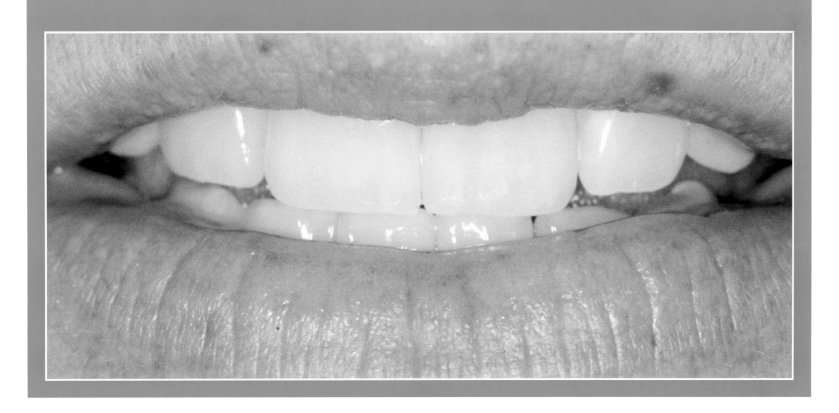

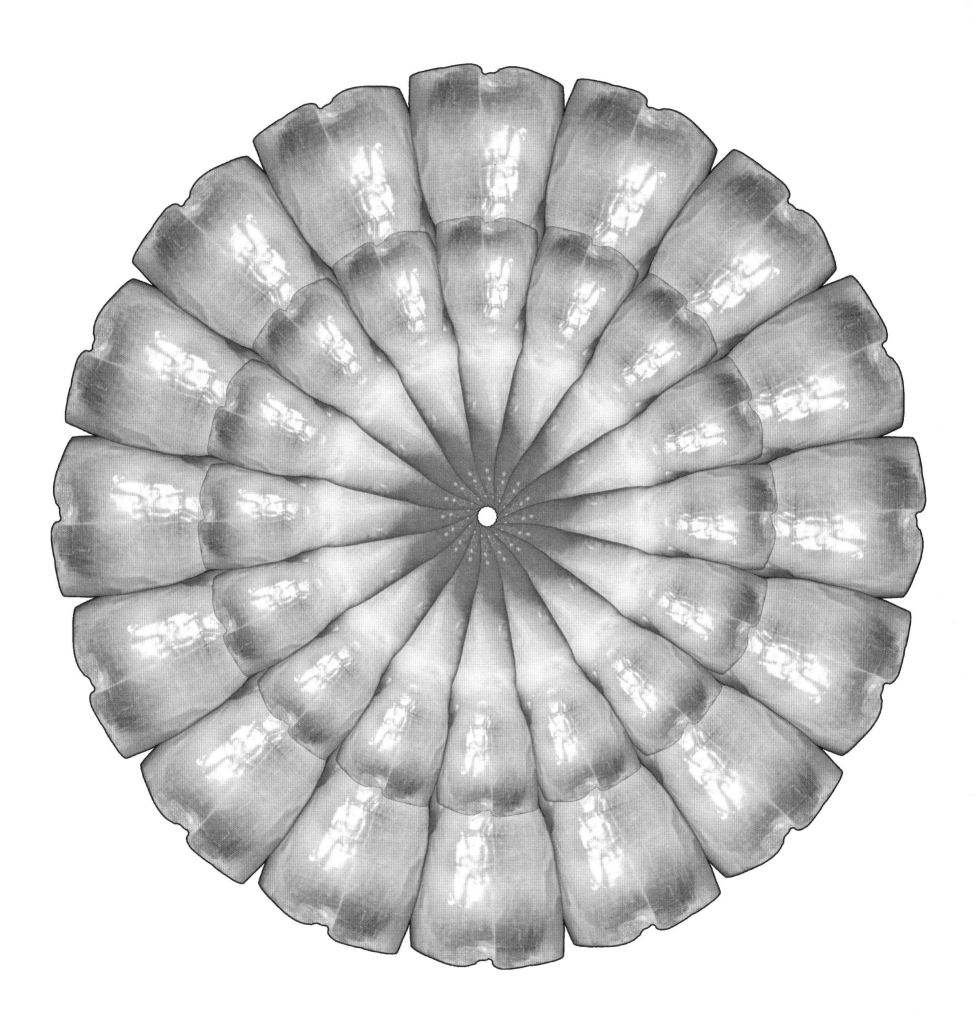

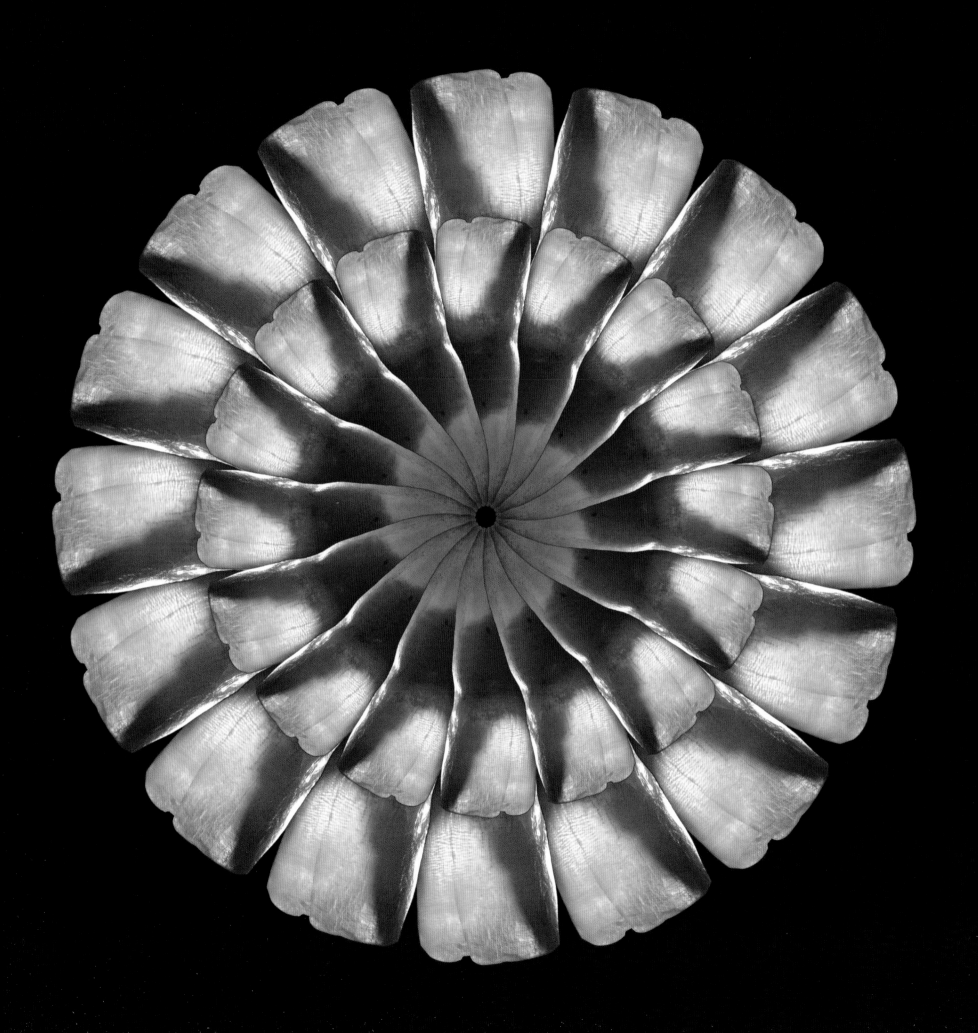

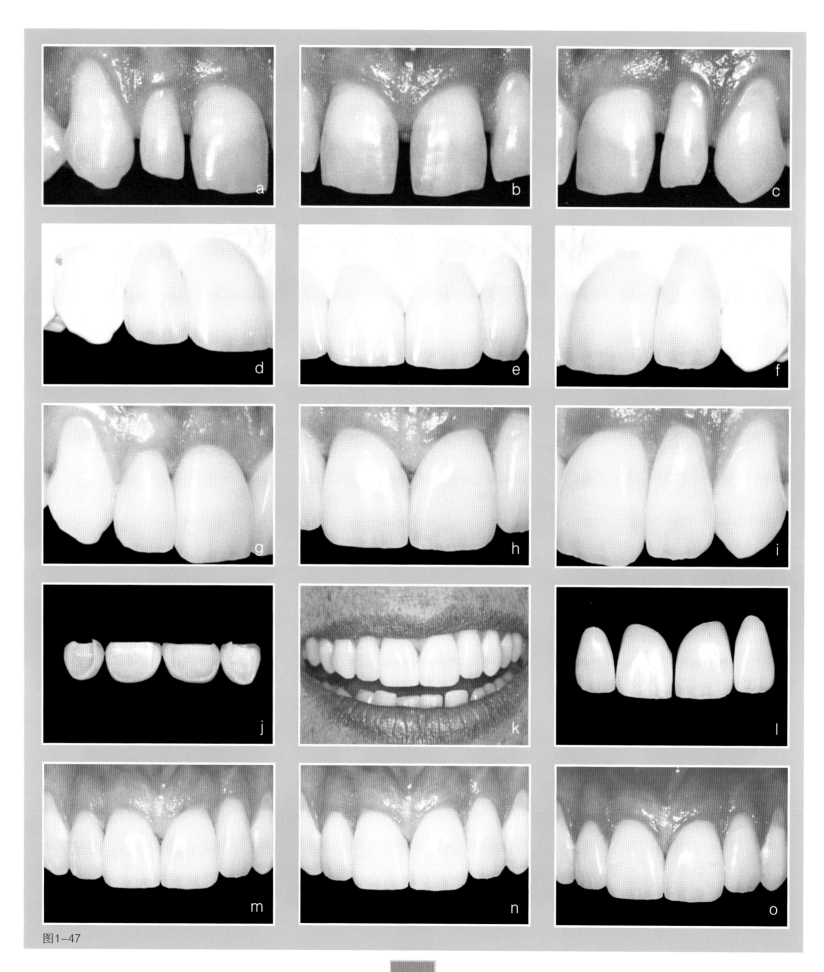

图1-47

Caso Clínico 2

临床病例 – 2

感谢

Romanini Laboratório de Prótese Dentária（Londrina, PR）。

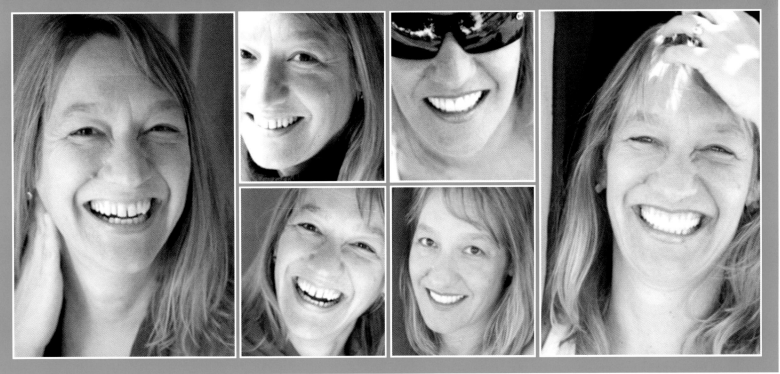

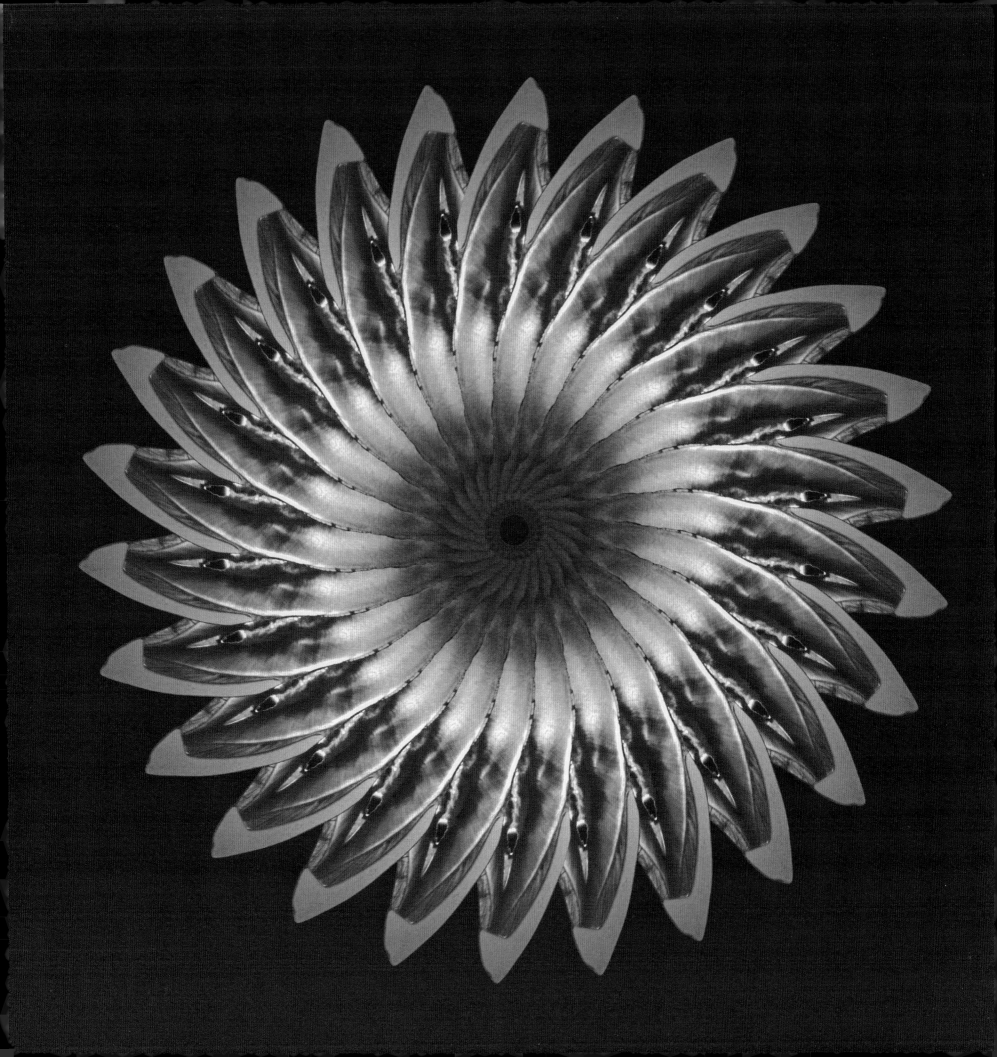

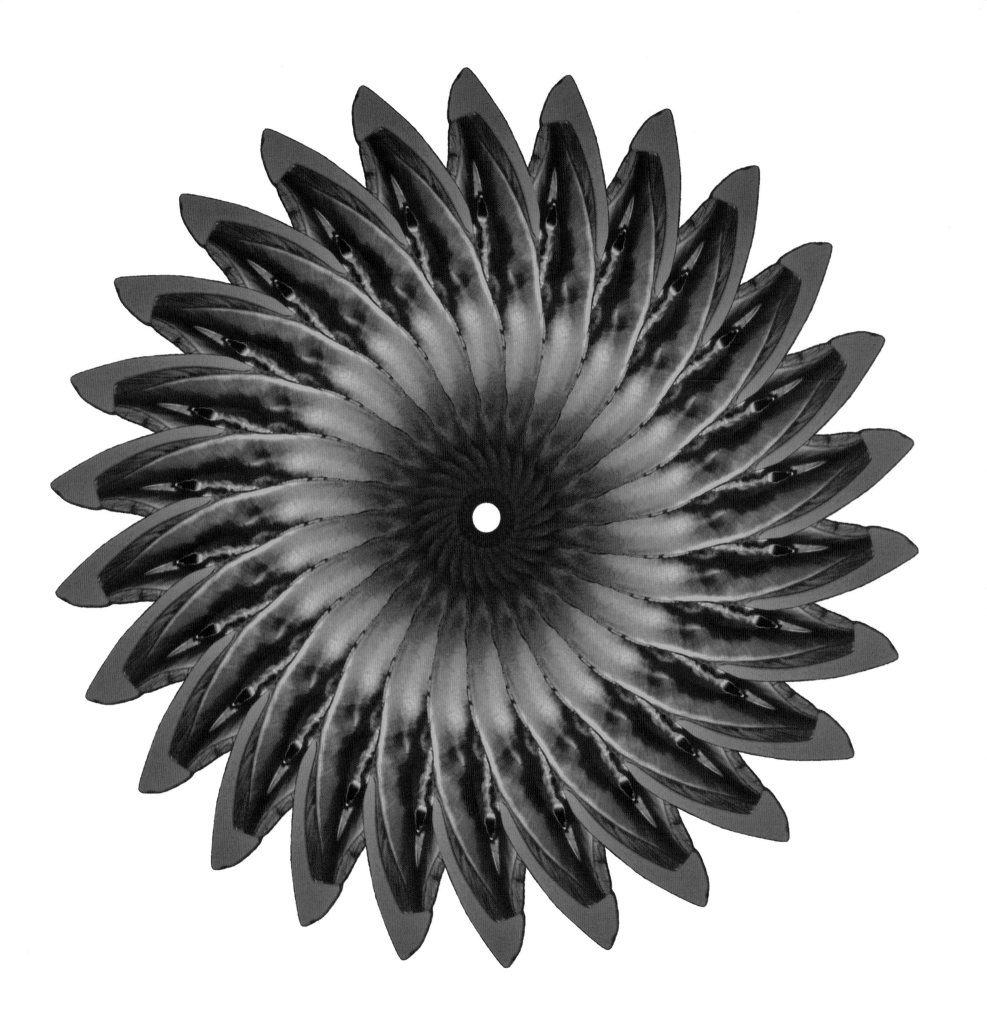

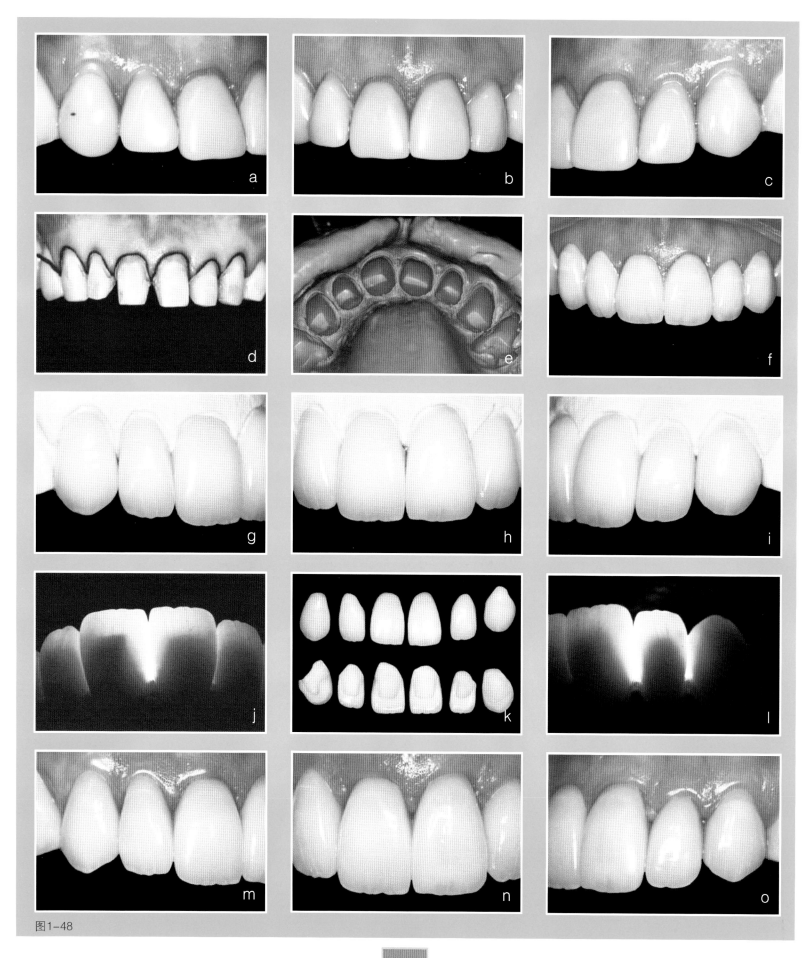

图1-48

Caso Clínico 3

临床病例 - 3

感谢

Wilmar Porfírio, Técnico em Prótese Dentário (Goiânia, Go)。

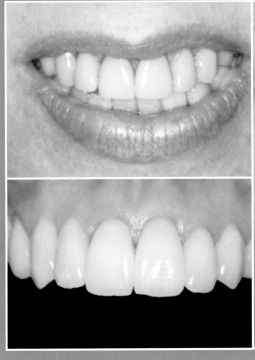

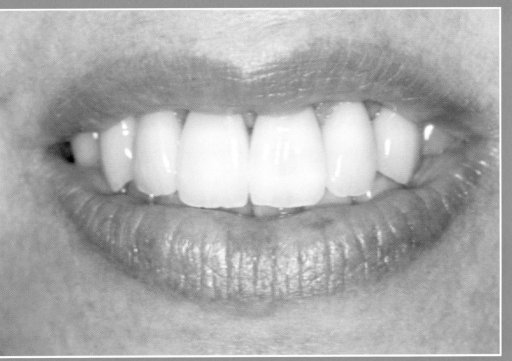

参考文献

[1] Aida M, Hayakawa T, Mizukawa K. Adhesion of composite to porcelain with various surface conditions. J Prosthet Dent. 1995 May; 73(5):464-70.

[2] Aristidis GA, Dimitra B. Five-year clinical performance of porcelain laminate veneers. Quintessence Int. 2002 Mar; 33(3):185-9.

[3] Balderamos LP, O'Keefe KL, Powers JM. Color accuracy of resin cements and try-in pastes. Int J Prosthodont. 1997 Mar-Apr; 10(2):111-5.

[4] Barghi N, Berry TG. Post-bonding crack formation in porcelain veneers. J Esthet Dent. 1997; 9(2):51-4.

[5] Bergmann P, Noack MJ, Roulet JF. Marginal adaptation with glass-ceramic inlays adhesively luted with glycerine gel. Quintessence Int. 1991 Sep; 22(9):739-44.

[6] Berrong JM, Weed RM, Schwartz IS. Color stability of selected dual-cure composite resin cements. J Prosthodont. 1993 Mar; 2(1):24-7.

[7] Blatz MB, Sadan A, Kern M. Resin-ceramic bonding: a review of the literature. J Prosthet Dent. 2003 Mar; 89(3):268-74.

[8] Block PL. Restorative margins and periodontal health: a new look at an old perspective. J Prosthet Dent. 1987 Jun; 57(6):683-9.

[9] Brannstrom M, Nordenvall KJ, Malmgren O. The effect of various pretreatment methods of the enamel in bonding procedures. Am J Orthod. 1978 Nov; 74(5):522-30.

[10] Brauer GM, Dulik DM, Antonucci JM, Termini DJ, Argentar H. New amine accelerators for composite restorative resins. J Dent Res. 1979 Oct; 58(10):1994-2000.

[11] Brunton PA, Wilson NH. Preparations for porcelain laminate veneers in general dental practice. Br Dent J. 1998 Jun 13; 184(11):553-6.

[12] Buonocore MG, Matsui A, Gwinnett AJ. Penetration of resin dental materials into enamel surfaces with reference to bonding. Arch Oral Biol. 1968 Jan; 13(1):61-70.

[13] Calamia JR. Clinical evaluation of etched porcelain veneers. Am J Dent. 1989 Feb; 2(1):9-15.

[14] Calamia JR, Simonsen RJ. Effect of coupling agents on bond strength of etched porcelain. J Dent Res. 1984; 63(Abstract 79):179.

[15] Carrotte PV, Winstanley RB, Green JR. A study of the quality of impressions for anterior crowns received at a commercial laboratory. Br Dent J. 1993 Apr 10; 174(7):235-40.

[16] Castelnuovo J, Tjan AH, Phillips K, Nicholls JI, Kois JC. Fracture load and mode of failure of ceramic veneers with different preparations. J Prosthet Dent. 2000 Feb; 83(2):171-80.

[17] Chan C, Weber H. Plaque retention on teeth restored with full-ceramic crowns: a comparative study. J Prosthet Dent. 1986 Dec; 56(6):666-71.

[18] Chen JH, Matsumura H, Atsuta M. Effect of etchant, etching period, and silane priming on bond strength to porcelain of composite resin. Oper Dent. 1998 Sep-Oct; 23(5):250-7.

[19] Chen JH, Shi CX, Wang M, Zhao SJ, Wang H. Clinical evaluation of 546 tetracycline-stained teeth treated with porcelain laminate veneers. J Dent. 2005 Jan; 33(1):3-8.

[20] Cherukara GP, Davis GR, Seymour KG, Zou L, Samarawickrama DY. Dentin exposure in tooth preparations for porcelain veneers: a pilot study. J Prosthet Dent. 2005 Nov; 94(5):414-20.

[21] Christensen GJ. Has tooth structure been replaced? J Am Dent Assoc. 2002 Jan; 133(1):103-5.

[22] Christensen GJ. Veneering of teeth: state of the art. Dent Clin North Am. 1985 Apr; 29(2):373-91.

[23] Christensen GJ. What category of impression material is best for your practice? J Am Dent Assoc. 1997 Jul; 128(7):1026-8.

[24] Christensen GJ, Christensen RP. Clinical observations of porcelain veneers: a three-year report. J Esthet Dent. 1991 Sep-Oct; 3(5):174-9.

[25] Della Bona A, Anusavice KJ, Shen C. Microtensile strength of composite bonded to hot-pressed ceramics. J Adhes Dent. 2000 Winter; 2(4):305-13.

[26] Dumfahrt H, Schaffer H. Porcelain laminate veneers. A retrospective evaluation after 1 to 10 years of service: Part II--Clinical results. Int J Prosthodont. 2000 Jan-Feb; 13(1):9-18.

[27] Eliades G. Clinical relevance of the formulation and testing of dentine bonding systems. J Dent. 1994 Apr; 22(2):73-81.

[28] Feilzer AJ, De Gee AJ, Davidson CL. Increased wall-to-wall curing contraction in thin bonded resin layers. J Dent Res. 1989 Jan; 68(1):48-50.

[29] Ferrari M, Patroni S, Balleri P. Measurement of enamel thickness in relation to reduction for etched laminate veneers. Int J Periodontics Restorative Dent. 1992; 12(5):407-13.

[30] Filho AM, Vieira LC, Araujo E, Monteiro Junior S. Effect of different

ceramic surface treatments on resin microtensile bond strength. J Prosthodont. 2004 Mar; 13(1):28-35.

[31] Fradeani M. Six-year follow-up with Empress veneers. Int J Periodontics Restorative Dent. 1998 Jun; 18(3):216-25.

[32] Fradeani M, Redemagni M, Corrado M. Porcelain laminate veneers: 6- to 12-year clinical evaluation--a retrospective study. Int J Periodontics Restorative Dent. 2005 Feb; 25(1):9-17.

[33] Gaspersic D. Micromorphometric analysis of cervical enamel structure of human upper third molars. Arch Oral Biol. 1995 May; 40(5):453-7.

[34] Gibbs CH, Mahan PE, Mauderli A, Lundeen HC, Walsh EK. Limits of human bite strength. J Prosthet Dent. 1986 Aug; 56(2):226-9.

[35] Glenner RA. Dental cements and tooth colored filling materials. Bull Hist Dent. 1993 Nov; 41(3):111-5.

[36] Gwinnett AJ, Matsui A. A study of enamel adhesives. The physical relationship between enamel and adhesive. Arch Oral Biol. 1967 Dec; 12(12):1615-20.

[37] Hahn P, Gustav M, Hellwig E. An in vitro assessment of the strength of porcelain veneers dependent on tooth preparation. J Oral Rehabil. 2000 Dec; 27(12):1024-9.

[38] Highton R, Caputo AA, Matyas J. A photoelastic study of stresses on porcelain laminate preparations. J Prosthet Dent. 1987 Aug; 58(2):157-61.

[39] Ho HH, Chu FC, Stokes AN. Fracture behavior of human mandibular incisors following endodontic treatment and porcelain veneer restoration. Int J Prosthodont. 2001 May-Jun; 14(3):260-4.

[40] Horn HR. Porcelain laminate veneers bonded to etched enamel. Dent Clin North Am. 1983 Oct; 27(4):671-84.

[41] Hui KK, Williams B, Davis EH, Holt RD. A comparative assessment of the strengths of porcelain veneers for incisor teeth dependent on their design characteristics. Br Dent J. 1991 Jul 20; 171(2):51-5.

[42] Janenko C, Smales RJ. Anterior crowns and gingival health. Aust Dent J. 1979Aug; 24(4):225-30.

[43] Johnson GH, Craig RG. Accuracy of addition silicones as a function of technique. J Prosthet Dent. 1986 Feb; 55(2):197-203.

[44] Jordan RE, Suzuki M, Senda A. Clinical evaluation of porcelain laminate veneers: a four-year recall report. J Esthet Dent. 1989 Jul-Aug; 1(4):126-37.

[45] Kato H, Matsumura H, Ide T, Atsuta M. Improved bonding of adhesive resin to sintered porcelain with the combination of acid etching and a two-liquid silane conditioner. J Oral Rehabil. 2001 Jan; 28(1):102-8.

[46] Kihn PW, Barnes DM. The clinical longevity of porcelain veneers: a 48-month clinical evaluation. J Am Dent Assoc. 1998 Jun; 129(6):747-52.

[47] Kourkouta S, Walsh TT, Davis LG. The effect of porcelain laminate veneers on gingival health and bacterial plaque characteristics. J Clin Periodontol. 1994 Oct; 21(9):638-40.

[48] Lacy AM, LaLuz J, Watanabe LG, Dellinges M. Effect of porcelain surface treatment on the bond to composite. J Prosthet Dent. 1988 Sep; 60(3):288-91.

[49] Lacy AM, Wada C, Du W, Watanabe L. In vitro microleakage at the gingival margin of porcelain and resin veneers. J Prosthet Dent. 1992 Jan; 67(1):7-10.

[50] Lu R, Harcourt JK, Tyas MJ, Alexander B. An investigation of the composite resin/porcelain interface. Aust Dent J. 1992 Feb; 37(1):12-9.

[51] Magne P. Composite resins and bonded porcelain: the postamalgam era? J Calif Dent Assoc. 2006 Feb; 34(2):135-47.

[52] Magne P, Belser U. Tooth preparation, impression, and provisionalization. In: Magne P, Belser U. Bonded porcelain restorations in the anterior dentition: a biomimetic approach. 1st ed. Berlin: Quintessence; 2002. p. 239-91.

[53] Magne P, Cascione D. Influence of post-etching cleaning and connecting porcelain on the microtensile bond strength of composite resin to feldspathic porcelain. J Prosthet Dent. 2006 Nov; 96(5):354-61.

[54] Magne P, Douglas WH. Cumulative effects of successive restorative procedures on anterior crown flexure: intact versus veneered incisors. Quintessence Int. 2000 Jan; 31(1):5-18.

[55] Magne P, Douglas WH. Interdental design of porcelain veneers in the presence of composite fillings: finite element analysis of composite shrinkage and thermal stresses. Int J Prosthodont. 2000 Mar-Apr; 13(2):117-24.

[56] Magne P, Douglas WH. Porcelain veneers: dentin bonding optimization and biomimetic recovery of the crown. Int J Prosthodont. 1999 Mar-Apr; 12(2):111-21.

[57] Magne P, Douglas WH. Rationalization of esthetic restorative dentistry based on biomimetics. J Esthet Dent. 1999; 11(1):5-15.

[58] Magne P, Kwon KR, Belser UC, Hodges JS, Douglas WH. Crack

propensity of porcelain laminate veneers: A simulated operatory evaluation. J Prosthet Dent. 1999 Mar; 81(3):327-34.

[59] Magne P, Magne M, Belser U. The esthetic width in fixed prosthodontics. J Prosthodont. 1999 Jun; 8(2):106-18.

[60] Magne P, Perroud R, Hodges JS, Belser UC. Clinical performance of novel-design porcelain veneers for the recovery of coronal volume and length. Int J Periodontics Restorative Dent. 2000 Oct; 20(5):440-57.

[61] Magne P, Versluis A, Douglas WH. Effect of luting composite shrinkage and thermal loads on the stress distribution in porcelain laminate veneers. J Prosthet Dent. 1999 Mar; 81(3):335-44.

[62] McKinney JE, Wu W. Chemical softening and wear of dental composites. J Dent Res. 1985 Nov; 64(11):1326-31.

[63] Meijering AC, Creugers NH, Roeters FJ, Mulder J. Survival of three types of veneer restorations in a clinical trial: a 2.5-year interim evaluation. J Dent. 1998 Sep; 26(7):563-8.

[64] Nagai T, Kawamoto Y, Kakehashi Y, Matsumura H. Adhesive bonding of a lithium disilicate ceramic material with resin-based luting agents. J Oral Rehabil. 2005 Aug; 32(8):598-605.

[65] Nakabayashi N, Kojima K, Masuhara E. The promotion of adhesion by the infiltration of monomers into tooth substrates. J Biomed Mater Res. 1982 May; 16(3):265-73.

[66] Nattress BR, Youngson CC, Patterson CJ, Martin DM, Ralph JP. An in vitro assessment of tooth preparation for porcelain veneer restorations. J Dent. 1995 Jun; 23(3):165-70.

[67] Nemetz H, Donovan T, Landesman H. Exposing the gingival margin: a systematic approach for the control of hemorrhage. J Prosthet Dent. 1984 May; 51(5):647-51.

[68] Nicholls JI. Tensile bond of resin cements to porcelain veneers. J Prosthet Dent. 1988 Oct; 60(4):443-7.

[69] Nordbo H, Rygh-Thoresen N, Henaug T. Clinical performance of porcelain laminate veneers without incisal overlapping: 3-year results. J Dent. 1994 Dec; 22(6):342-5.

[70] Pashley DH, Ciucchi B, Sano H, Horner JA. Permeability of dentin to adhesive agents. Quintessence Int. 1993 Sep; 24(9):618-31.

[71] Paul SJ, Scharer P. The dual bonding technique: a modified method to improve adhesive luting procedures. Int J Periodontics Restorative Dent. 1997 Dec; 17(6):536-45.

[72] Peumans M, De Munck J, Fieuws S, Lambrechts P, Vanherle G, Van Meerbeek B. A prospective ten-year clinical trial of porcelain veneers. J Adhes Dent. 2004 Spring; 6(1):65-76.

[73] Peumans M, Van Meerbeek B, Lambrechts P, Vanherle G. The 5-year clinical performance of direct composite additions to correct tooth form and position. I. Esthetic qualities. Clin Oral Investig. 1997 Feb; 1(1):12-8.

[74] Peumans M, Van Meerbeek B, Lambrechts P, Vanherle G. The 5-year clinical performance of direct composite additions to correct tooth form and position. II. Marginal qualities. Clin Oral Investig. 1997 Feb; 1(1):19-26.

[75] Peumans M, Van Meerbeek B, Lambrechts P, Vanherle G. Porcelain veneers: a review of the literature. J Dent. 2000 Mar; 28(3):163-77.

[76] Peumans M, Van Meerbeek B, Lambrechts P, Vuylsteke-Wauters M, Vanherle G. Five-year clinical performance of porcelain veneers. Quintessence Int. 1998 Apr; 29(4):211-21.

[77] Pincus CR. Building mouth personality. Journal of South California Dental Association. 1938; 14:125-9.

[78] Pippin DJ, Mixson JM, Soldan-Els AP. Clinical evaluation of restored maxillary incisors: veneers vs. PFM crowns. J Am Dent Assoc. 1995 Nov; 126(11):1523-9.

[79] Quinn F, McConnell RJ, Byrne D. Porcelain laminates: a review. Br Dent J. 1986 Jul 19; 161(2):61-5.

[80] Roulet JF, Walti C. Influence of oral fluid on composite resin and glass-ionomer cement. J Prosthet Dent. 1984 Aug; 52(2):182-9.

[81] Rucker LM, Richter W, MacEntee M, Richardson A. Porcelain and resin veneers clinically evaluated: 2-year results. J Am Dent Assoc. 1990 Nov; 121(5):594-6.

[82] Shaini FJ, Shortall AC, Marquis PM. Clinical performance of porcelain laminate veneers. A retrospective evaluation over a period of 6.5 years. J Oral Rehabil. 1997 Aug; 24(8):553-9.

[83] Sim C, Neo J, Chua EK, Tan BY. The effect of dentin bonding agents on the microleakage of porcelain veneers. Dent Mater. 1994 Jul; 10(4):278-81.

[84] Simonsen RJ, Calamia JR. Tensile bond strength of etched porcelain. J Dent Res. 1983; 62(Abstract 1154):297.

[85] Soderholm KJ, Shang SW. Molecular orientation of silane at the surface of colloidal silica. J Dent Res. 1993 Jun; 72(6):1050-4.

[86] Sorensen JA, Strutz JM, Avera SP, Materdomini D. Marginal fidelity and

microleakage of porcelain veneers made by two techniques. J Prosthet Dent. 1992 Jan; 67(1):16-22.

[87] Stangel I, Nathanson D, Hsu CS. Shear strength of the composite bond to etched porcelain. J Dent Res. 1987 Sep; 66(9):1460-5.

[88] Stappert CF, Ozden U, Gerds T, Strub JR. Longevity and failure load of ceramic veneers with different preparation designs after exposure to masticatory simulation. J Prosthet Dent. 2005 Aug; 94(2):132-9.

[89] Strassler HE, Nathanson D. Clinical evaluation of etched porcelain veneers over a period of 18 to 42 months. J Esthet Dent. 1989 Jan; 1(1):21-8.

[90] Strassler HE, Weiner S. Seven to ten year clinical evaluation of etched porcelain veneers. J Dent Res. 1995; 74(Abstract 1316):176.

[91] Tjan AH, Dunn JR, Sanderson IR. Microleakage patterns of porcelain and castable ceramic laminate veneers. J Prosthet Dent. 1989 Mar; 61(3):276-82.

[92] Tjan AH, Whang SB, Tjan AH, Sarkissian R. Clinically oriented evaluation of the accuracy of commonly used impression materials. J Prosthet Dent. 1986 Jul; 56(1):4-8.

[93] Van Meerbeek B, Inokoshi S, Braem M, Lambrechts P, Vanherle G. Morphological aspects of the resin-dentin interdiffusion zone with different dentin adhesive systems. J Dent Res. 1992 Aug; 71(8):1530-40.

[94] Van Meerbeek B, Perdigao J, Lambrechts P, Vanherle G. The clinical performance of adhesives. J Dent. 1998 Jan; 26(1):1-20.

[95] Van Meerbeek B, Peumans M, Gladys S, Braem M, Lambrechts P, Vanherle G. Three-year clinical effectiveness of four total-etch dentinal adhesive systems in cervical lesions. Quintessence Int. 1996 Nov; 27(11):775-84.

[96] Van Meerbeek B, Vanherle G, Lambrechts P, Braem M. Dentin- and enamel-bonding agents. Curr Opin Dent. 1992 Mar;2117-27.

[97] Vrijhoef MM, Hendriks FH, Letzel H. Loss of substance of dental composite restorations. Dent Mater. 1985 Jun; 1(3):101-5.

[98] Walls AW. The use of adhesively retained all-porcelain veneers during the management of fractured and worn anterior teeth: Part 2. Clinical results after 5 years of follow-up. Br Dent J. 1995 May 6; 178(9):337-40.

[99] Weinberg LA. Tooth preparation for porcelain laminates. N Y State Dent J. 1989 May; 55(5):25-8.

[100] Wiedhahn K, Kerschbaum T, Fasbinder DF. Clinical long-term results with 617 Cerec veneers: a nine-year report. Int J Comput Dent. 2005 Jul; 8(3):233-46.

[101] Winstanley RB, Carrotte PV, Johnson A. The quality of impressions for crowns and bridges received at commercial dental laboratories. Br Dent J. 1997 Sep 27; 183(6):209-13.

[102] Zaimoglu A, Karaagaclioglu L. Microleakage in porcelain laminate veneers. J Dent. 1991 Dec; 19(6):369-72.

[103] Zaimoglu A, Karaagaclioglu L, Uctasli. Influence of porcelain material and composite luting resin on microleakage of porcelain laminate veneers. J Oral Rehabil. 1992 Jul; 19(4):319-27.

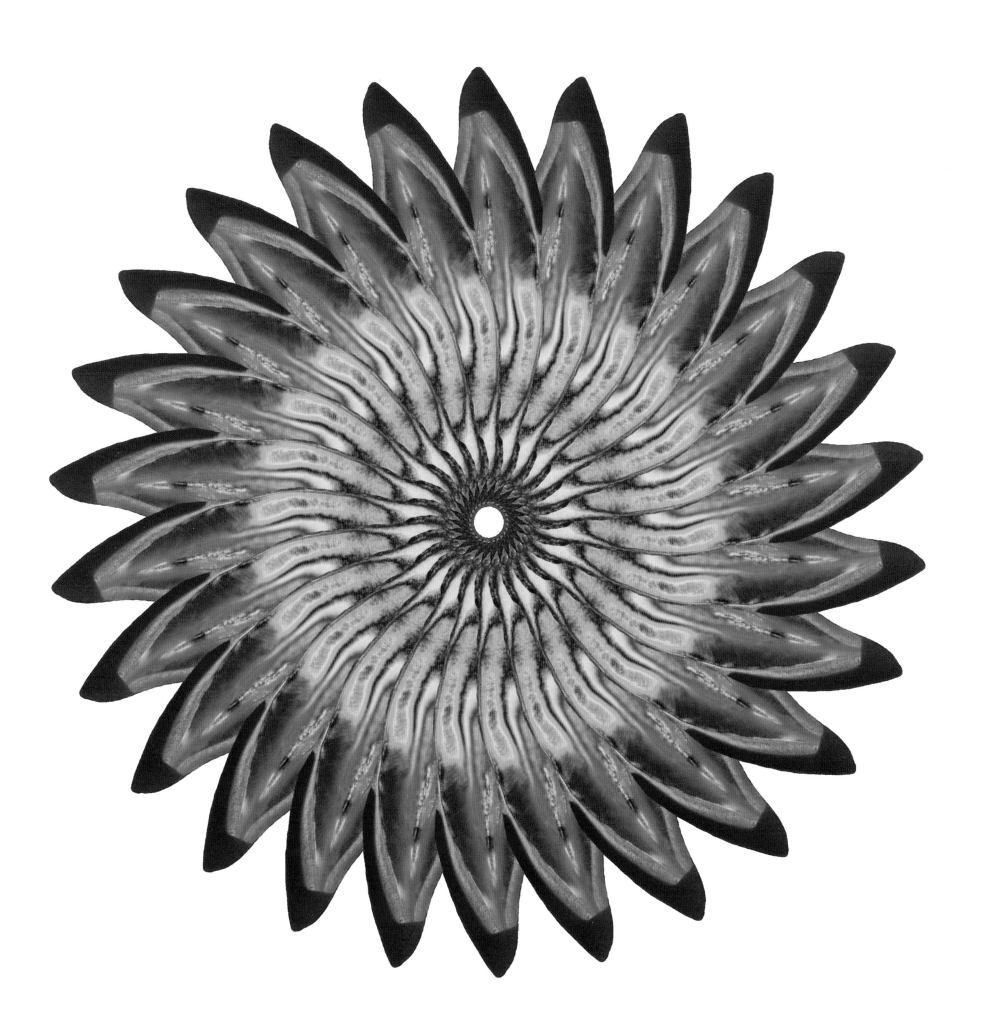

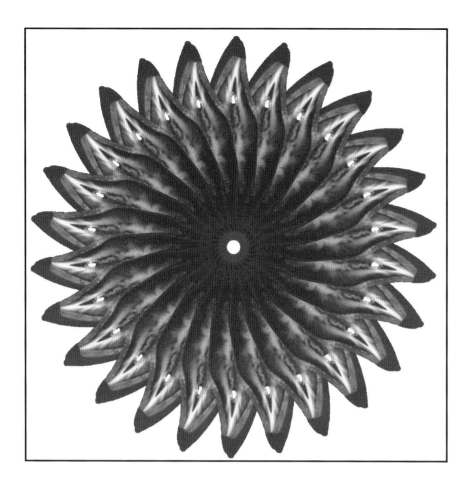
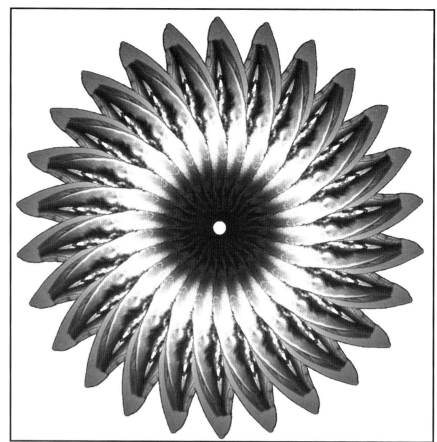
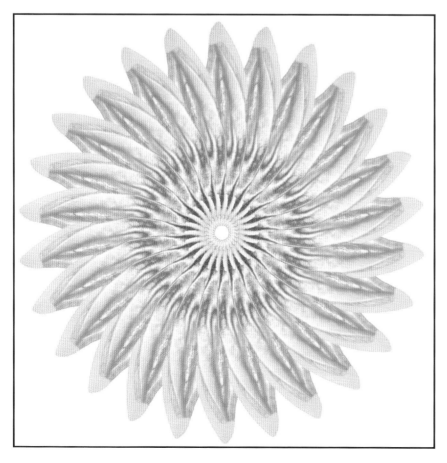
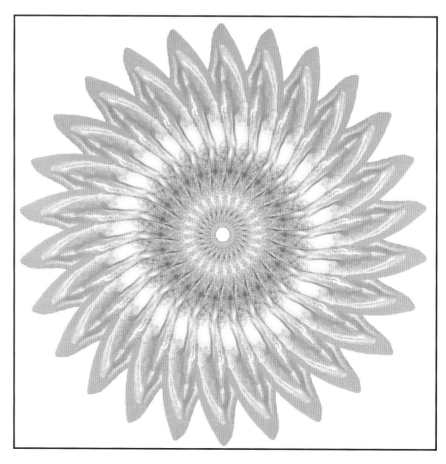

2. 瓷贴面-2
Laminados Cerâmicos

*Adauto de Freitas Junior, Luis Calicchio,
Marcelo Kyrillos, Marcelo Moreira,
Tatiana Welker, Helio Oliveira*

陶瓷贴面，也称为瓷贴面，适应证可以同时用于前牙和后牙。前牙可以覆盖整个唇面，可以涉及两个邻面或只是其中的一个。也可以在没有涉及邻面的情况下进行。根据临床情况，可能涉及或不涉及前牙的切缘，但多数情况下强烈建议涉及切缘区域。陶瓷贴面也可以修复局限于一些前牙冠折的唇面特定区域、发育不全以及减少和/或关闭间隙的病例。它们也可以用于纠正小的美学不和谐，而不需要任何类型的牙体制备。在后牙特别的适应证是完成正畸治疗后，用于减少邻面小的空间并获得有效和稳定的咬合接触。下面呈现的病例提供了一系列这样的适应证，尤其是特别显著地改善了患者的和谐微笑以及关闭下颌后牙区域邻面小的空间。除了阅读这篇综述，我们建议仔细阅读图片的说明（图2-1~图2-42）。

多个临床研究已经证明了陶瓷贴面的美学性能、生物相容性和耐久性都超过9年以上[11,13-14,25]。在所有这些纵向研究中，不可挽回的失败发

生率为7%以下。然而，无须更换需要干预的10年后高达36%[11]。一般而言，失败的主要模式是折裂、微渗漏或贴面移位。

发生折裂的诱发因素是局部粘接到牙本质表面[28]，存在大型的复合树脂修复体[18]，粘接在明显破坏严重的根管治疗的牙齿[16,34]，以及功能或非功能超负荷[3,15]。除了仔细选择患者，进行均匀的制备并控制牙齿的迷你型斜面或肩台[21]、树脂水门汀的厚度最小化、与陶瓷厚度的比率不超过1∶3[31]、调整接触对颌的天然牙结构[22,26]等，证明可以降低折裂的风险。

当制备的边缘是在牙本质时，通常已经表明微渗漏会更加明显[7,11,26]。即使当制备唇侧提供的定位沟只磨除0.4~0.6mm，也往往会在颈部区域暴露牙本质[6]，特别是年龄在50岁以上的患者[1]。根据一项使用扫描电子显微镜的研究[24]，牙本质即刻封闭[19]提高混合层和树脂水门汀之间界面的连接。在1997年，Paul和Scharer[20]建议在制备完成后，应用

粘接剂以防止细菌的侵入，避免治疗期间的敏感性并提高粘接强度。除了制备边缘的位置和修复体的密合性外，树脂水门汀的类型也影响微渗漏的程度，以及复合树脂的类型之间可以改变热膨胀系数和聚合收缩量[26]。高填料的树脂水门汀可以使这种应力最小化[29]。然而，这样的水门汀黏度也高，修复体的就位可能需要精细的放置技术。重视正确的制备、取模、粘接及修整技术，在扫描电镜下的边缘密合度会非常好[10]，据报道，5年后牙龈边缘的健康无不利影响[34]。然而损失树脂水门汀12个月后可以造成明显的裂纹，从而导致边缘染色[10]。随着修复体的老化，微渗漏变得更加明显，并且继发龋与高龋活性的患者有关[23,25,27]。牙齿/复合树脂界面是唾液进入的主要地方[14,33]。只有当牙齿基底的80％及以上在牙本质时似乎才会发生分离，当制备的边缘至少留下0.5mm的牙釉质时则很少发生这种情况[14]。

无论完整牙釉质的比例如何，如果在粘接过程中受到污染可能会发生贴面的脱落。不同类型的简化酸性粘接剂系统和自固化或双固化树脂水门汀之间兼容性的问题导致渗透性与粘接力受损[5,32]。粘接剂和复合树脂之间的酸碱反应可以阻止水门汀的正确固化以及它们之间的结合[2]。

瓷贴面等效可靠的颜色并非取决于半透明瓷的百分比[9]。各种遮色的方法可以有效地掩盖牙齿基底的变色，包括四环素染色的牙齿，不和谐的比率无区别[4]。然而，唇侧牙釉质的腐蚀性磨损，为修复材料提供额外的空间以掩盖背景颜色，带来了牙本质大量暴露的风险，并且瓷贴面粘接前需要额外制备固位特性[4]。

很多医生接触过滥用瓷贴面的问题[8,12,30]。对严重拥挤的牙齿用修复性解决方案会对牙髓的健康、切缘的轮廓或突起的侧面产生不利的影响[30]。而且，作为拥挤的牙齿，接触点移动到顶部，牙齿制备可能会侵犯生物学距离[17]。正常大小的牙齿之间有多个间隙的患者用瓷贴面修复注定要人为地加宽修复体。虽然陶瓷贴面的成功率非常高，但对于牙齿位置、牙龈轮廓和咬合不平衡的病例，常规的正畸治疗仍然是最保守的，也是生物学、美学和经济学更好的治疗方法。

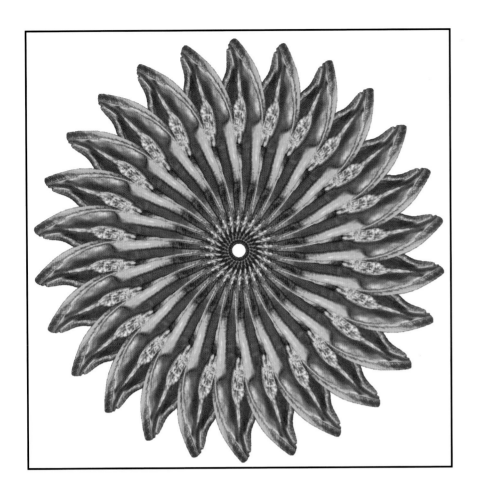
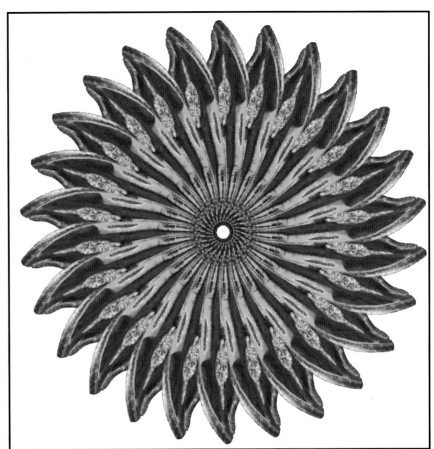
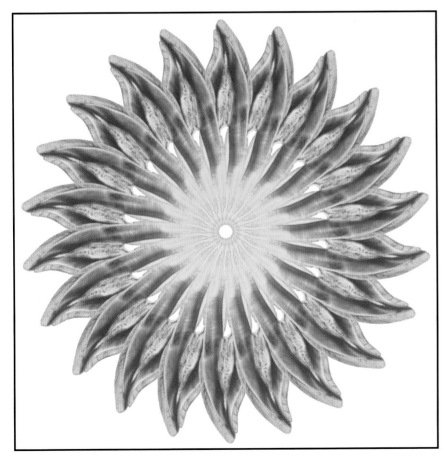
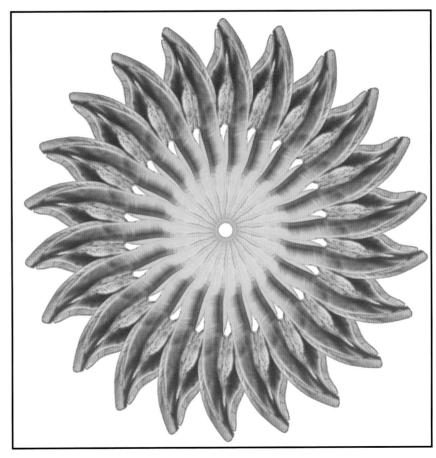

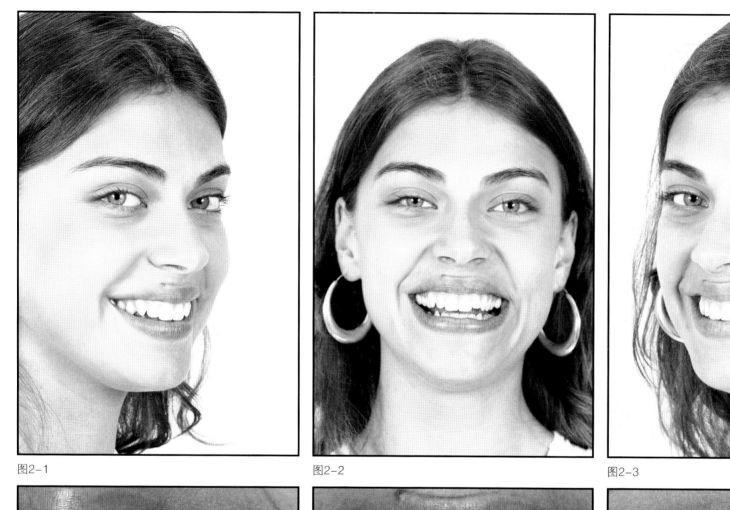
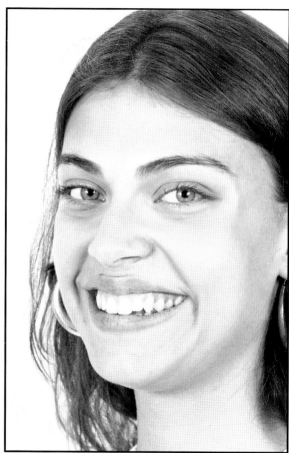

图2-1

图2-2

图2-3

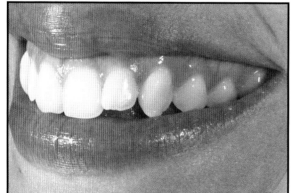

图2-4

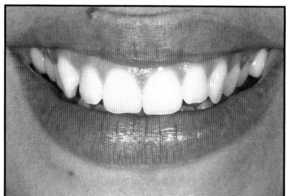

图2-5

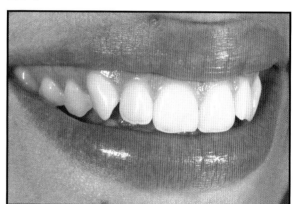

图2-6

图2-1~图2-8 一位年轻患者自述她对自己上颌前牙的颜色、形态以及和谐性完全不满意（图2-1~图2-6）。另外，她说刚刚完成正畸治疗，#23（图2-7）的位置仍然不佳，并且下颌后牙之间的一些空隙困扰着她（图2-8）。她还告诉我们，她认为上颌侧切牙太小，与中切牙的关系不成比例。最初我们提出进行新的正畸治疗，该患者不同意，所以选择使用陶瓷贴面。

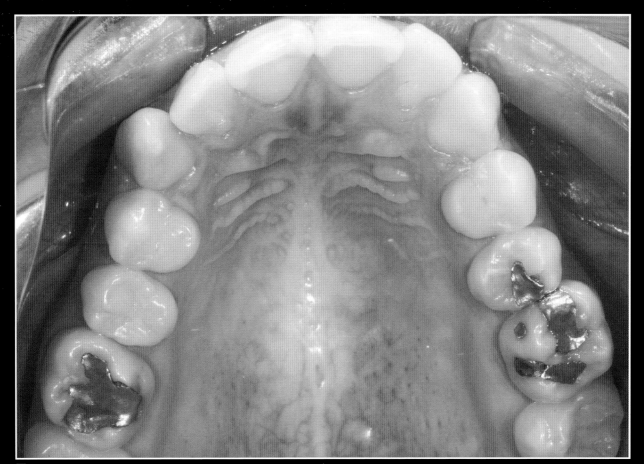

图2-7

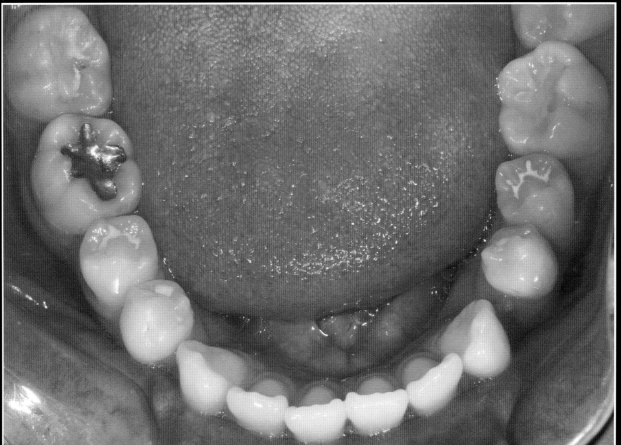

图2-8

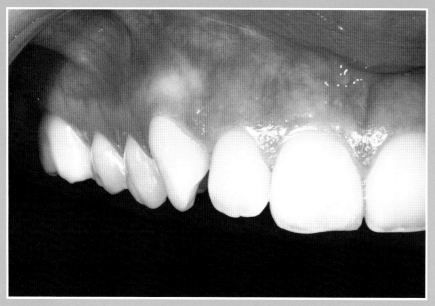

图2-9

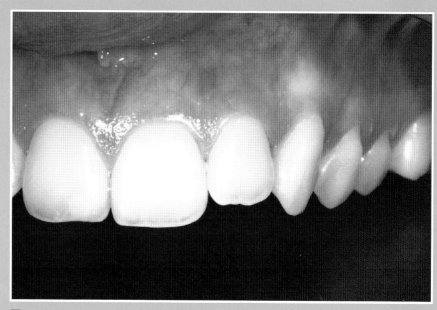

图2-10

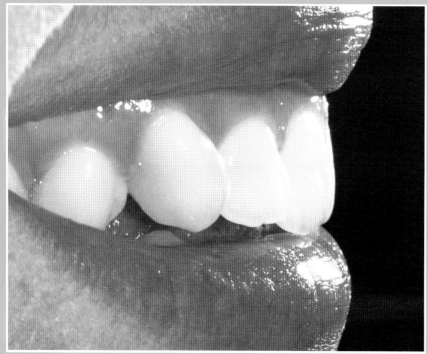

图2-11

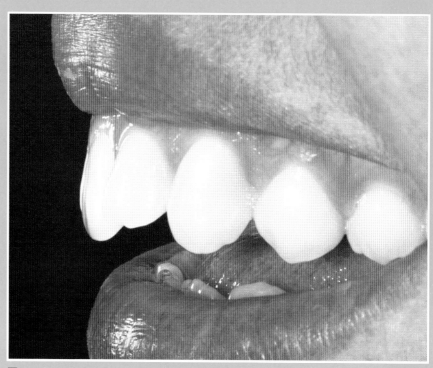

图2-12

图2-9和图2-10　上颌牙左右两侧的前后外观。在这些图像中可以看出尖牙的位置不正确,前磨牙向腭侧过度倾斜,侧切牙和中切牙之间的大小不和谐,以及#11的切1/3区存在发育不全。

图2-11和图2-12　侧面观察中可以更好地验证上颌尖牙的大小及其与侧切牙的关系。还注意到,侧切牙相对于中切牙是唇倾的。

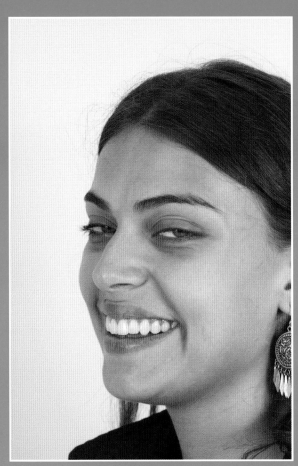
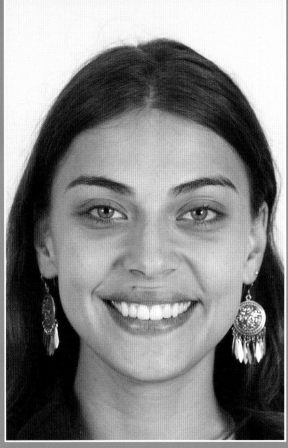
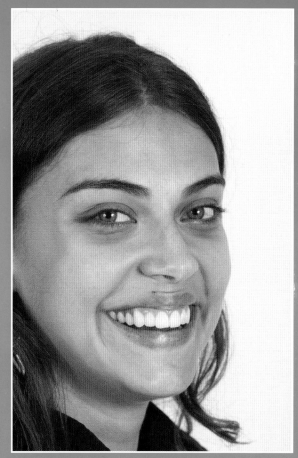

图2-13

图2-14

图2-15

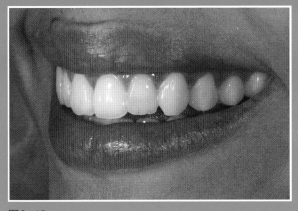
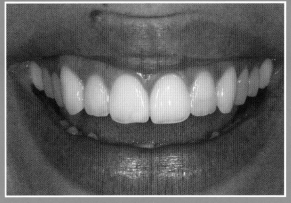
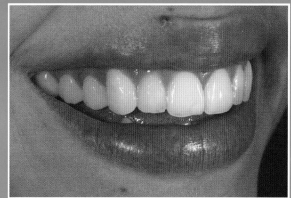

图2-16

图2-17

图2-18

图2-13~图2-18　不同的角度观察用复合树脂临时修复的上颌前牙。这些修复体用于确定修复治疗的诊断和设计阶段，因为它们是在不使用粘接程序下制成，可以很容易地去除。它们可以很好地为患者服务，对获得最终结果有一个粗略的了解，并让她习惯新牙齿的大小、形态、纹理和颜色。注意，侧切牙的延长似乎使笑容更年轻。

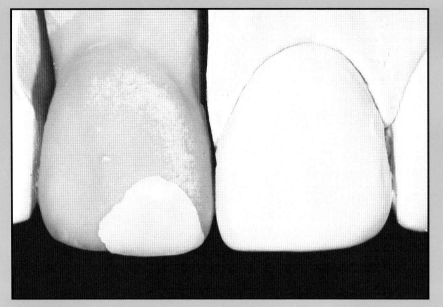 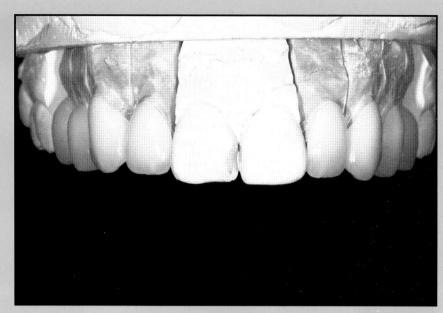

图2-19

图2-20a

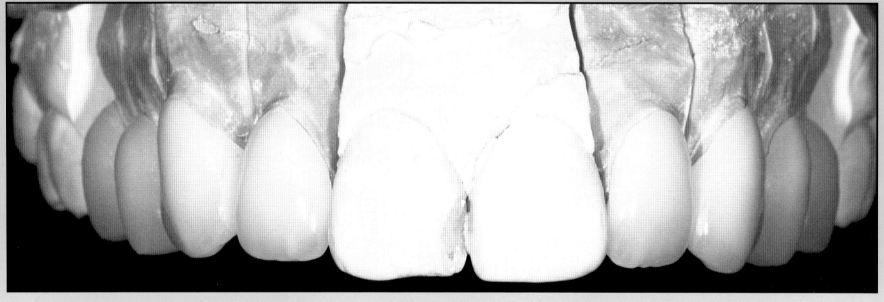

图2-20b

图2-19　在工作模型上#11对应的陶瓷贴面的细节（在切1/3区釉质发育不全）。对于这种贴面，将制备限制在发育不全的区域进行。

图2-20a和b　工作模型上对应的上颌侧切牙、尖牙和前磨牙的陶瓷贴面。在前磨牙的情况下，由于它们向腭侧倾斜，没有进行任何类型的牙体制备。

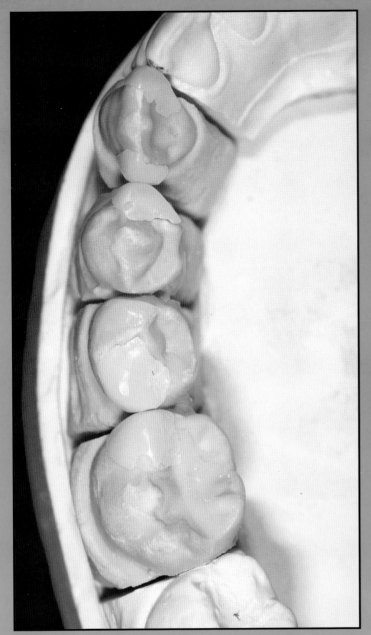

图2-21

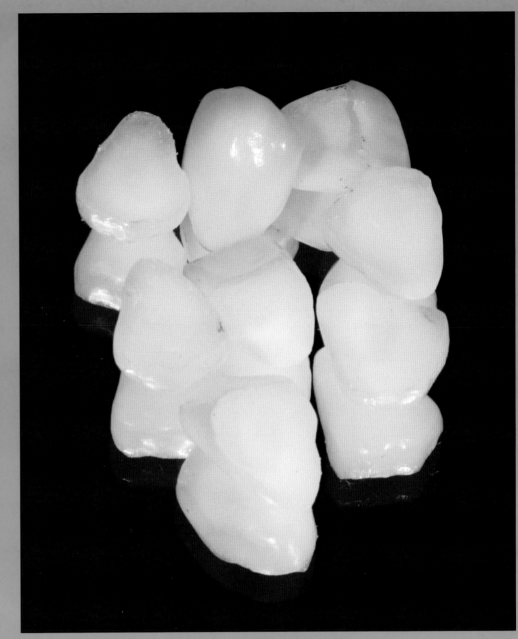

图2-22

图2-21　工作模型上右侧下颌牙的贴面细节。所有这些贴面没有进行任何牙体制备。

图2-22　工作模型外的下颌牙贴面的细节。注意，厚度很薄，细节精美。

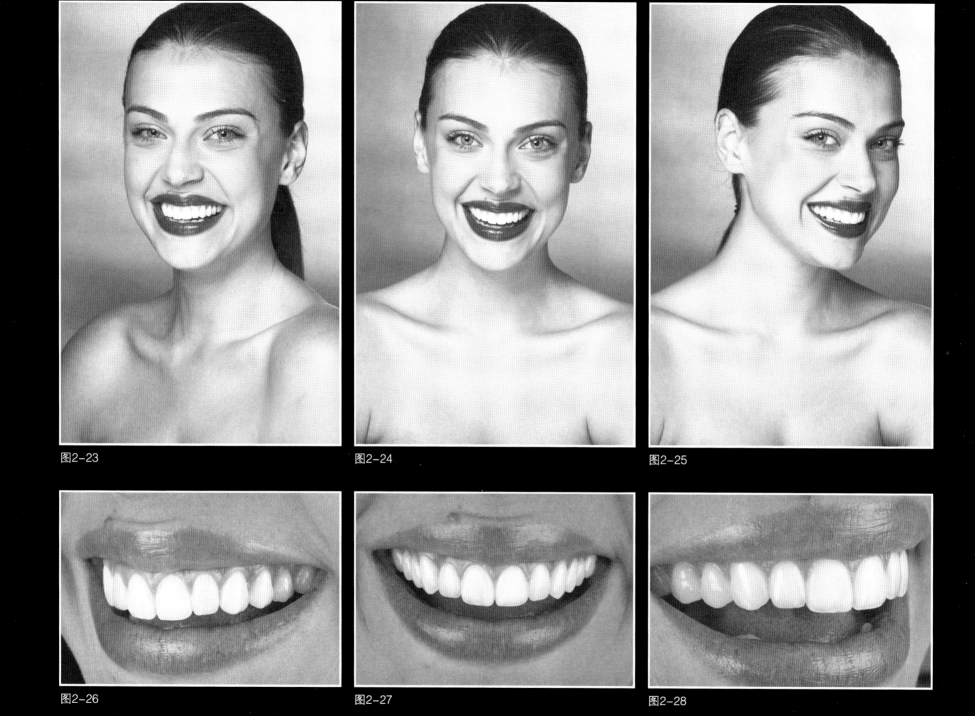

图2-23 图2-24 图2-25

图2-26 图2-27 图2-28

图2-23~图2-28　树脂水门汀粘接陶瓷贴面后的不同表现。与开始治疗之前比较（图2-1~图2-8）这些是和谐的。

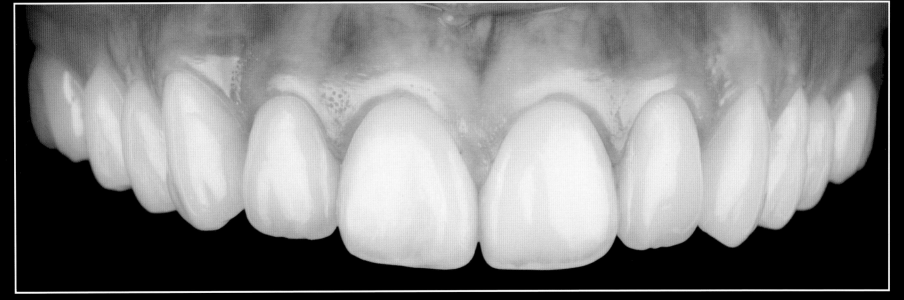

图2-29

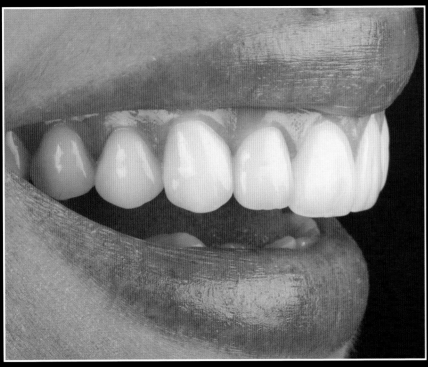

图2-30

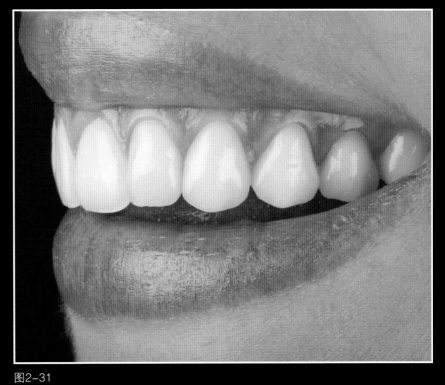

图2-31

图2-29~图2-31 从不同的方向观察正确修复的上颌前牙。

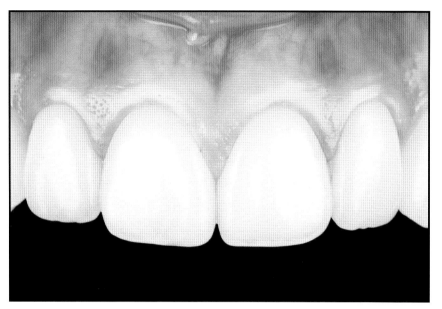
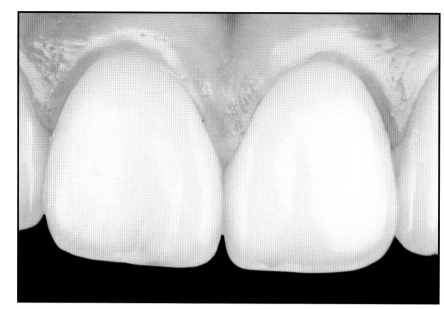

图2-32   图2-33

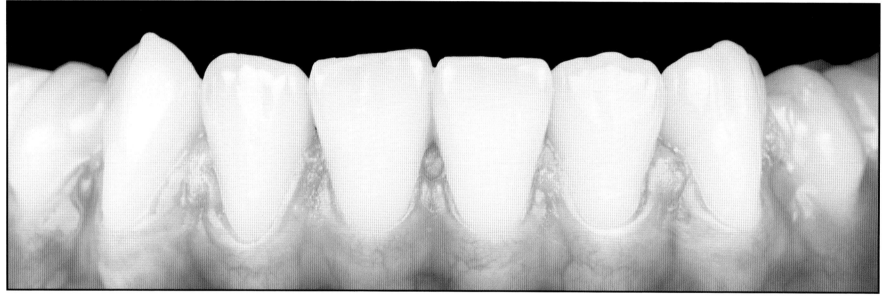

图2-34

图2-32和图2-33　不同的方向观察正确修复的上颌前牙。注意牙齿的形态、纹理、颜色以及和谐性。

图2-34　漂白和外形修复完成后，下颌前牙的临床表现。

图2-35和图2-36　咬合面突出显示了下颌牙重新建立邻面接触点以及与上颌牙正确的对齐。

口腔修复临床解决方案原理与技术　**74**　Soluções Clínicas: fundamentos e técnicas

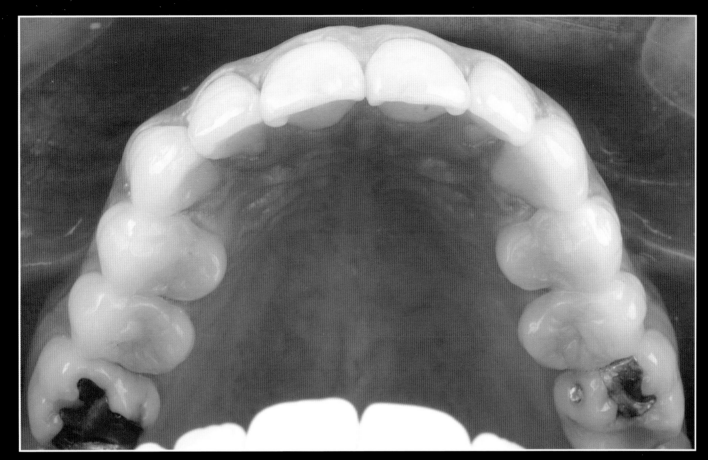

图2-35

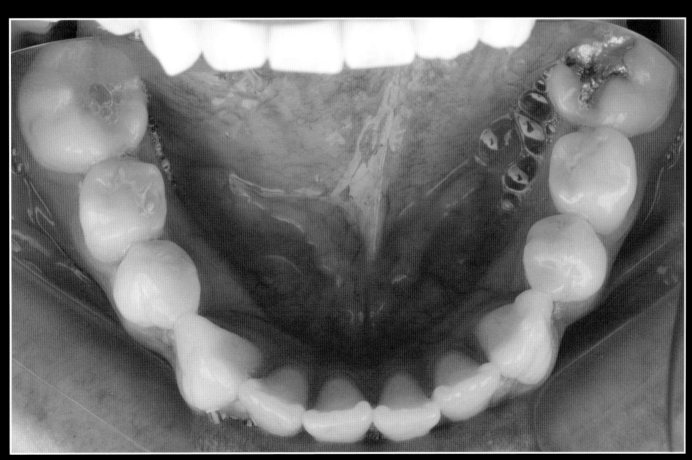

图2-36

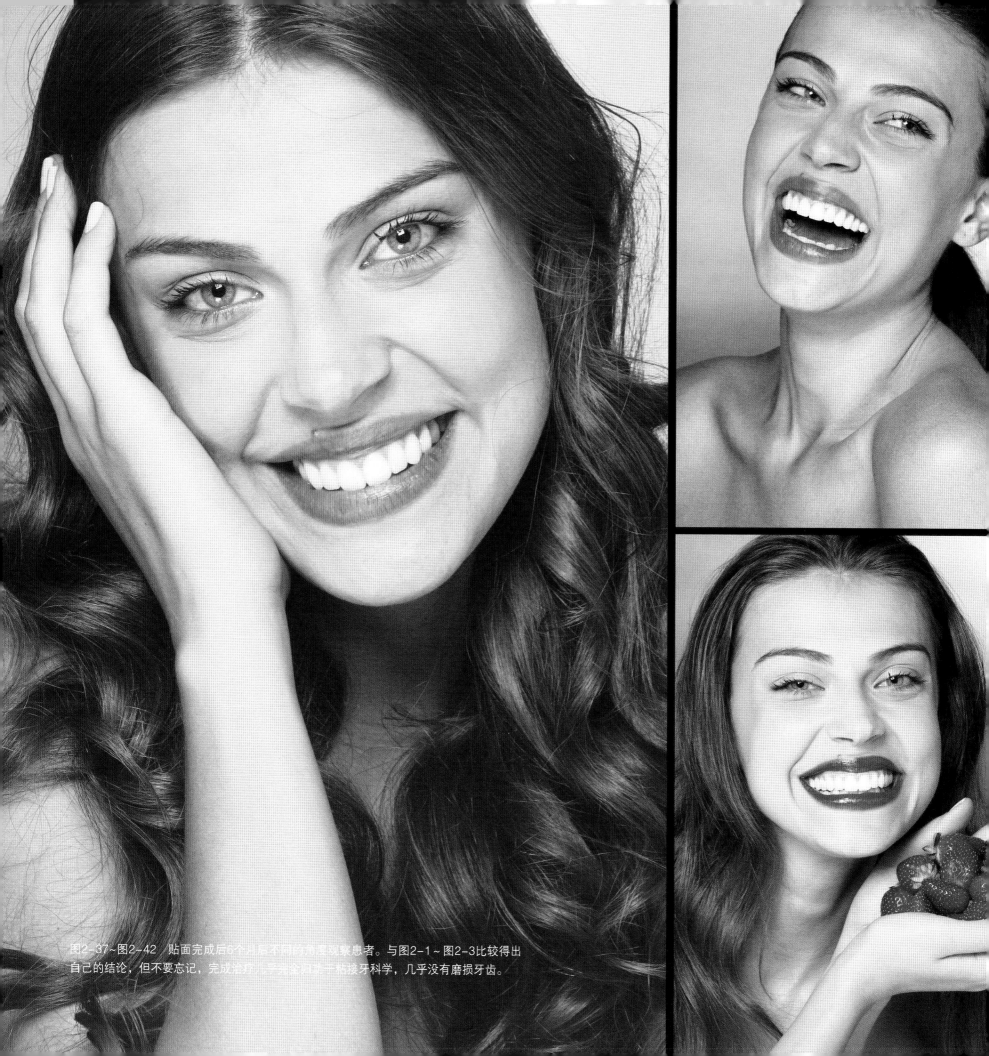

图2-37~图2-42 贴面完成后6个月后不同的角度观察患者。与图2-1~图2-3比较得出自己的结论，但不要忘记，完成治疗几乎完全归功于粘接牙科学，几乎没有磨损牙齿。

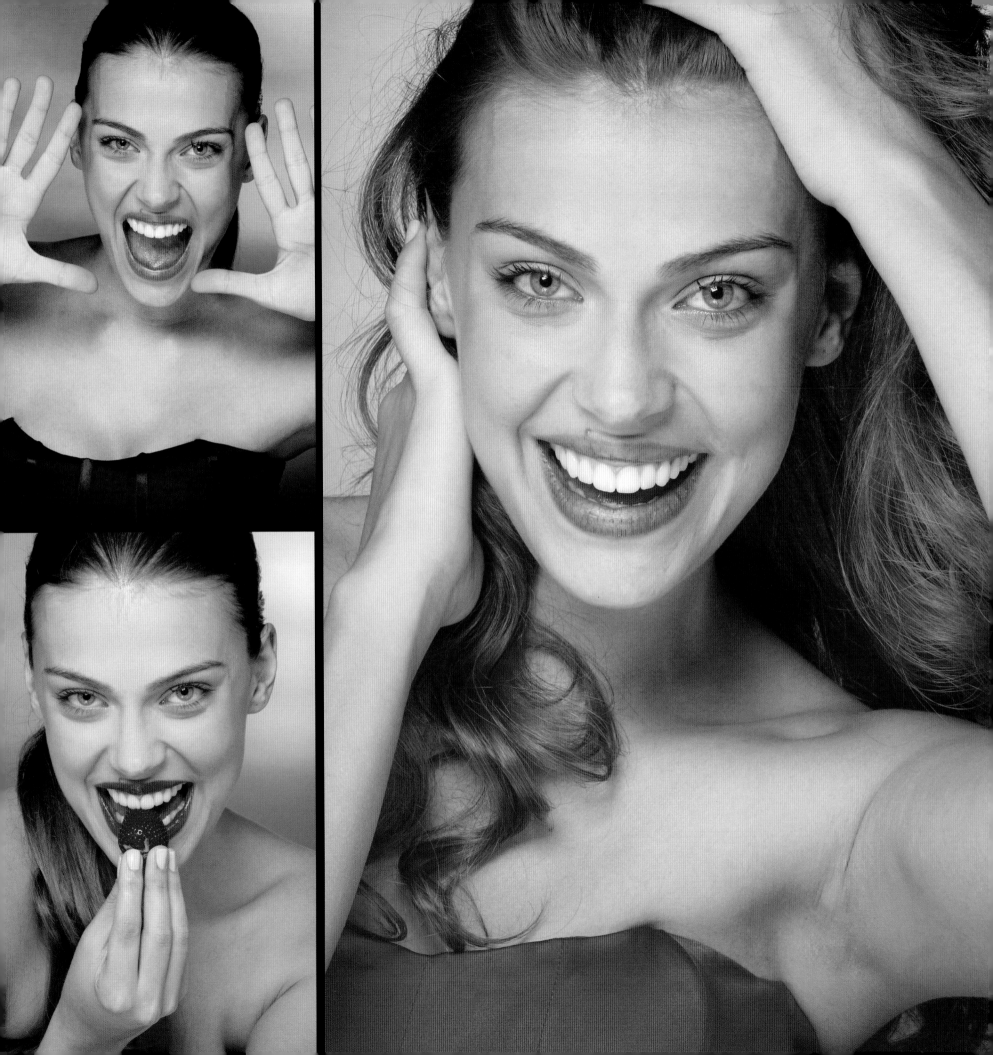

参考文献

[1] Atsu SS, Aka PS, Kucukesman HC, Kilicarslan MA, Atakan C. Age-related changes in tooth enamel as measured by electron microscopy: implications for porcelain laminate veneers. J Prosthet Dent 2005; 94: 336-41.

[2] Carvalho RM, Garcia FCP, e Silva SMA, Castro FLA. Adhesive-composite incompatibility, part II. J Esthet Restor Dent 2005; 17:191-5.

[3] Castelnuovo J, Tjan AH, Phillips K, Nichols JI, Kois JC. Fracture load and mode failure of ceramic veneers with different preparations. J Prosthet Dent 2000; 83:171-80.

[4] Chen JH, Shi CX, Wang M, Zhao SJ, Wang H. Clinical evaluation of 546 tetracycline-stained teeth treated with porcelain laminate veneers. J Dent 2005; 33:3-8.

[5] Cheong C, King NM, Pashley DH, Ferrari M, Toledano M, Tay FR. Incompatibilty of self-etch adhesives with chemical/dual-cured composites: two-step vs one-step systems. Oper Dent 2003; 28:747-55.

[6] Cherukara GP, Davis GR, Seymour KG, Zou L, Samarawickrama DY. Dentin exposure in tooth preparations for porcelain veneers: a pilot study. J Prosthet Dent 2005; 94:414-20.

[7] Christensen GJ. Has tooth structure been replaced? J Am Dent Assoc 2002; 133:103-5.

[8] Christensen GJ. I have had enough! J Esthet Restor Dent 2004; 16:83-6.

[9] Davis BK, Aquilino SA, Lund PS, Diaz-Arnold AM, Denehy GE. Subjective evaluation of porcelain opacity on the resultant color of porcelain veneers. Int J Prosthodont 1990; 3:567-72.

[10] Dhawan P, Prakash H, Shah N. Clinical and scanning microscopic assessments of porcelain and ceromer resin veneers. Indian J Dent Res 2003; 14:264-78.

[11] Dumfarht H, Schaffer H. Porcelain laminate veneers. A retrospective evaluation after 1 to 10 years of service. Part II: clinical results. Int J Prosthodont 2000; 13:9-18.

[12] Felton DA. Do no harm. JProsthodont 2004; 13:71-2.

[13] Fradeani M, Redemagni M, Corrado M. Porcelain laminate veneers: 6-to 12-year clinical evaluation a retrospective study. Int J Periodontics Restorative Dent 2005; 25:9-17.

[14] Friedman MJ. A 15-year review of porcelain veneer failure a clinician's observations. Compend Contin Educ Dent 1998; 19:625-30.

[15] Gibbs CH, Mahan PE, Mauderli A, Lundeen HC, Walsh EK. Limits of human bite strength. J Prosthet Dent 1986; 56:226-9.

[16] Ho HH, Chu FC, Stokes AN. Fracture behavior of of human mandibular incisors following endodontic treatment and porcelain veneer restoration. Int J Prosthodont 2001; 14:260-4.

[17] Kokich VG. The role of orthodontics as an adjunct to periodontal therapy. In: Newman MG, Carranza FA, Takei H, Klokkevold PR, editors. Carranza's clinical periodontology. 10th ed. Philadelphia: W.B. Saunders; 2006. p. 856-70.

[18] Magne P, Douglas WH. Cumulative effects of successive restorative procedures on anterior crown flexure: intact versus veneered incisors. Quintessence Int 2000; 31:5-18.

[19] Magne P, Douglas WH. Porcelain veneers: dentin bonding optimization and biomimetic recovery of the crown. Int J Prosthodont 1999; 12: 111-21.

[20] Magne P, Kwon KR, Belser UC, Hodges JS, Douglas WH. Crack propensity of porcelain laminate veneers: asimulated operatory evaluation. J Prosthet Dent 1999; 81:327-34.

[21] Magne P, Versluis A, Douglas WH. Effect of luting composite shrinkage and thermal loads on stress distribution in porcelain laminate veneers. J Prosthet Dent 1999; 81:335-44.

[22] Magne P. Immediate dentin sealing: afundamental procedure for indirect bonded restorations. J Esthet Restor Dent 2005; 17:144-55.

[23] Meijering AC, Creugers NH, Roeters FJ, Mulder J. Survival of three types of veneer restorations in a clinical trial: a 2.5-year interim evaluation. J Dent 1998; 26:563-8.

[24] Paul SJ, Scharer P. The dual bonding technique: a modified method to improve adhesive luting procedures. Int J Periodontics Restorative Dent 1997; 17:537-45.

[25] Peumans M, De Munck J, Fieuws S, Lambrechts P, Vanherle G, Van Meerbeek B. Aprospective ten-year clinical trial of porcelain veneers. J Adhes Dent 2004; 6:65-76.

[26] Peumans M, Van Meerbeek B, Lambrechts P, Vanherle G. Porcelain veneers: areview of literature. J Dent 2000; 28:163-77.

[27] Peumans M, Van Meerbeek B, Lambrechts P, Vuylsteke-Wauters M, Vanherle G. Five year clinical performance of porcelain veneers. Quintessence Int 1998; 29:211-21.

[28] Shaini FJ, Shortall AC, Marquis PM. Clinical performance of porcelain laminate veneers. A retrospective evaluation over as period of 6.5 years. J Oral Rehabil 1997; 24:553-9.

[29] Sorensen JA, Strutz JM, Avera SP, Materdomini D. Marginal fidelity and microleakage of porcelain veneers made by two techniques. J Prosthet Dent 1992; 67:16-22.

[30] Spear FM. Esthetic correction of anterior dental malalignment: conventional vs instant (restorative) orthodontics. J Esthet Restor Dent 2004; 16:149-64.

[31] Stappert CF, Ozden U, Gerds T, Strub JR. Longevity and failure load of ceramic veneers with different preparation designs after exposure to masticatory simulation. J Prosthet Dent 2005; 94:132-9.

[32] Suh BI, Feng L, Pashley DH, Tay FR. Factors contributing to the incompatibility between simplified step-adhesives and chemically-cured or dual-cured composites. Part III: effect of acidic resin monomers. J Adhes Dent 2003; 5:267-82.

[33] Tjan AH, Dunn JR, Sanderson IR. Microleakage patterns of porcelain and castable ceramic laminate veneers. J Prosthet Dent 1989; 61: 276-82.

[34] Walls AW. The use of adhesively retained all-porcelain veneers during managem0ent of fractured and worn anterior teeth. Part 2: clinical results after 5 years follow-up. Br Dent J 1995; 178:337-40.

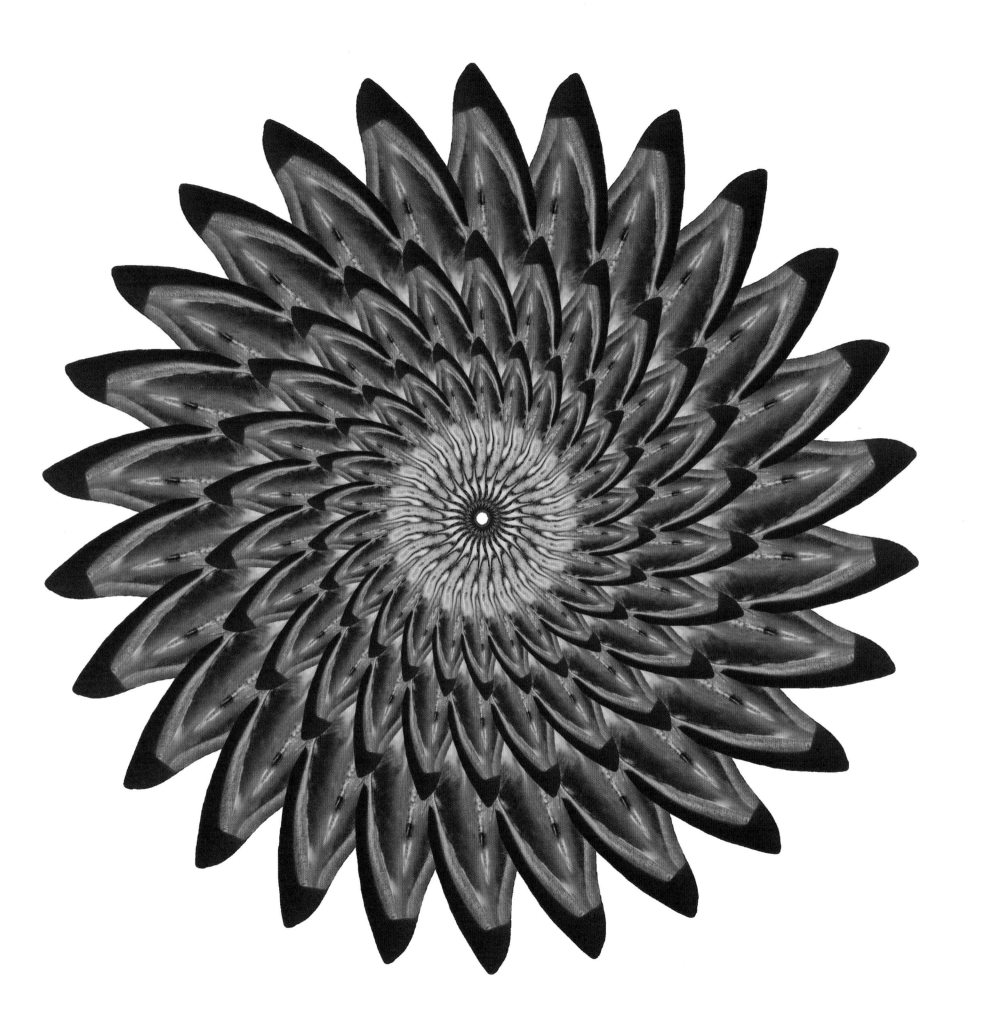

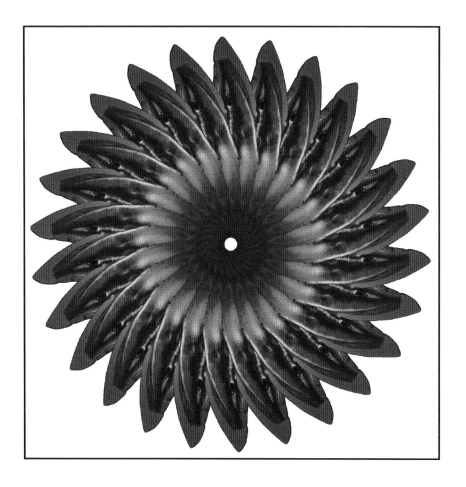
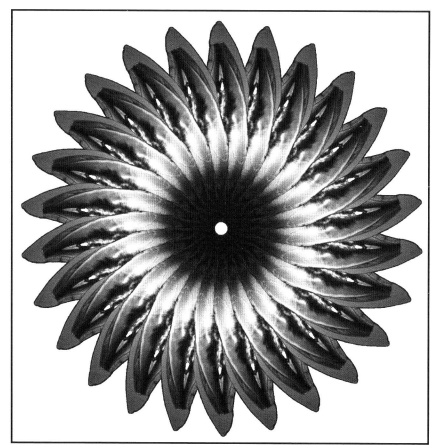
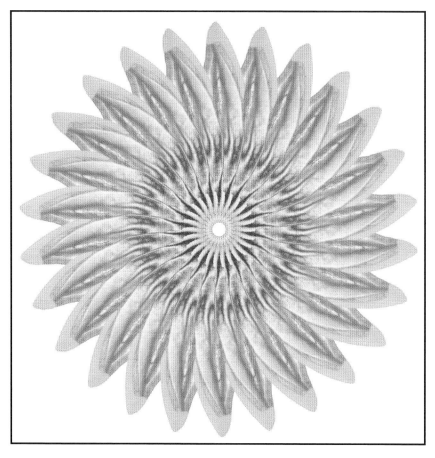
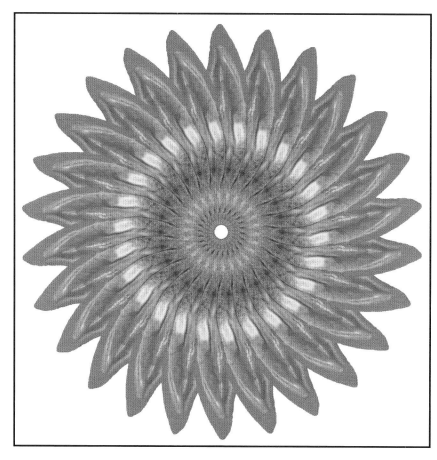

3. 陶瓷在前牙的应用
Uso de Cerâmicas em Dentes Anteriores

Paulo Kano
Rentat Gondo

毫无疑问，陶瓷修复体在光反射、半透明、纹理和形状的光学效果方面是最佳地再现牙齿结构的修复体材料。由于目前陶瓷所具有的各种特性，外观可以个性化定制。此外，由于其化学稳定性[1]以及表面光滑度较少积累菌斑[2]，是修复系统中最具生物相容性的材料。陶瓷修复体表现出令人满意的耐久性、抗降解和抗变色[3]。另外，这些作品是从患者的口外制作而成的，无论牙医的手是否灵巧，都确保了最佳的形态特征和抛光[2]。

然而，高品质的材料也不能滥用。这是因为陶瓷具有固有的脆性，易碎，弹性特征较差[3]，对裂纹扩散具有较低的抵抗力[1]，粘接之前可导致灾难性的折裂。固定后会增加抗力，但一些因素可能导致暴露于口腔环境中的陶瓷折裂，例如：微观结构和/或制备与材料厚度不足的设计，在咀嚼循环期间产生的高冲击力和重复性应力导致陶瓷疲劳[4]。这引起另一个缺点：经常需要牺牲健康的牙体组织，以确保厚度和锥度[2]，因为修复体的成功取决于制备的质量，并具有正确的磨除量和大小。最后，一些陶瓷系统可能仍然会促进对颌天然牙的磨损，比如低熔点陶瓷。

陶瓷是一种非常有趣的牙科材料并有超强的患者满意度，因此研究成果和行业对具有更好特性的材料开发的激励措施是不变的。

在修复过程中使用的第一代系统是传统的长石质陶瓷，因为它们非常美观，所以用于制作前牙冠[1]。历史上，这些修复体由于其强度低而具有较低的耐久性。因此，严格禁忌用在承重或咀嚼应力大的区域[5]。

为了克服这个缺陷，则提出了由内部支持的手段来加强陶瓷结构[3,5]，在20世纪50年代中期，推出新兴的金属烤瓷系统。陶瓷烧结在金属底座上有助于加强修复体强度。在1962年，随着长石质陶瓷的成分中掺入白榴石晶体，该技术明显改善。这类晶体增加了陶瓷的热膨胀系数（CET），使其更接近金属基材，从而降低了失败的发生率[1]。但是，金属外观并不像天然牙；通常需要用一种不透明色来掩盖金属，这远离了天然牙的特征[5]。另外，这种类型的修复体可以看出来自金属变暗的光晕，限制了这些材料在美学要求高的地方使用。

随着越来越多的牙医和患者对隐形修复体感兴趣，许多研究人员专注于开发比金属烤瓷强度更高的陶瓷，以消除使用金属内冠，从而促成了组成陶瓷结构的晶体的发展，使它们比传统的长石质陶瓷更强[1]。这种新型陶瓷结构的上面由更半透明的陶瓷材料覆盖制作而成，因此更具美感[1]。这样就出现了全瓷系统。

自20世纪90年代中期以来，陶瓷系统存在多种选择，其表现出的强度与良好的美学品质相结合，确保了颜色的稳定性、使用寿命长，并可完美适用于牙弓的任何区域[6]。

由于陶瓷的多样性，了解每个系统的简单方法是根据它们的特性对其进行分类。目前，全瓷系统的分类是由加强结构的组成和用途来确定的。

按照组成可分为高含量二氧化硅陶瓷和低含量二氧化硅陶瓷。

I. 高含量二氧化硅陶瓷

高含量二氧化硅陶瓷的例子是：

（1）长石质陶瓷；

（2）IPS Empress 玻璃陶瓷。

它们的成分中含有超过15%的二氧化硅[7]。这些陶瓷被认为是可处理的，因为它们在氢氟酸存在下表面可发生微形态变化，与二氧化硅反应产生微固位，可以粘接到天然牙的硬组织上[8]。

为了使水门汀的粘接更有效，需要根据不同厂家的要求在1~4分钟的时间内，用浓度范围为2%~10%的氢氟酸对陶瓷表面进行预处理，随后涂布硅烷偶联剂[9]。

处理时间的变化是因为氢氟酸的效果取决于陶瓷中无机分子的含量、大小和类型[10]。例如，IPS Empress II 陶瓷应该用10%氢氟酸进行处理20秒，产生伸长的晶体，造成不规则表面。对于IPS Empress来说，需要处理60秒才能在陶瓷表面上产生类似于蜂巢状的微固位[11]。

应用硅烷偶联剂是至关重要的，因为陶瓷的二氧化硅与树脂水门汀的有机基质通过其成分进行结合，确保更高的粘接强度和耐久性。

过程

1. 在修复体的内表面上涂布10%氢氟酸，小心不要溢出到上过釉的外表面。根据使用的陶瓷处理时间不同：

- IPS Empress II，20秒

- IPS Empress，60秒

- 长石质陶瓷，2分钟

2. 在流水下冲洗60秒

- 在95%的乙醇溶液中超声振荡10分钟或用气/水枪喷雾冲洗30秒

3. 气枪吹干燥

4. 涂布硅烷，等待60秒并干燥至少30秒

5. 根据厂家的说明应用粘接剂系统

6. 根据厂家的说明应用树脂水门汀

II. 低含量二氧化硅陶瓷

例如：

（1）In Ceram氧化铝、In Ceram尖晶石、In Ceram锆；

（2）Procera系统；

（3）IPS e.max氧化锆系统。

这些陶瓷是不可处理的。使用氢氟酸处理和硅烷偶联剂都不会提升低含量二氧化硅陶瓷与树脂水门汀之间可靠的粘接力。这类陶瓷的致密表面耐处理的原因是，氢氟酸作用于二氧化硅上，二氧化硅在这些材料中仅占5%或可能完全不存在，这取决于系统[11]。如果没有足够量的二氧化硅，就没有与硅烷偶联剂发生化学作用，其他的结晶颗粒不能与硅烷正确相互作用，也不能促进稳定的粘接[12]。

在晶体含量高的陶瓷（In Ceram氧化铝，In Ceram氧化锆和Procera）中，用10%氢氟酸处理2分钟不会引起表面结构的明显改变[11]。

建议用磷酸锌水门汀和玻璃离子水门汀进行常规粘接[13]。用传统的水门汀固定可能在低成本、快速性以及易操作性上是有利的。另一方面，临床研究表明，如果这种义齿用粘接技术固定可以降低陶瓷修复体的折断率[14]。因此，即使在这些不可处理的陶瓷案例，使用粘接技术可能也是理想的[7]。重要的是要强调，在颈缘没有足够的牙釉质余留的情况下，难以进行隔离，则常规的粘接技术更有效。这是因为干燥是牙本质粘接剂的关键，粘接材料对水分存在敏感。

这些低含量二氧化硅陶瓷只能通过两种特殊的机制粘接到硬组织上：用氧化铝喷砂联合改良型树脂水门汀（磷酸酯粘接单体）；或粘接之前进行硅烷化[8]。

建议使用含有磷酸酯粘接单体（如Panavia F）的改良型树脂水门汀，因为它们具有与氧化铝或氧化锆化学键形式结合的能力[9,12]，比Bis-GMA基传统的树脂水门汀提供更高的粘接强度[6,17]。在该技术中，对陶瓷表面的唯一预处理是进行氧化铝喷砂。

但是由于喷砂过的表面具有高耐磨性，表面处理过的这些陶瓷只有氧化铝（Al$_2$O$_3$）与传统的树脂水门汀相关联，所以不能促进有效的机械和化学结合，导致粘接结合的强度较低[18]。

对于不可处理陶瓷用水门汀粘接的另一种替代方法是硅烷化。在该技术中，陶瓷的内表面受到涂覆有二氧化硅的氧化铝颗粒进行化学喷砂处理的摩擦。由冲击产生的压力和高温促进氧化硅掺入陶瓷中，产生高含量二氧化硅和固位的表面，应常规使用通过硅烷化促进敏感的化学结合[17]。应用硅烷化不仅可以实现化学粘接的目的，而且还增加了表面能，这有利于水门汀与陶瓷之间的相互作用[7]。

硅烷化可以在技工室用Rocatec系统（3M ESPE）进行，它由两个阶段组成，首先是用铝粉末进行预处理（Rocatec Pre），然后用二氧化硅颗粒（Rocatec Plus或Rocatec Soft）进行第二次喷砂处理[15-16]。进行表面硅烷化的另一个系统是Cojet Sand（3M ESPE），它是为诊室使用而开发的产品。

需要注意的是，有时内冠是由不可处理结构制作，但颈部陶瓷肩台是由更透明结构组成并富含二氧化硅，因此内冠具有不同的化学成分和处理。在这种情况下，仅处理陶瓷肩台并用树脂水门汀粘接。

另一个简单实用的分类是根据是否存在内冠进行分类。

I. 无内冠陶瓷

余留牙齿具有大量的牙釉质以及粘接表面质量高的情况，很少或不改变颜色，推荐使用不需要底部结构加强的无内冠陶瓷。为了补偿，必须使用可处理的陶瓷，因为粘接加强了义齿的机械强度[3]。

制作可以由：

（1）通过分层技术进行手工应用，陶瓷分层堆塑，从而可以对颜色和切端特征更好表达。

（2）以染色技术为特征的工业应用，在这种技术中，单一颜色的修复体熔合陶瓷系统本身的特殊染色是其特点，如IPS Empress、Empress II和IPS e.max；

（3）应用工业/手工相结合，如IPS e.max系统。

II. 有内冠陶瓷

在牙齿几乎没有剩余的基底组织，需要加固的病例，以及大量的变色或金属核的，推荐使用有内冠的陶瓷，无论是否需要处理。使用内冠加强了覆盖的陶瓷，有时会掩盖牙齿或核的颜色[8]。

内冠可以是：

（1）金属：被临床经验较多的专业牙医广泛接受，对于那些绝对需要机械强度特性的情况是金属内冠的适应证。金属陶瓷修复体是用常规的磷酸锌或玻璃离子水门汀固定。在美学区可以制作陶瓷肩台，颈部无金属带，并且可以粘接在牙体组织上[8]；

（2）陶瓷：陶瓷内冠具有不同的强度和半透明度。通常，越不透明强度越高。可以酸蚀处理或不可以。它们是通过工业的压铸技术（IPS Empress Ⅱ，IPS e.max）、手工技术（In Ceram）和CAD / CAM技术（IPS e.max，Procera）制成。

① 应用手工

■ In Ceram 氧化锆（69%氧化铝和31%氧化锆晶体）。具有较低的美学特性和较高的机械性能[2]，适用于后牙单冠或三单位固定桥。

■ In Ceram 氧化铝（85%氧化铝）。它的适应证为前牙单冠、后牙单冠或三单位固定桥。

■ In Ceram 尖晶石（铝和镁的氧化物）。与In Ceram氧化铝相比，光学特性有所增加，透明度加倍，但强度降低[5]。适用于修复单颗前牙。

② 应用工业

■ Empress Ⅱ。适用于单冠，不超过三单位的前牙固定桥。

■ IPS Empress Esthetic。提高了机械性能并且更半透明。在切端部分通过应用分层技术覆盖陶瓷[5]。

③ 应用工业和手工CAD / CAM

■ Procera。

■ IPS e.max CAD：二硅酸锂瓷块。

■ IPS e.max ZirCAD：氧化锆瓷块。

在CAD/CAM系统中，陶瓷材料制造过程包括连接到微型计算机的扫描仪读取制备体，记录光学印模。在此计算机的帮助下，根据生产厂家的专业人士绘制的修复体，采用金刚砂磨头加工陶瓷块，确保完美的研磨[2]。Procera系统的CAD/CAM技术是生产一个由烧结并致密压缩的氧化铝组成的陶瓷基底内冠，纯度为99.5%。烧结的纯氧化铝的特征在于作为生物陶瓷表现出的抗弯曲强度接近687MPa，从而导致相关的机械性能可以应用在单颗修复体或前后牙局部固定义齿[19-21]。被认为是牙科陶瓷中强度最高的陶瓷[5]。

这些内冠上应用饰面瓷。例如，与IPS e.max系统相关联开发的纳米磷灰石基的IPS e.max Ceram饰面瓷，用于所有结构类型的分层；IPS e.max Press（二硅酸锂陶瓷）和IPS e.max ZirPress（磷灰石基玻璃陶瓷）是压铸陶瓷结构。在压铸技术中，陶瓷的特征在于修饰技术[8]。

没有陶瓷系统是通用的，重要的是要知道这些特性，以便正确表现它。这时候专业知识才能对修复程序的满意度和耐久性起决定性作用。如何选择合适的材料不是件容易的事，建议采用以下选择标准。

1. 美学需求的程度

如果美学要求较高，要用可处理陶瓷系统，确保更好的牙周反应，尤其是在龈缘薄的情况。如果在前牙区基底变色或存在金属核的病例，优先考虑Ceram陶瓷系统。无金属陶瓷修复可以达到最佳的美学标准[2]。在后牙区，美学要求很小，余留牙体组织很少的病例，建议制作对粘接技术较不敏感的金属烤瓷。

2. 评估余留牙体组织中粘接表面的质量

对于使用可处理系统，粘接结构至少50%必须是牙釉质这是至关重要的。当大面积的牙本质暴露时，水门汀粘接可能不能提供可靠且持久的粘接力。

剩余牙体组织的量越少，就越需要相关的陶瓷内冠。

3. 存在功能异常的，需要强度更高的陶瓷系统，结合金属或陶瓷内冠

遵守陶瓷选择的这些标准是至关重要的，以便修复体能够承受咀嚼力以延长其使用寿命。

接下来是展示在没有变色的牙齿上制作陶瓷贴面的临床病例，没有磨损牙体组织，粘接面完全在牙釉质，需要使用可处理陶瓷，不需要内冠。在临床病例–2中是关于全冠的病例，在铸造金属桩核表面上牙体组织很少，需要加强剩余部分，因此用内冠加强的不可处理陶瓷制作。

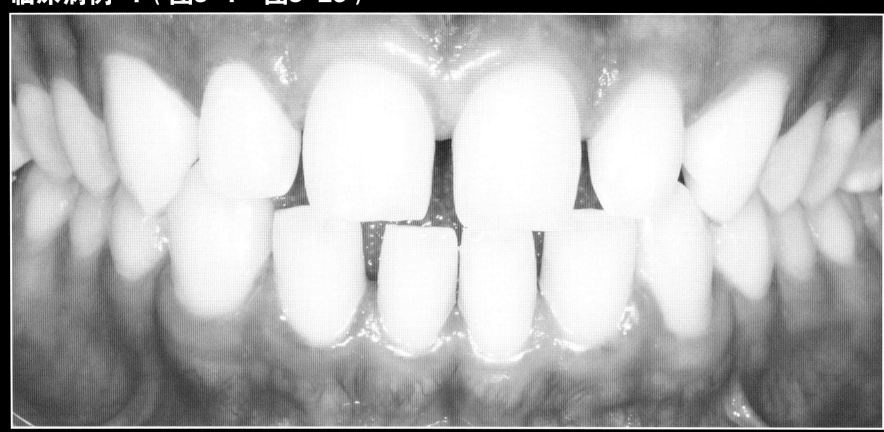

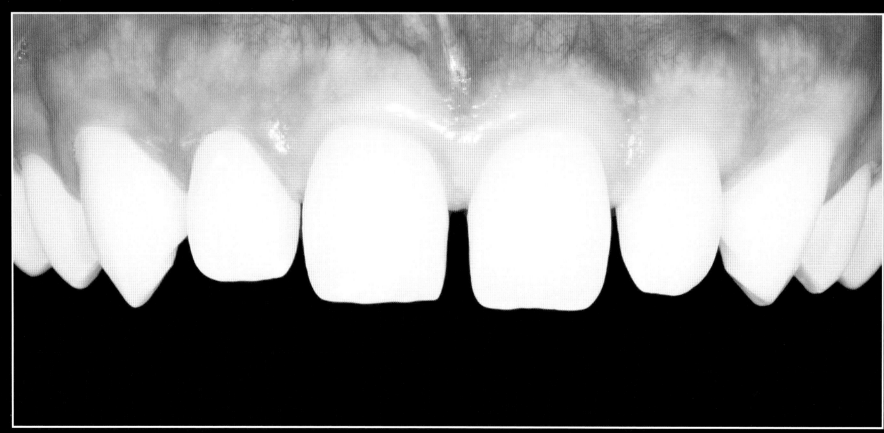

图3-1和图3-2　由于切牙之间存在间隙，患者对初始的微笑美学外观不满意。

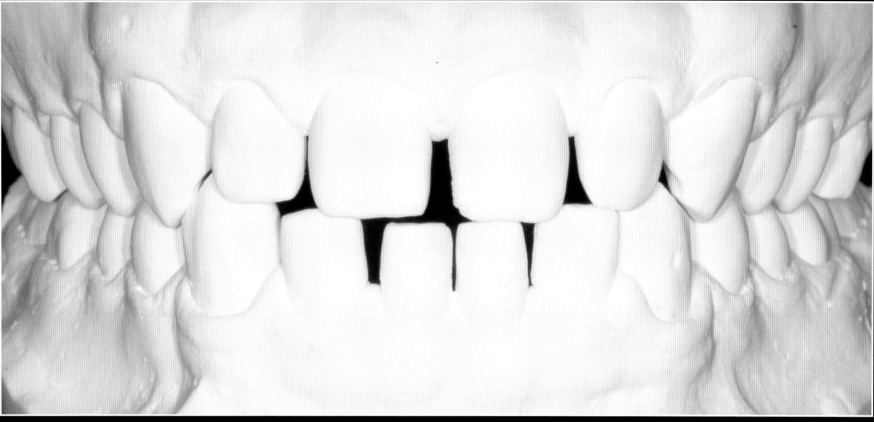

图3-3　用于制作诊断蜡型和设计的石膏模型。

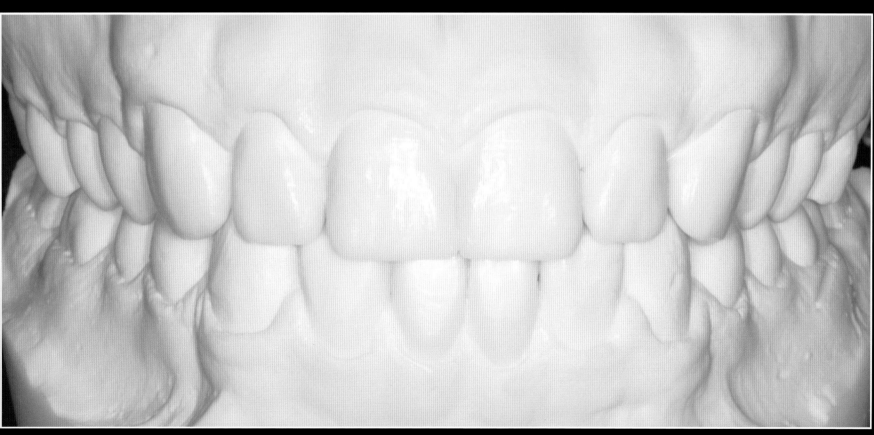

图3-4　制作蜡型后的石膏模型，必须确保结果的可预见性。观察切牙和尖牙轮廓的变化。推荐的治疗方案是前牙和前磨牙间隙制作间接的陶瓷贴面，无须制备。

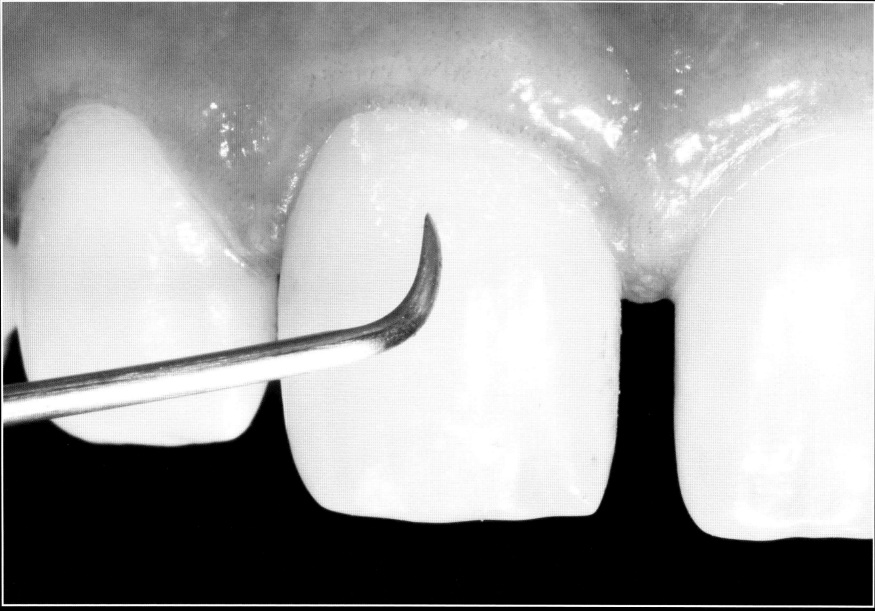

图3-5　任何修复过程前，应进行充分的预防工作。

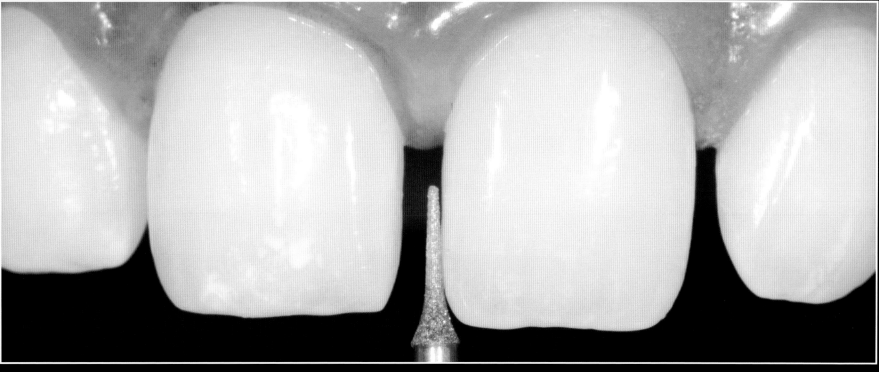

图3-6

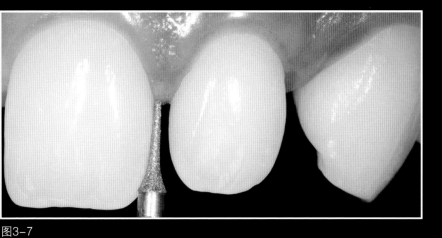

图3-7

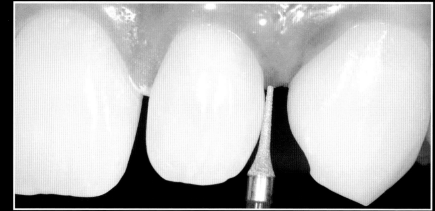

图3-8

图3-6~图3-8 只是用金刚砂车针对牙釉质表面进行打磨，以去除凸面和固位性区域。

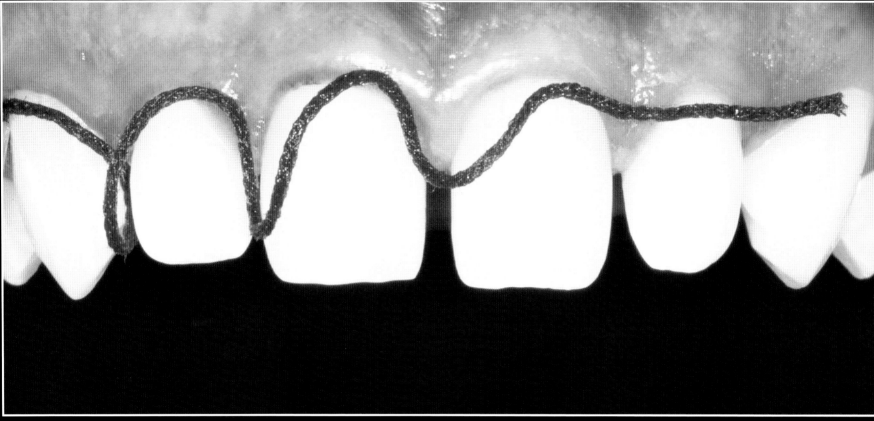

图3-9 插入00号排龈线（Ultrapack，皓齿，美国）以便在取模过程中促进牙龈退缩并暴露牙齿的颈缘。

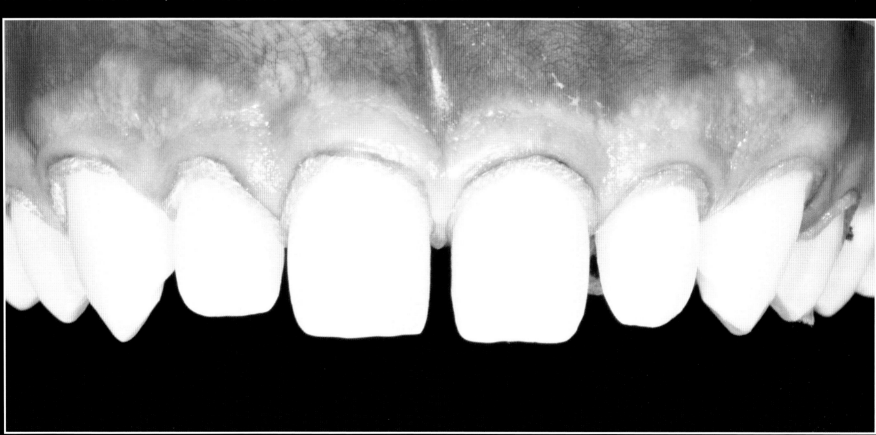

图3-10 插入第二根01号排龈线（Ultrapack，皓齿，美国）。

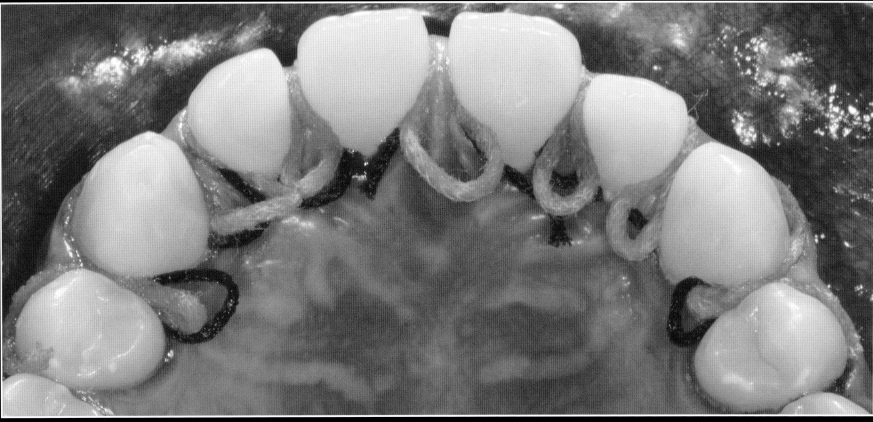

图3-11　腭侧观察，取模过程之前排龈线的位置。

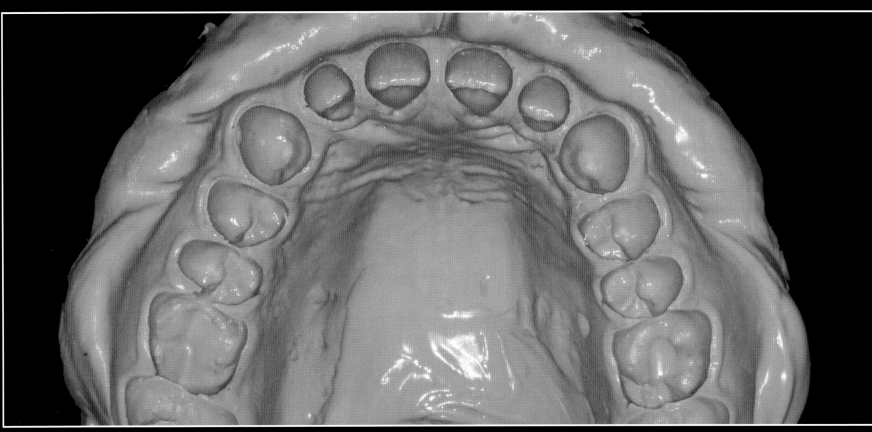

图3-12　加成型硅橡胶印模，观察前牙颈部轮廓的清晰度。

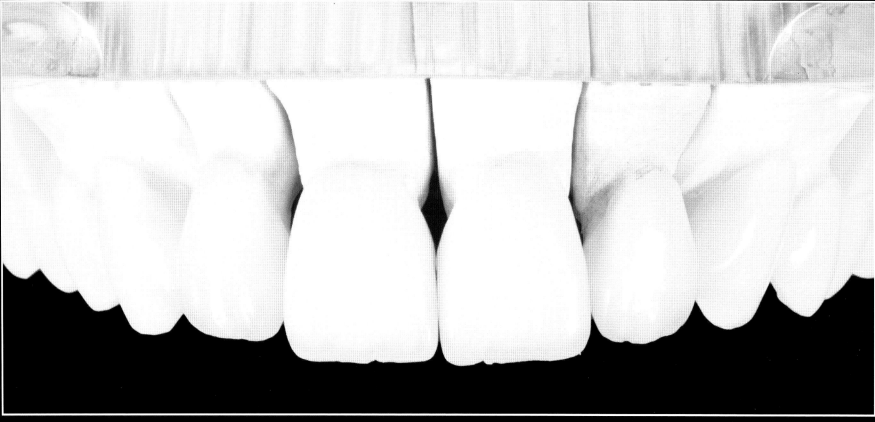

图3-13和图3-14　在主模型中，注意e.max系统制作的瓷贴面的密合性。

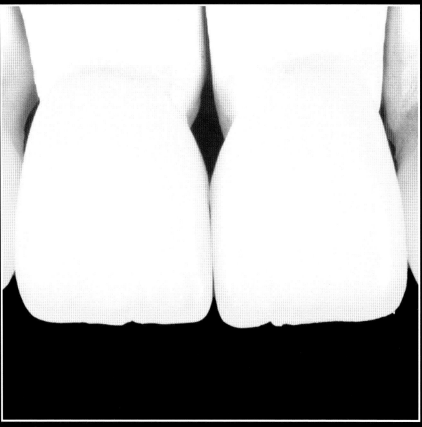

图3-14

图3-15　用于分层的IPS e.max Ceram瓷粉。

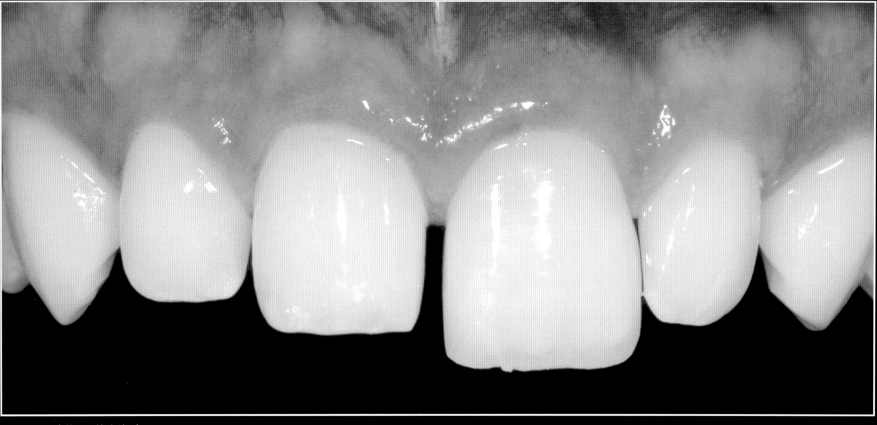

图3-16　试戴#21的陶瓷贴面。

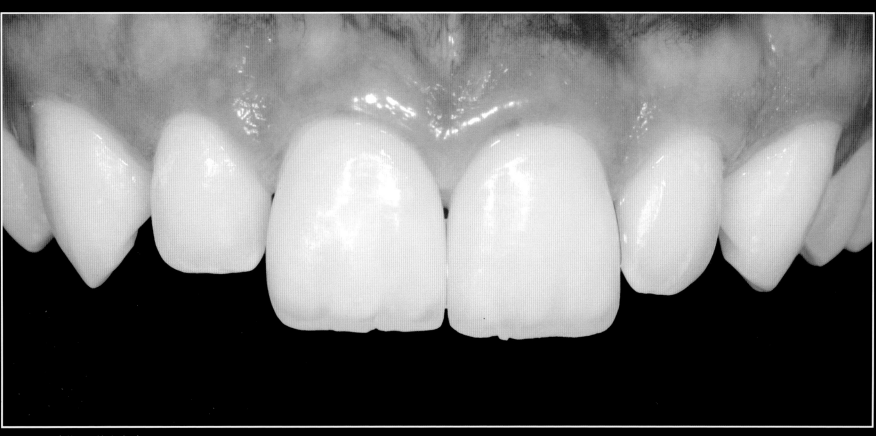

图3-17　试戴#11的陶瓷贴面。

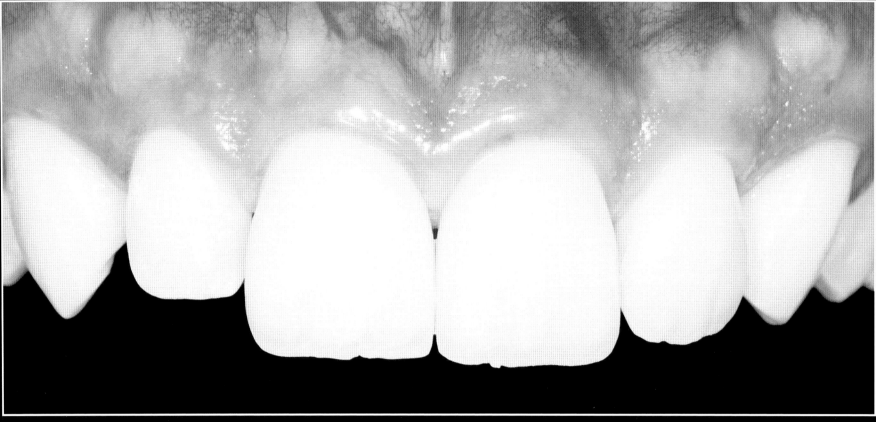

图3-18 试戴#22的陶瓷贴面。

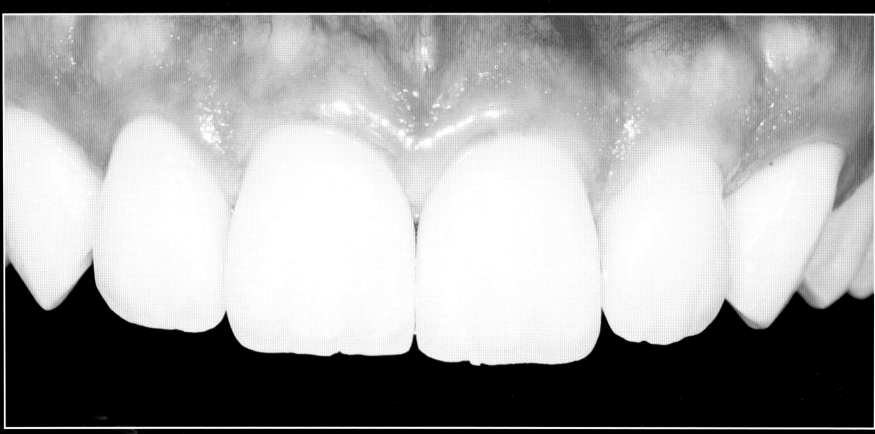

图3-19 试戴#12的陶瓷贴面。

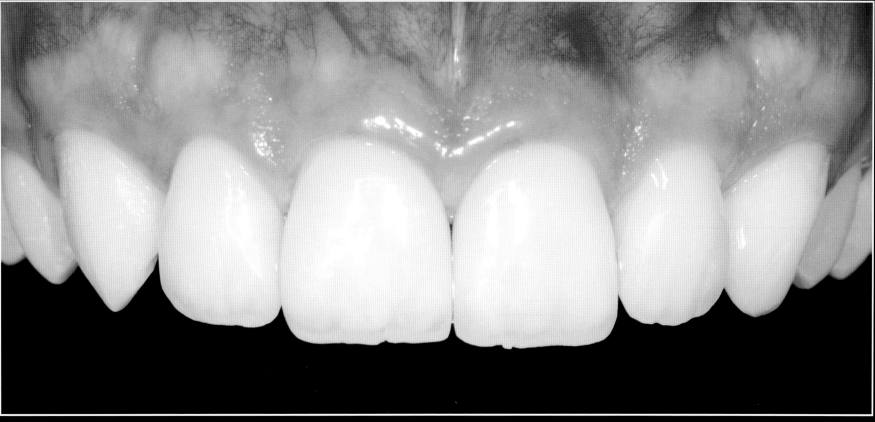

图3-20　试戴#23的陶瓷贴面。

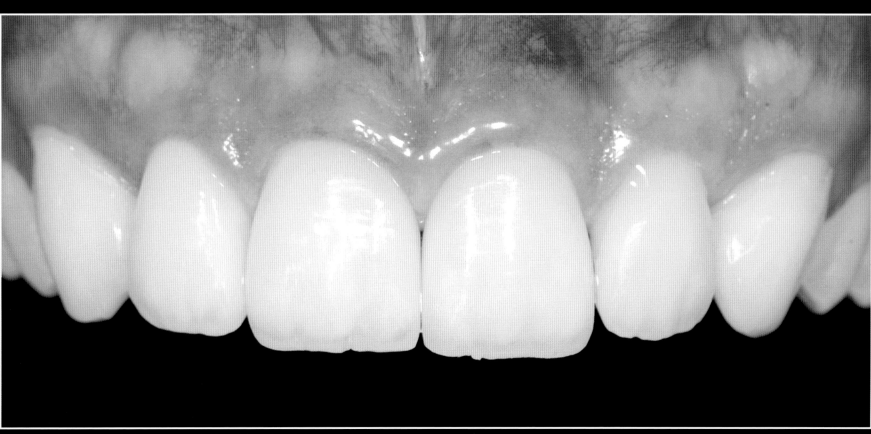

图3-21　试戴#13的陶瓷贴面，观察良好的美学效果和牙龈组织的自然性。

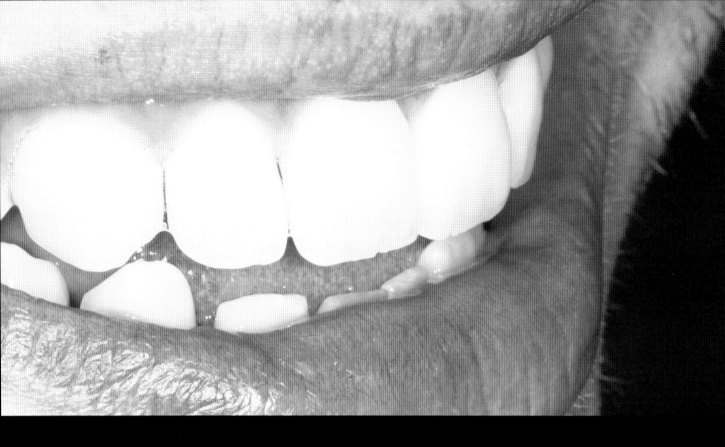

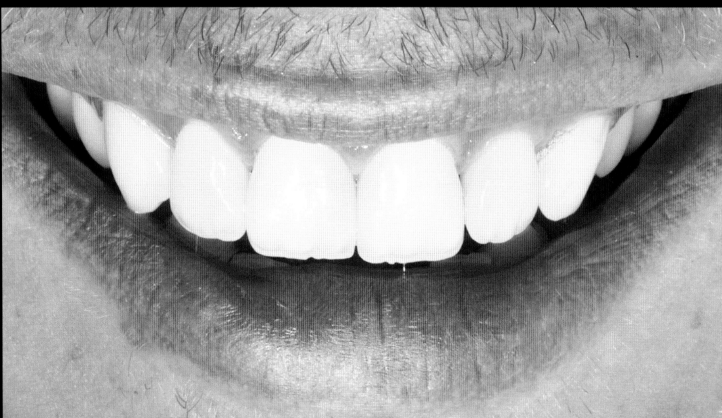

图3-22和图3-23　瓷贴面粘固后最终的外观与嘴唇的位置。

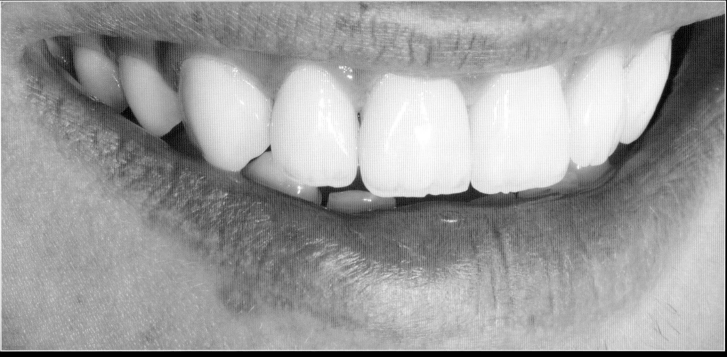

图3-24

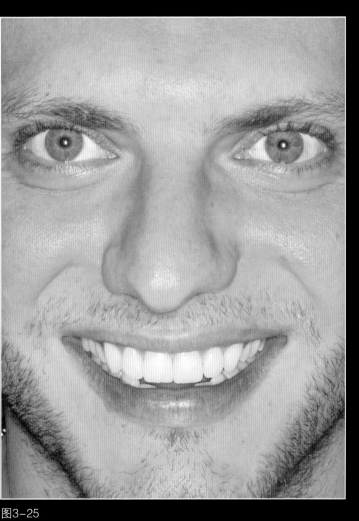

图3-25

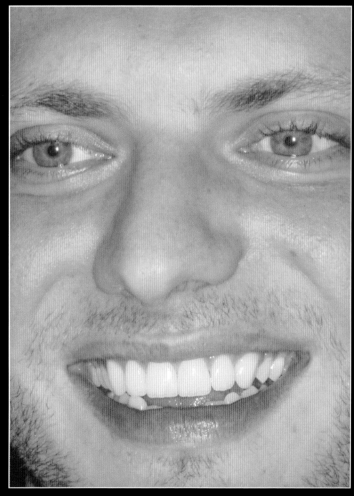

图3-26

图3-24～图3-26　病例完成的临床外观。

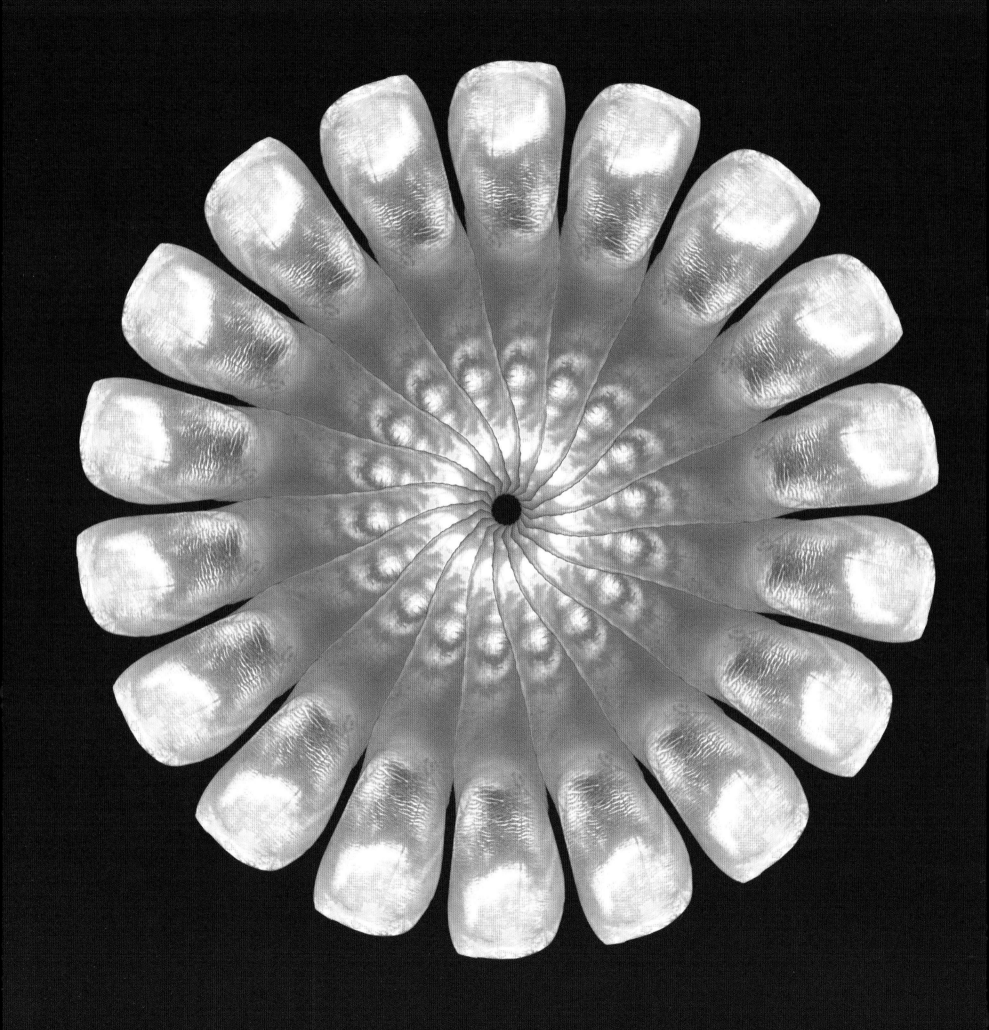

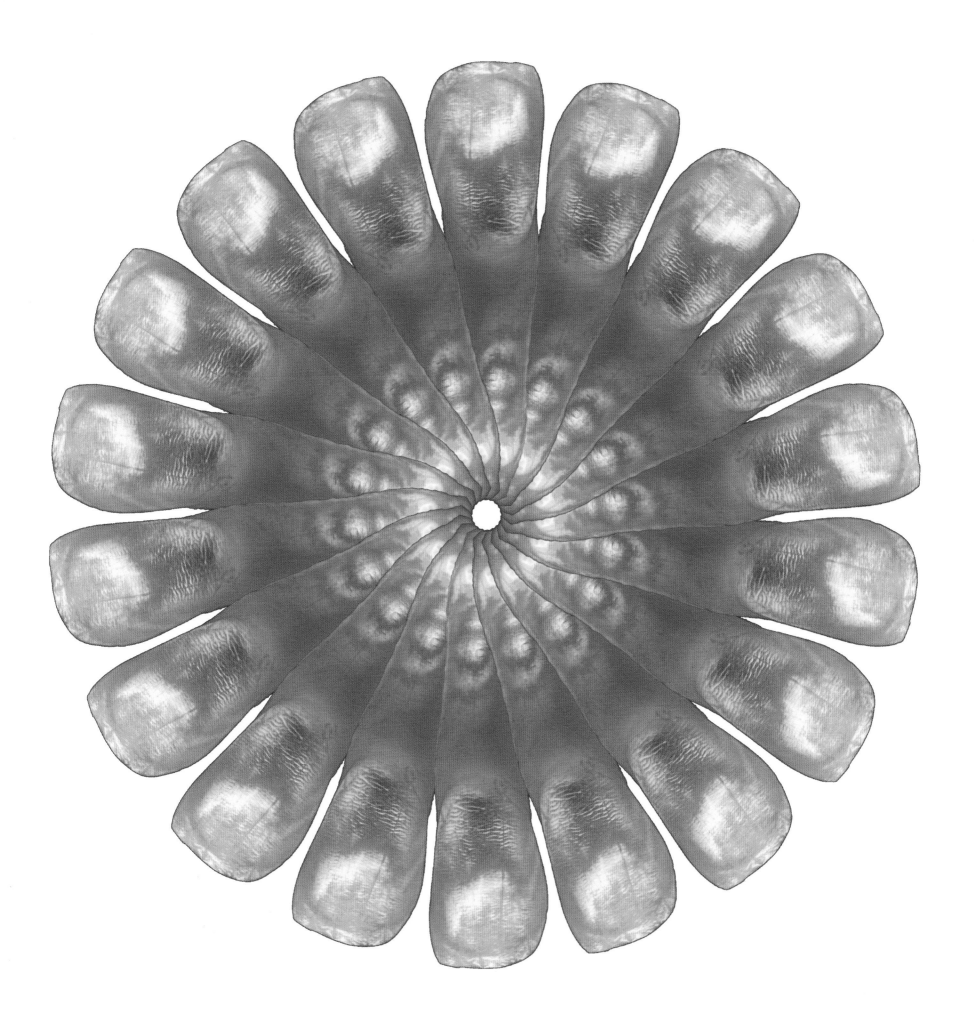

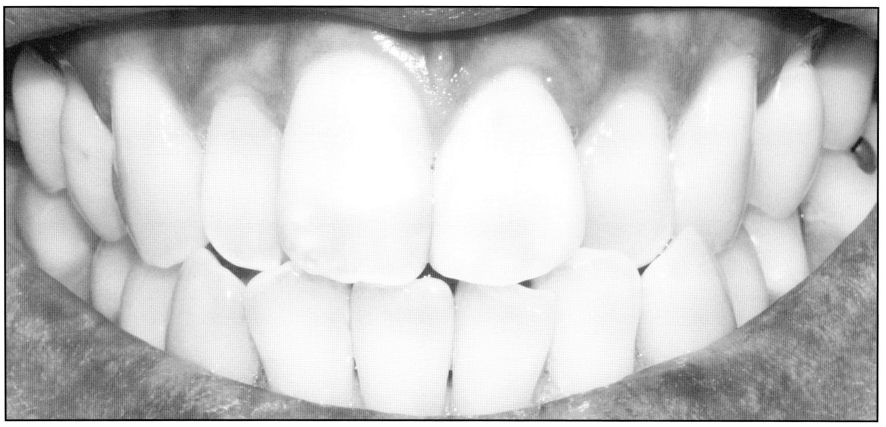

图3-27 临床初始外观，患者对#21不满意，牙冠颜色和长度与天然牙不匹配。

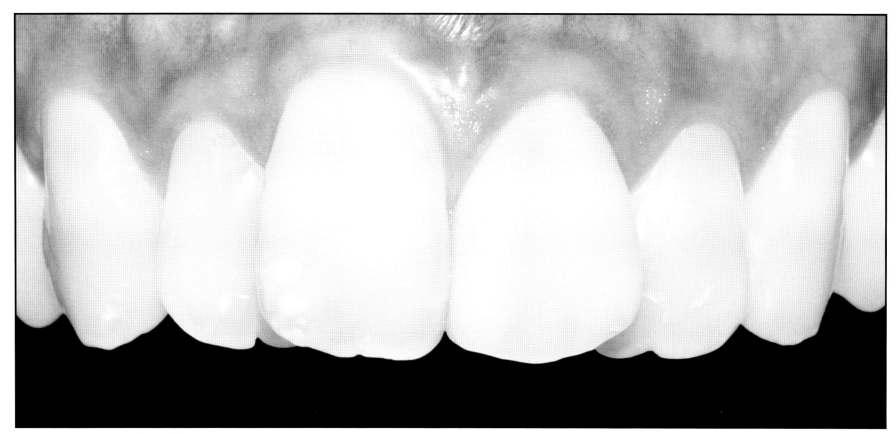

图3-28 观察中切牙龈缘的高度不同。在这种情况下，建议的治疗计划涉及进行牙周美容手术和间接陶瓷修复体的多学科程序。

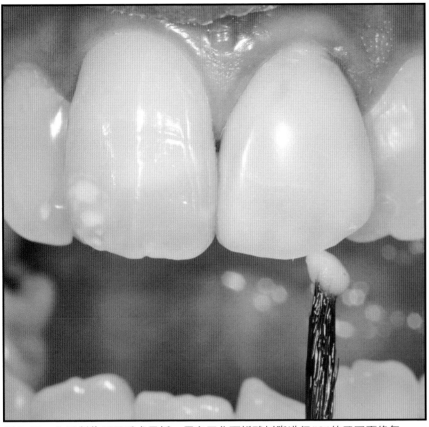

图3-29 为了制作牙周手术导板，用自固化丙烯酸树脂进行#21的牙冠再修复。

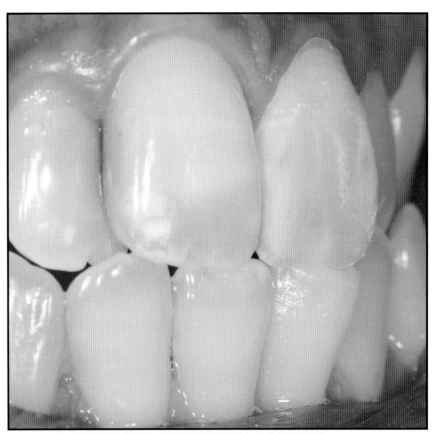

图3-30 涂布丙烯酸树脂后，进行习惯性的侧方和前伸殆调整。

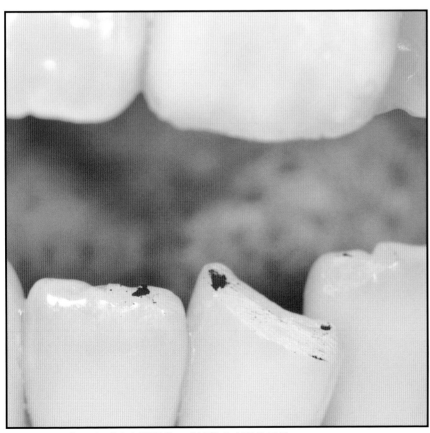

图3-31 用超细金刚砂车针调整运动过程中出现的干扰。

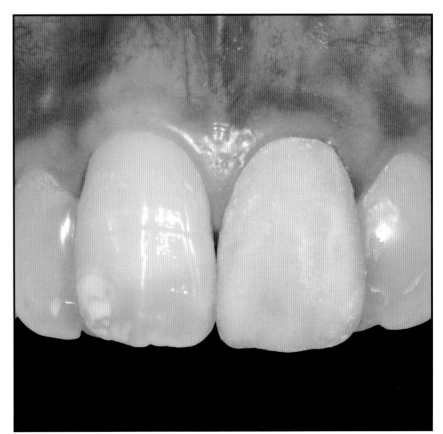

图3-32 完成的临时修复体外观。观察颈部轮廓、形态和长度与同名牙齿是和谐的。

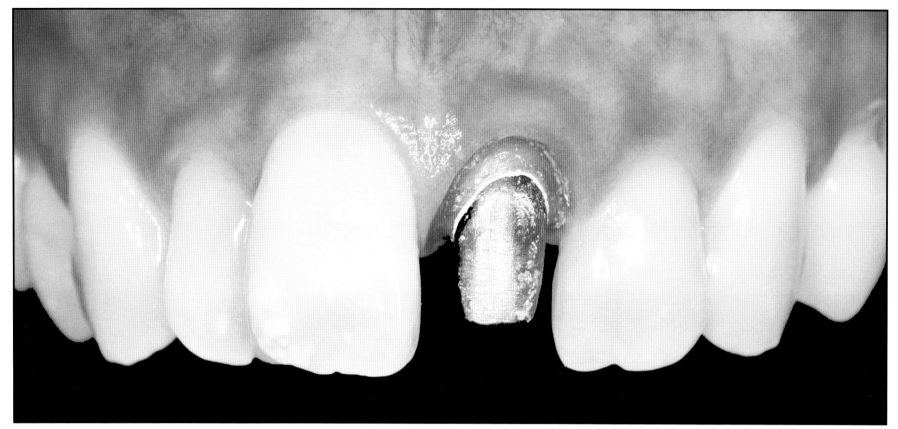

图3-33　拆除全冠后，进行制备并戴入铸造金属桩。

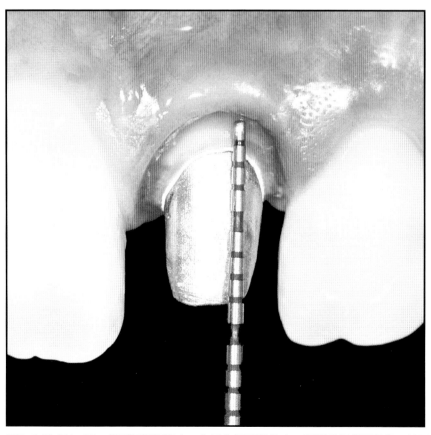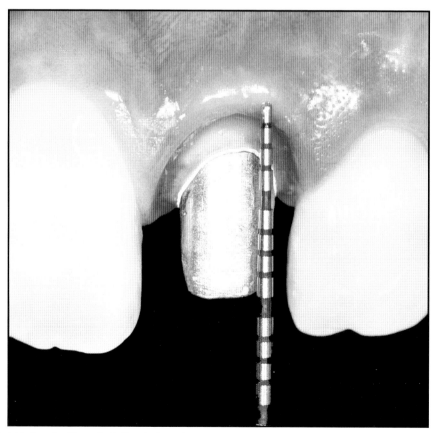

图3-34和图3-35　用牙周探测证实，为了恢复牙龈轮廓，需要采用龈下颈缘，从而导致生物学距离受损。完成基牙制备，计划牙周手术并恢复这个距离。

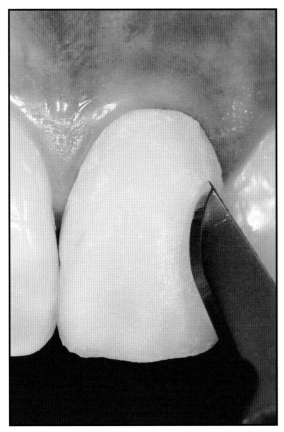

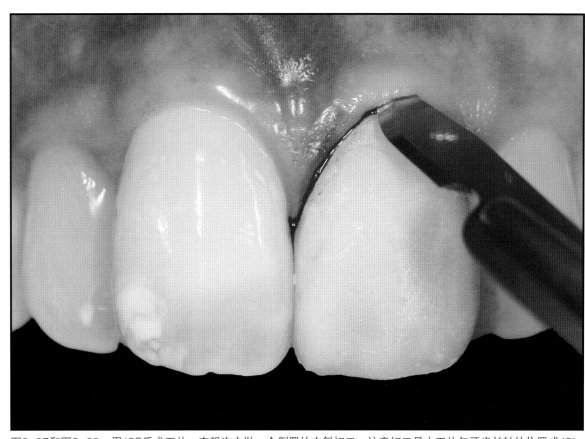

图3-36　先前制作的冠就位并用作手术引导来完成切口。

图3-37和图3-38　用15C手术刀片，在龈沟内做一个倒置的内斜切口。注意切口是由刀片与牙齿长轴的位置成45°做出的。

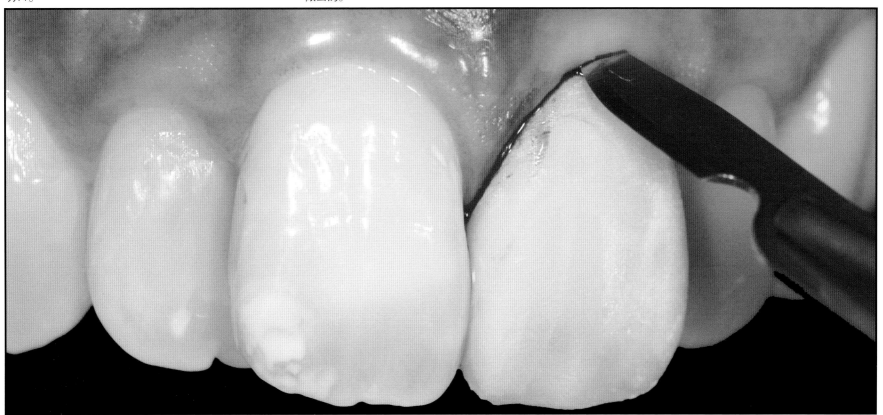

图3-38

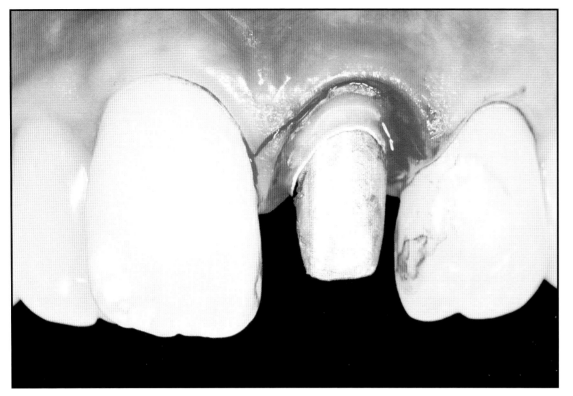
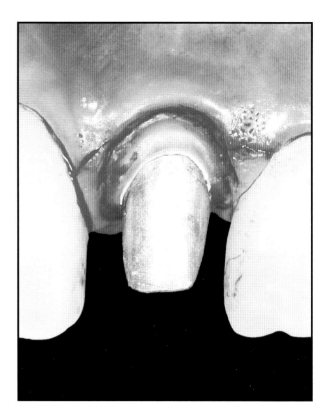

图3-39和图3-40　接下来是在游离龈边缘进行近中和远中的两个松弛切口，保留牙间龈乳头。

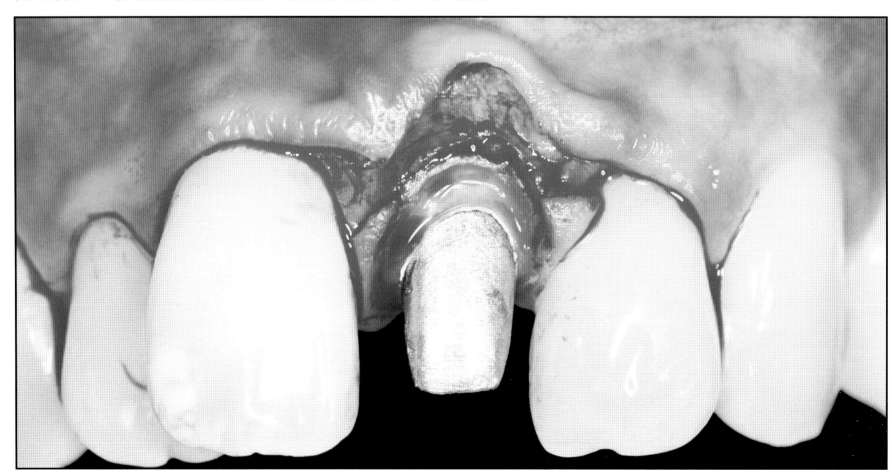

图3-41　分离皮瓣的细节。

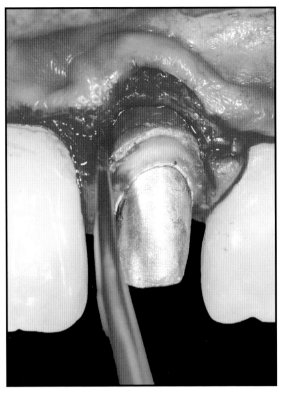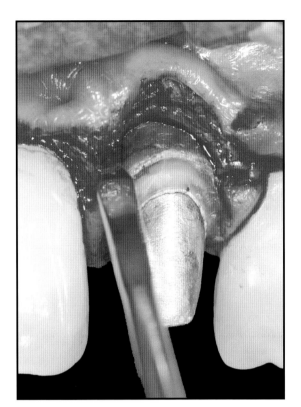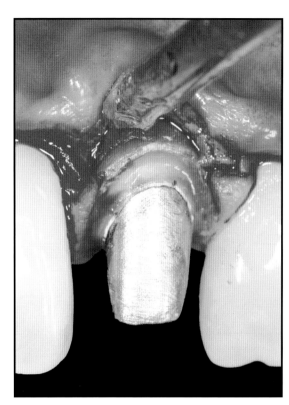

图3-42~图3-44 用特殊的微型凿子按照高度和厚度的要求进行截骨术,确定新的牙槽嵴参考。由于骨组织解剖学是界定边缘牙龈解剖结构的原因,所以保持规则凹形牙弓的正确形状非常重要。

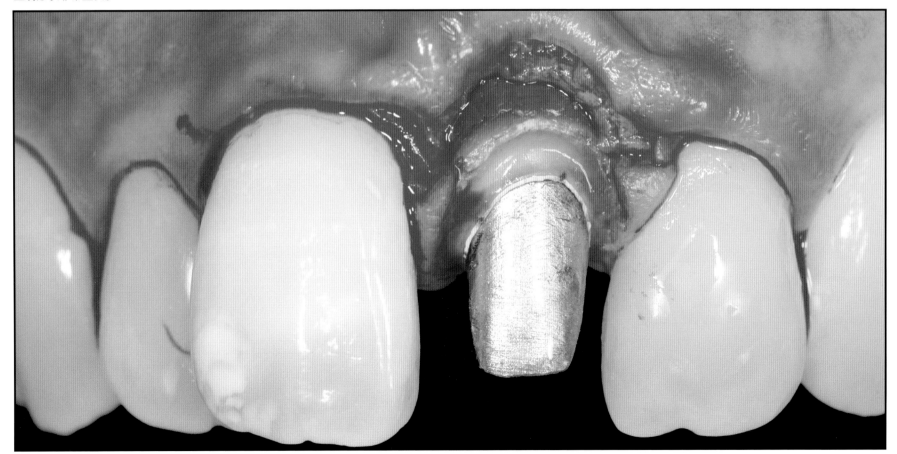

图3-45 截骨术完成。观察#21相对于#11的唇侧骨边缘的高度。

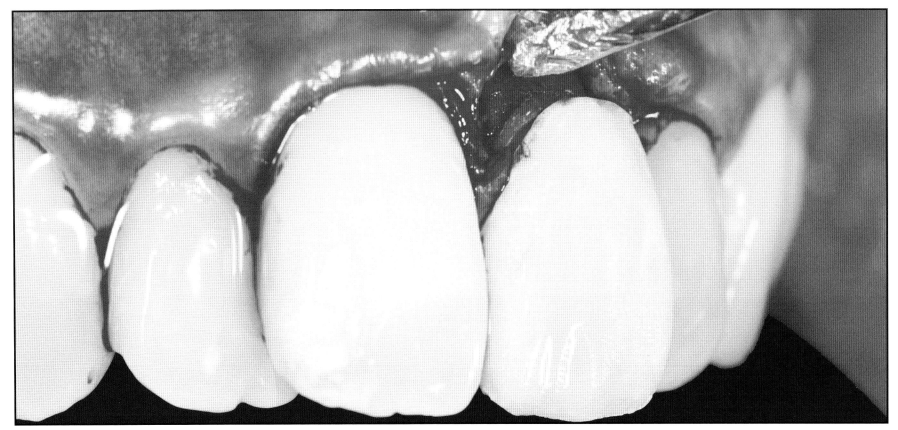

图3-46 将临时冠的位置用作控制颈部边缘的指导。

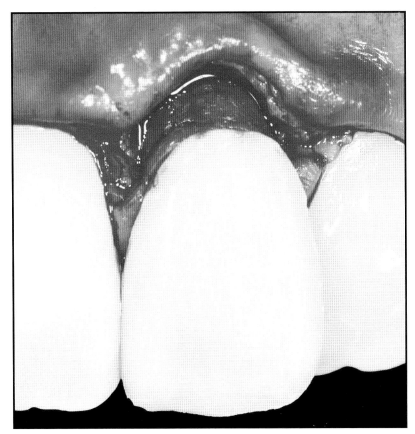

图3-47 注意冠在颈部边缘的密合性不足。

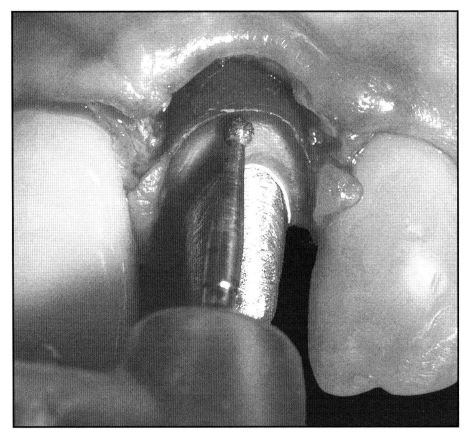

图3-48 用球形金刚砂车针制备基牙颈缘的末端，小心不要损害牙周手术的结果。

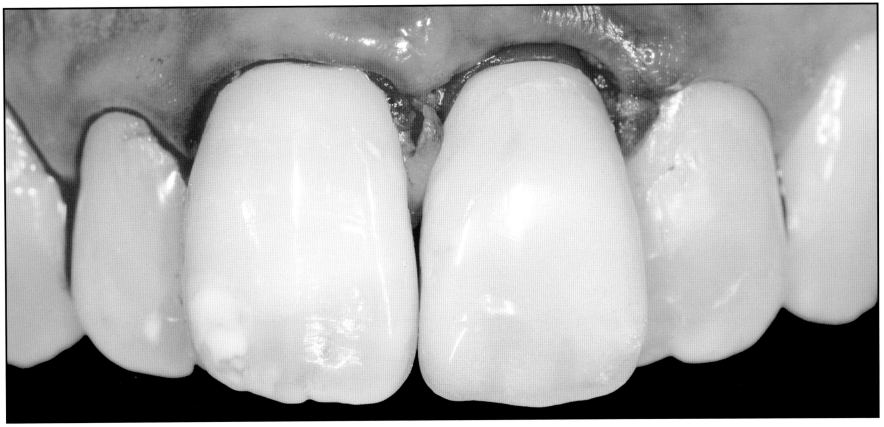

图3-49 临时粘接，冠应该充分光滑并抛光，防止菌斑积聚，从而导致牙龈炎症。

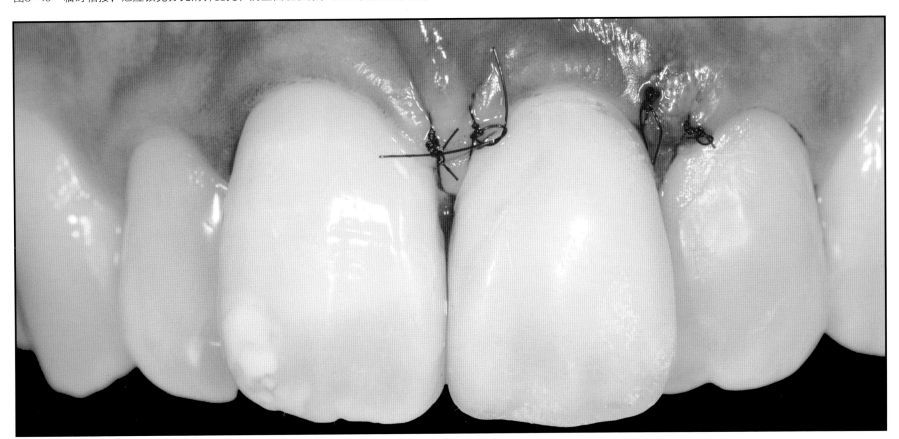

图3-50 皮瓣复位后进行缝合。观察手术后即刻获得牙龈边缘的轮廓。

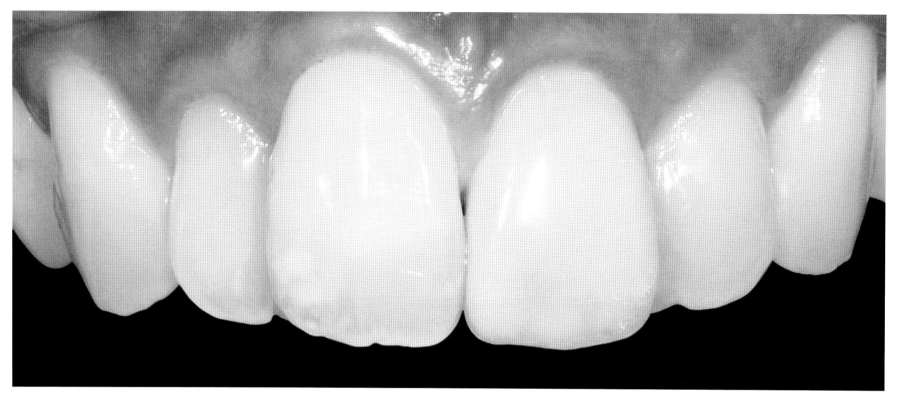

图3-51 术后4个月的临床表现。注意牙周反应良好。

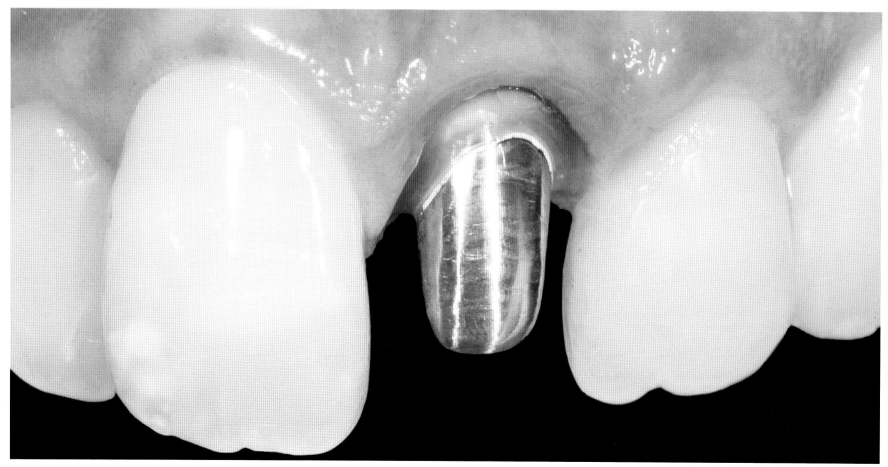

图3-52 去除临时冠后，证实了牙周的质量很好。

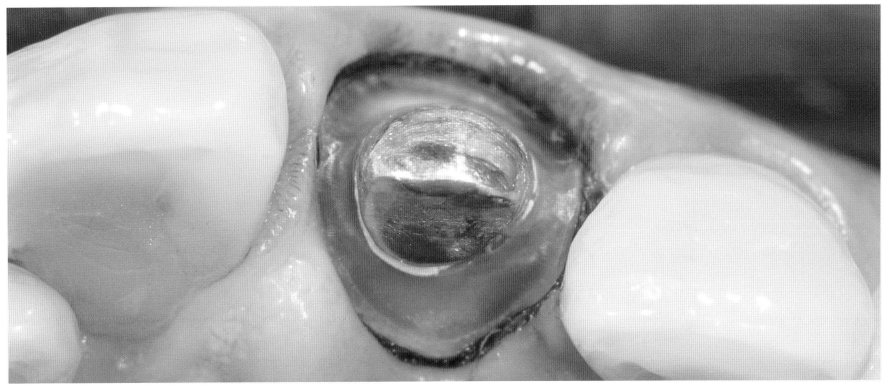

图3-53 为了正确取模，制备基牙的整个颈缘应清晰并暴露。由于制备在龈沟内终止，所以使用排龈线进行机械分离是不可或缺的。首先是插入一根直径较小的排龈线（00号线，Ultrapack，皓齿）。

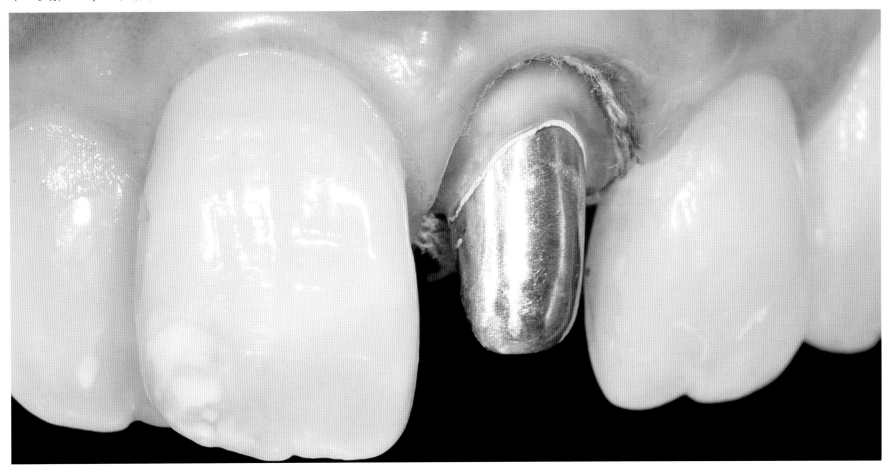

图3-54 然后，插入一根大直径的排龈线（01号线，Ultrapack，皓齿）。

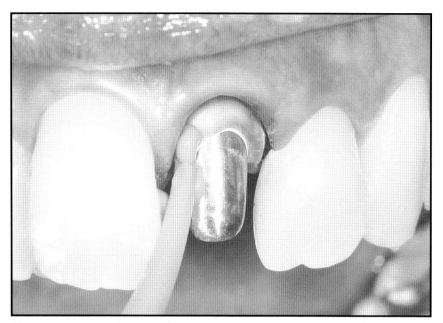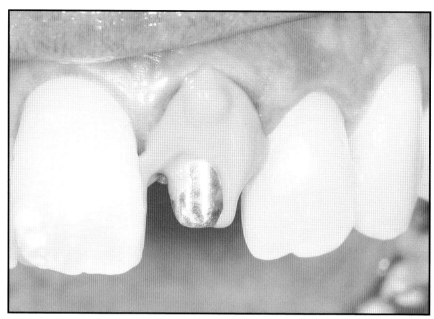

图3-55和图3-56　用不锈钢托盘和加成型硅橡胶（Virtual，义获嘉伟瓦登特公司）通过双混合技术一次完成取模。在该技术中，直径较小的排龈线保持原位，而较大直径的排龈线在注入加成型硅橡胶轻体的同时被移除。

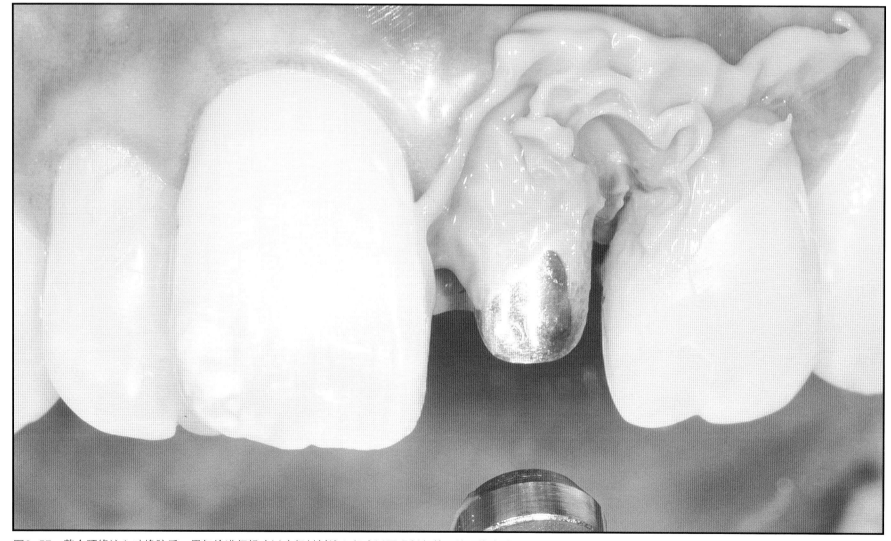

图3-57　整个颈缘注入硅橡胶后，用气枪进行轻吹以确保材料渗入龈沟以再现制备基牙的颈缘末端。

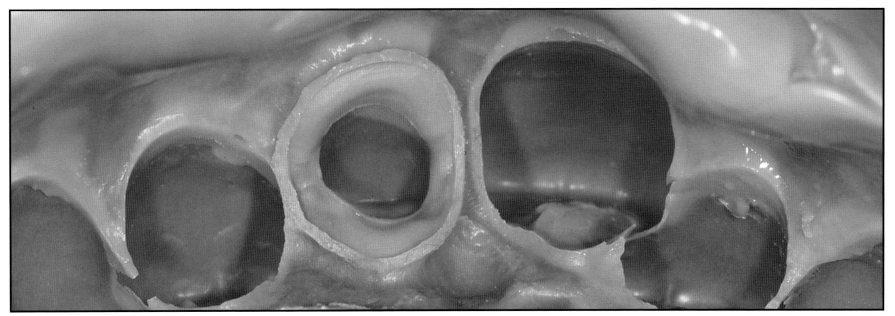

图3-58 观察复制的制备基牙颈缘末端的清晰度。印模必须进行彻底的评估，因为它的质量是工作顺序的基础。

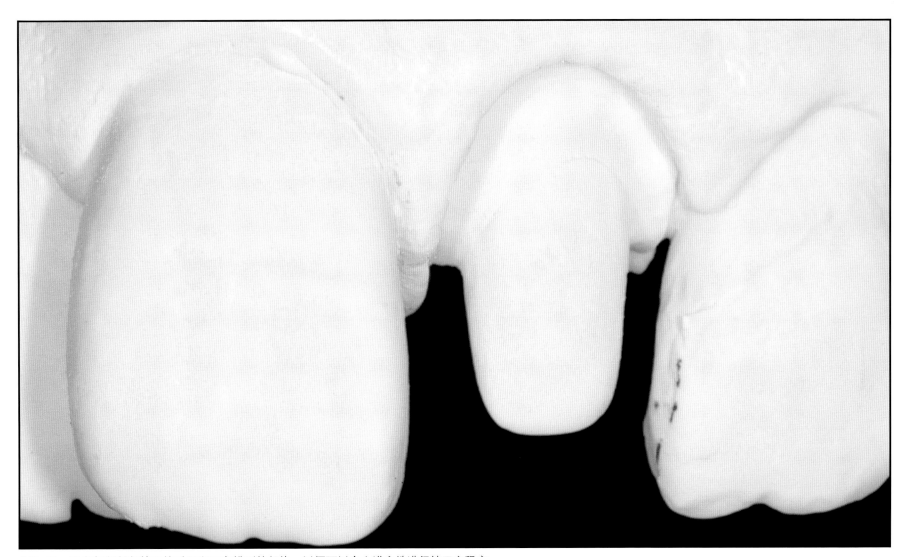

图3-59 注意复制制备基牙的质量和石膏模型的龈缘，以便可以令人满意地进行技工室程序。

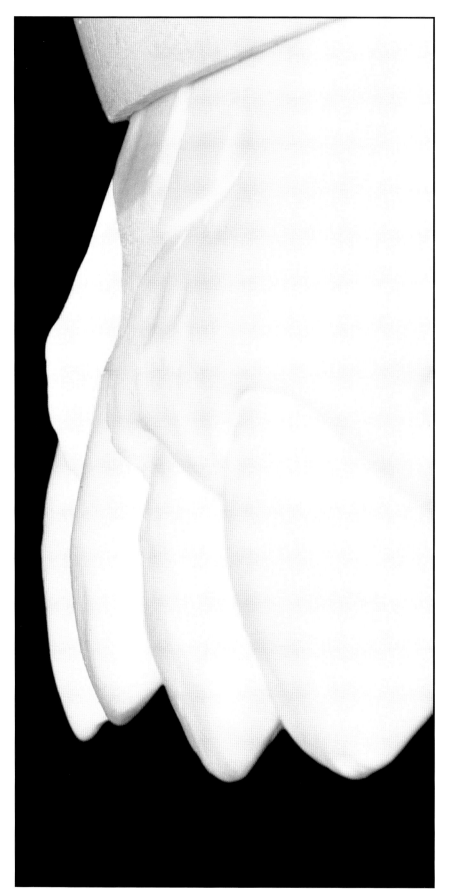

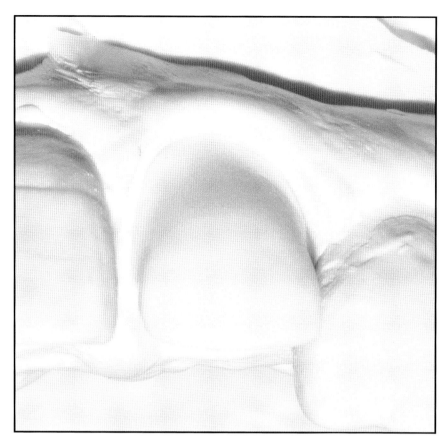

图3-61

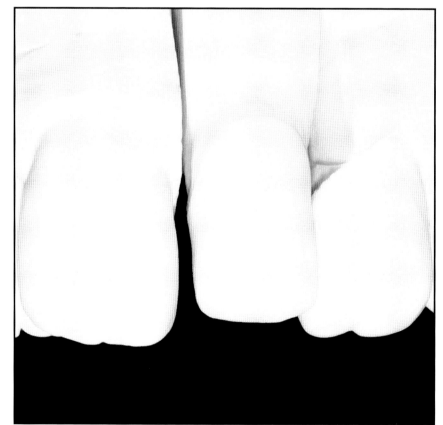

图3-60和图3-61 用IPS e.max CAD系统（义获嘉伟瓦登特公司）制作内冠。请注意在主模型上的轮廓和密合性。

图3-62 在分割模型上内冠的密合性。

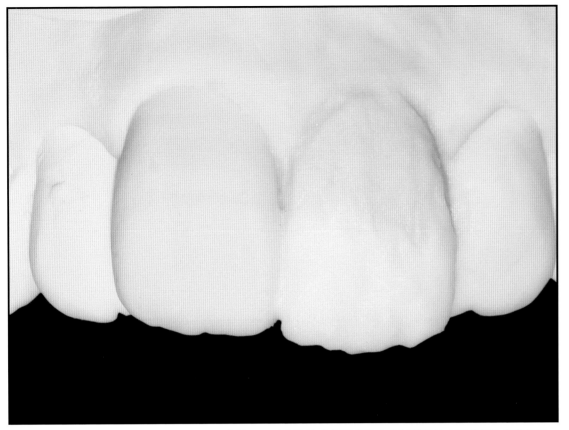
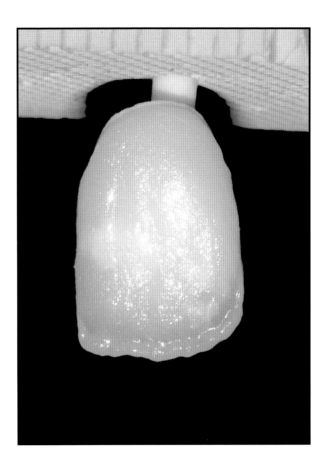

图3-63和图3-64　堆塑IPS e.max Ceram瓷粉，通过分层技术来再现这个病例所需的表面特征和光学效果。

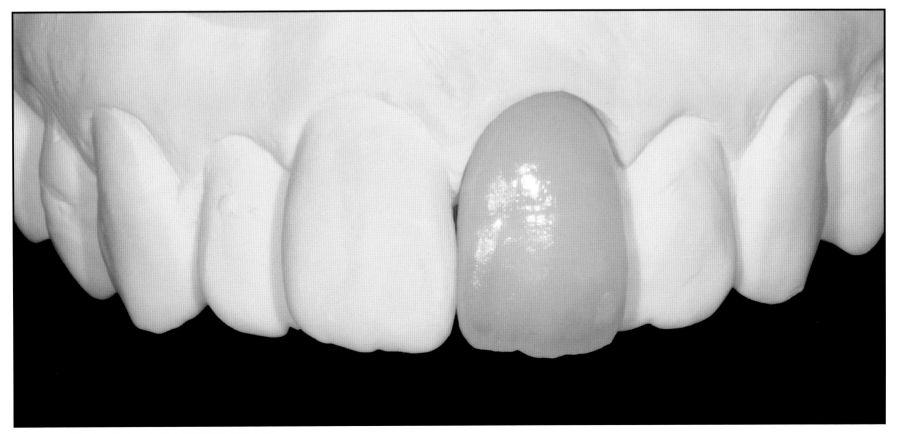

图3-65　陶瓷全冠完成，模型上显示正确的密合性。

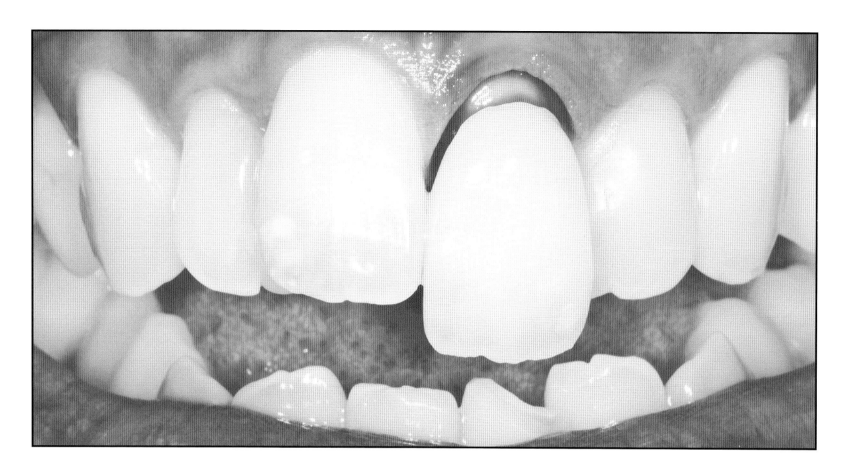

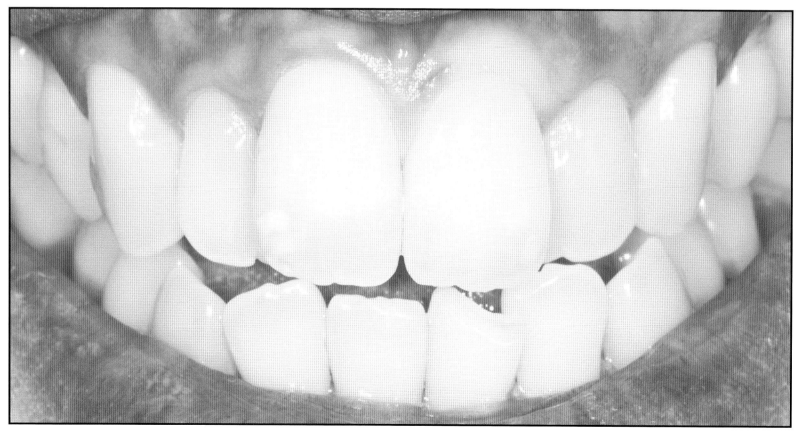

图3-66和图3-67　去除临时冠后，制备的基牙应进行充分的清洁，以避免干扰冠的密合性。显示验证陶瓷冠。

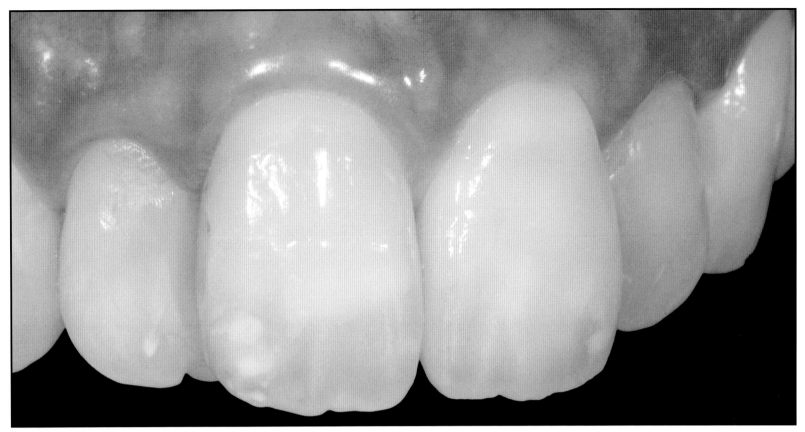

图3-68 牙冠最终粘接后的外观，牙齿的形态和轮廓恢复良好。

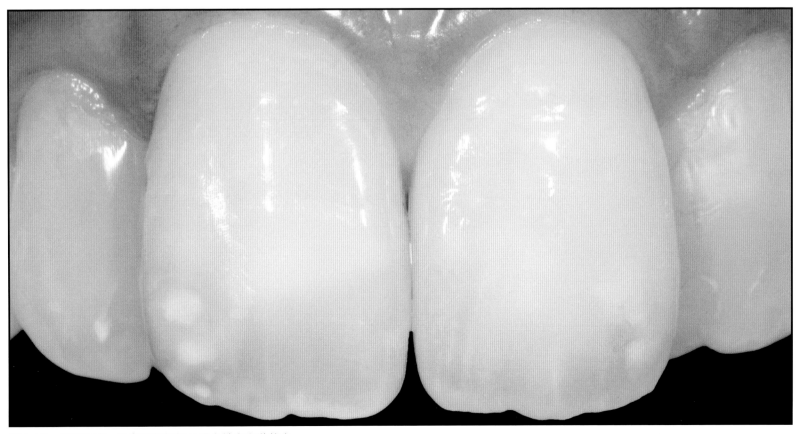

图3-69 病例完成。观察牙龈组织呈现出健康和谐状态。

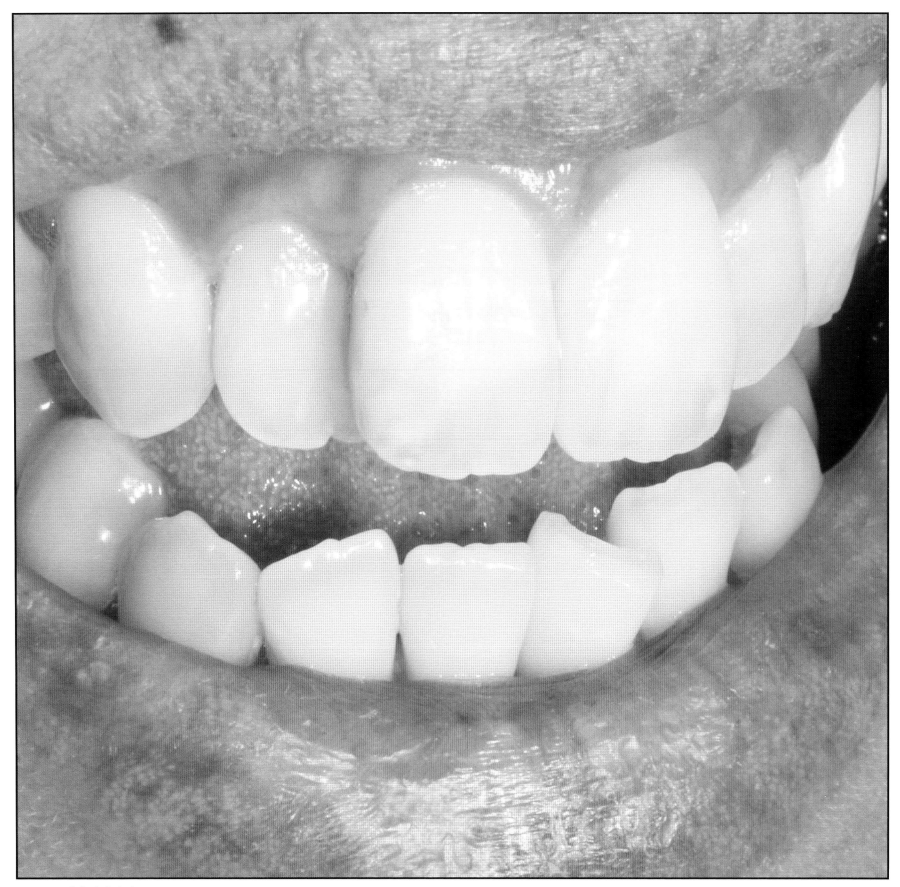

图3-70 修复治疗完成。

参考文献

[1] JONES DW. Brief overview of dental ceramics. J Can Dent Assoc. 1998; 64:648-50.

[2] Baratieri LN, Monteiro Jr S, Andrada MAC, Vieira LCC, Ritter AV, Cardoso AC. Odontologia restauradora: fundamentos e possibilidades. São Paulo: Santos; 2001.

[3] Touati B, Miara P, Nathanson D. Odontologia estética e restaurações cerâmicas. São Paulo: Santos; 2000.

[4] Smyd ES. The role of torque, torsion and bending in prosthodontic failures. J Prosthet Dent. 1961; 11:95-111.

[5] Kina S, Bruguera A. Invisível: restaurações estéticas cerâmicas. Maringá: Dental Press; 2007.

[6] Kimpara ET, Leite FPP, Valandro LF, Gonçalves J, Bottino MA. Bond strength of dual-cured resin cements to a glass in ltrated alumina ceramic. Cienc Odontol Bras. 2006 abr-jun; 9(2):6-13.

[7] Meyer Filho A, Souza CN. Desmistificando a cimentação adesiva de restaurações cerâmicas. Clínica – Inter J Braz Dent. 2005; 1(1):50-7.

[8] Araujo E. O passo-a-passo da clínica. São José (SC): Ponto; 2007.

[9] Blatz M, Sadan A, Kern M. Resin-ceramic bonding: a review of the literature. J Prosthet Dent. 2003; 89:268-74.

[10] Martín CL, López SG, Mondelo JMNR. The effect of various surface treatments and bonding agents on the repaired strength of heat-treated composites. J Prosthet Dent. 2001; 86:481-8.

[11] Borges GA, Spohr AM, Goes MF, Sobrinho LC, Chan DCN. Effect of etching and airborne particle abrasion on the microstructure of different dental ceramics. J Prosthet Dent. 2003; 89:479-88.

[12] Kern M, Thompson VP. Bonding to glass infiltrated alumina ceramic: adhesive methods and their durability. J Prosthet Dent. 1995 Mar;73(3):240-9.

[13] McLaren EA, White SN. Glass-infiltrated zirconia/alumina-based ceramic for crowns and fixed partial dentures: clínical and laboratory guidelines. Pract Periodontics Aesthet Dent. 1999; 11(8):985-94.

[14] Malament KA, Socransky SS. Survival of Dicor glass-ceramic dental restorations over 16 years. Part III: effect of luting agent and tooth or tooth substitute core structure. J Prosthet Dent. 2001; 86:511-9.

[15] Kern M, Thompson VP. Bonding to glass infiltrated alumina ceramic: adhesive methods and their durability. J Prosthet Dent. 1995; 73(3):240-9.

[16] Kourtis SG. Bond strengths of resin-to-metal bonding systems. J Prosthet Dent. 1997; 78(2):136-45.

[17] Leite FPP, Andreatta Filho OD, Valandro LF, Lopes AG, Kimpara ET. Evaluation of the tensile bond strenght between an aluminous ceramic and two resin cements using the microtensile bond strength test. Cienc Odontol Bras. 2005 jan-mar; 8(1):6-14.

[18] Kern M, Neikes MJ, Strub JR. Tensile strength of the bond to In Ceram after varying modes of surface conditioning. Dtsch Zahnarztl Z. 1991 Nov; 46(11):758-61.

[19] Zeng K, Odén A, Rowcliffe D. Flexure tests on dental ceramics. Int J Prosthodont. 1996;9(5):434-9.

[20] Bottino MA, Quintas AF, Miyashita E, Giannini V. Estética em reabilitação oral metal free. São Paulo: Artes Médicas; 2001. p. 213-331.

[21] Itinoche MK, Oyafuso DK, Miyashita E, Kiyan LS. Atualização em prótese dentária, procedimentos clínico e laboratorial. São paulo: Santos; 2001. p. 99-123.

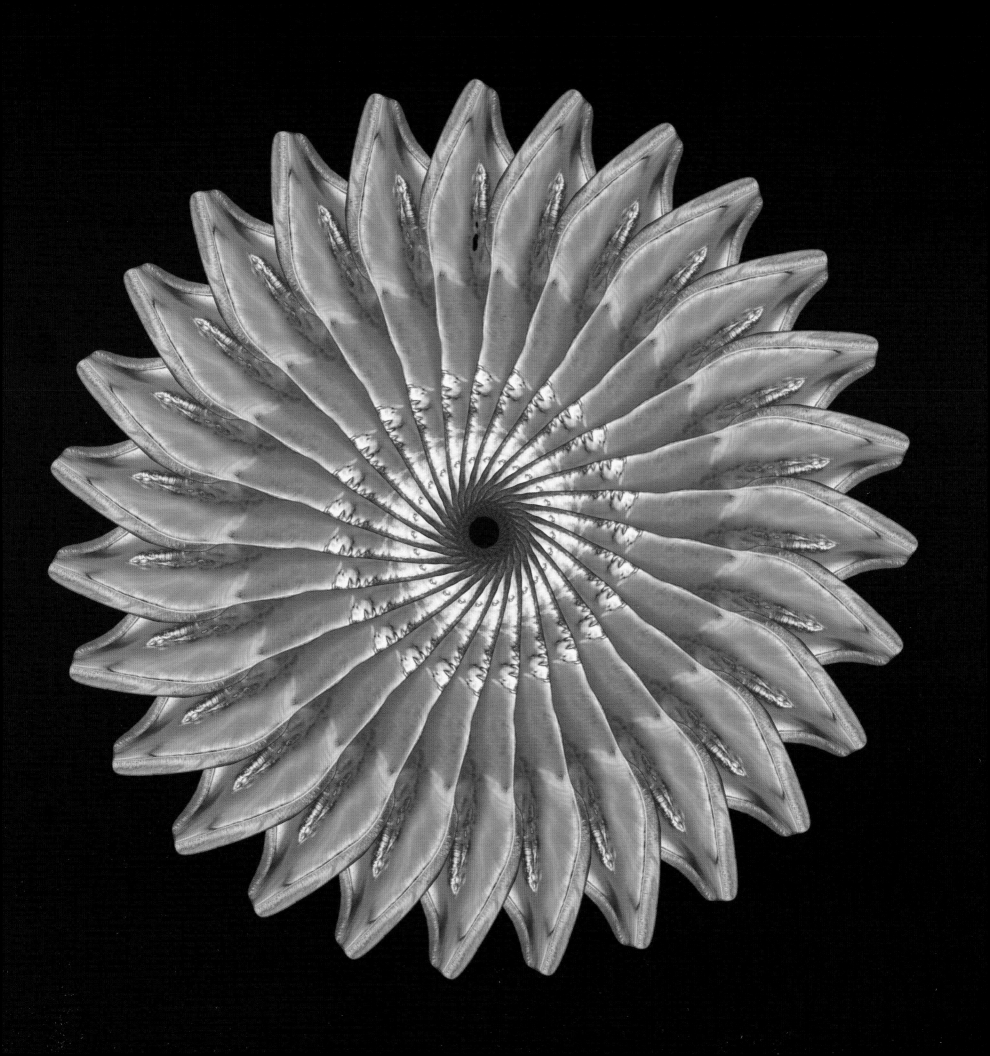

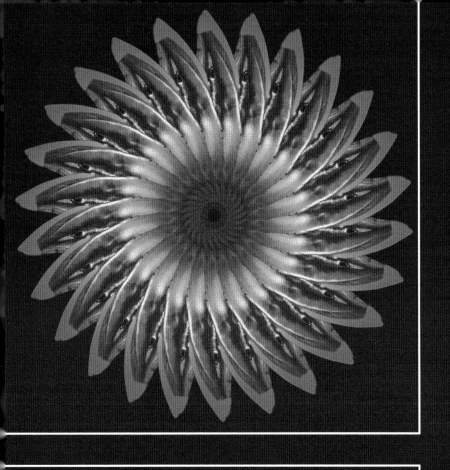
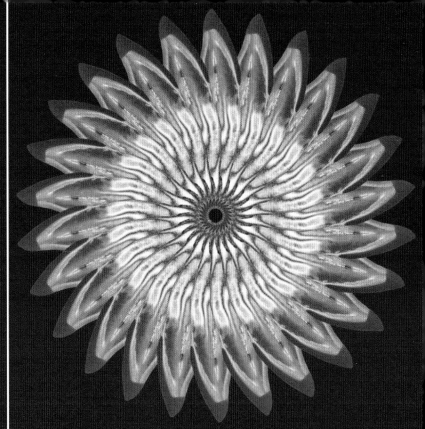
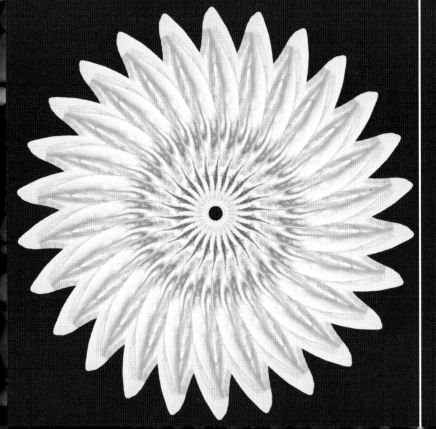
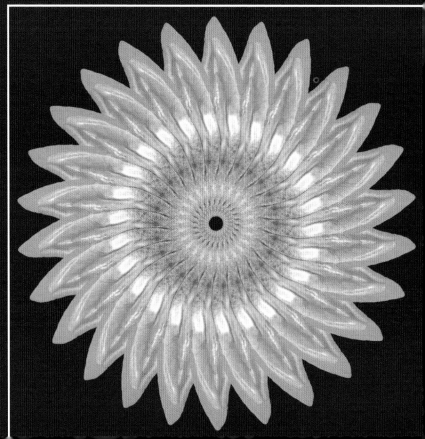

4. 瓷贴面-3
Laminados Cerâmicos

Leonardo Buso

由于牙医和患者的需求，美容牙科始终是在不断发展的。在文献中我们可以找到不同的治疗方法和修复材料用来恢复微笑。毫无疑问，陶瓷是最引人注目的材料，除了显示的耐用性外，美学特征也是最好的[1]。

然而，在进行治疗过程中修复性设计是最重要的组成部分，应采取谨慎的态度，因为要想能够达到理想的美学效果，尤其是治疗的可预测性和寿命长久，都要从确定所有的准则开始。

无论如何治疗，应该遵循逻辑顺序。对于瓷贴面建议如下：微笑设计、诊断蜡型、导板、牙体制备、取模、制作临时修复体、选择修复材料、向牙科技工室传递信息、修复体试戴和调整、选择树脂水门汀材料、最终粘接和调整。

正确的微笑设计对于获得所需的美学效果是至关重要的。在文献中可以获得众所周知的参数，例如：中线、切牙长度、牙龈顶点、龈缘水平、龈乳头、切外展隙和接触区[2-5]。从这些参数中完成诊断蜡型旨在获得和谐。通过使用弹性印模材料如硅橡胶，制作磨除切端和唇侧的导板。使用它可以控制要去除牙齿的厚度，因为理想的制备应该

在牙釉质结束。然而，基牙的颜色变化越大，磨除量就越多，导致需要到达牙本质层，但边缘在牙釉质上。

文献中存在不同的制备技术，在体外和体内研究评估表明它们各有优缺点[6]。正确的顺序是决定性因素，以便为美学覆盖的应用和釉质边缘的维持获得足够的空间。在切端去除2mm向腭侧倾斜45°，为切端重建提供空间，提高陶瓷的强度，有利于试戴和粘固并恢复牙齿的抗力，保持其功能。使用Mock-up技术协助唇侧磨除，即仅仅去除少量的牙体组织。球形或末端圆锥形金刚砂车针是最适合的。对于是否去除接触点的问题，文献中存在疑问和分歧。某些临床情况下，比如存在旧的修复体、关闭间隙、需要改变轮廓，则要求打开接触点。此步骤有利于取模和粘接以及技工室的制作、改变接触点和提高美学可能性。

最初间接修复体的密合性改进是通过正确地完成制备、正确的取模和粘接技术来实现。光滑且边界非常清晰的颈缘可以使用弹性印模材料（如加成型硅橡胶）进行更好的复制。社交活动和保护牙齿的需要则要求安装临时修复体。评估成本、速度和美学效果，临时修复体

可以使用直接复合树脂，也可以用丙烯酸系树脂。

技工室的技师直接参与会诊，有利于颜色的选择和恢复牙齿的结构特征，从而提高治疗的效果。选择所用的材料应与技师进行讨论，观察哪些陶瓷可用来进行修复，其中用白榴石或氟磷灰石的加强长石质陶瓷以水门汀粘接的形式是最合适的。

贴面粘接之前的试戴和调整始终是一项艰巨而危险的任务。谨慎操作和调整是至关重要的。使用含金刚砂的硅橡胶磨头来调整，避免用高速旋转的金刚砂车针。在试戴时，试戴糊剂（Try-in）有明确的适应证，因为可以用它来预测最终的结果，根据它选择水门汀的颜色。选择粘接的水门汀需要满足一定的要求：合适的颜色、工作时间、激活的类型以及耐久性。只使用光固化材料是一种趋势，因为它们消除了双固化或化学固化存在的一系列问题。对牙齿组织正确的粘接可以提供更高的耐久性和强度[7]，减少或避免了断裂的可能性。即使牙本质的粘接是进步的，当制备的整个长度在牙釉质上或至少在其边缘，才可获得最好的结果。

粘接后去除多余的水门汀并调整是必要的。口内采用含金刚砂的硅橡胶轮，避免使用高速旋转的金刚砂车针。

正确的临床和技工室方案使得这种类型的治疗取得非常令人满意的结果，美学和力学的可预测性良好。临床研究表明，陶瓷贴面具有优异的临床耐久性，保持其美学特征和完整性的周期长达10年（图4-1~图4-57）[8-10]。

致谢

Alberto义齿技工室（TPD Alberto Calasans）和Vagner义齿技工室（TPD José Vagner Ferreira）。

参考文献

[1] Peumans M, Van Meerbeek B, Lambrechts P, Vanherle G. Porcelain veneers: a review of the literature. J Dent. 2000 Mar;28(3):163-77.

[2] Gürel G. The science and art of porcelain laminate veneers. Surrey: Quintessence; 2003.

[3] Magne P, Belser U. Restaurações adesivas de porcelana na dentição anterior: uma abordagem biomimética. São Paulo: Quintessence; 2002.

[4] Rufenacht CC. Princípios da integração estética. São Paulo: Quintessence; 2003.

[5] Rufenacht CC. Fundamentos de estética. São Paulo: Quintessence; 1998.

[6] Stappert CFJ, Ozden U, Gerds T, Strub JR. Longevity and failure load of ceramic veneers with different preparation designs after exposure to masticatory simulation. J Prosthet Dent. 2005 Aug;94(2):132-9.

[7] Addison O, Fleming GJP. The influence of cement lute, thermocycling and surface preparation on the strength of a porcelain laminate veneering material. Dent Mater. 2004 Mar;20(3):286-92.

[8] Peumans M, Van Meerbeek B, Lambrechts P, Vuylsteke-Wauters M, Vanherle G. Five-year clinical performance of porcelain veneers. Quintessence Int. 1998 Apr;29(4):211-21.

[9] Strassler HE, Nathanson D. Clinical evaluation of etched porcelain veneers over a period of 18 to 42 months. J Esthet Dent. 1989 Jan;1(1):21-8.

[10] Strassler HE, Weiner S. Seven to ten year clinical evaluation of etched porcelain veneers [abstract n. 1316]. J Dent Res. 1995; 74: 176.

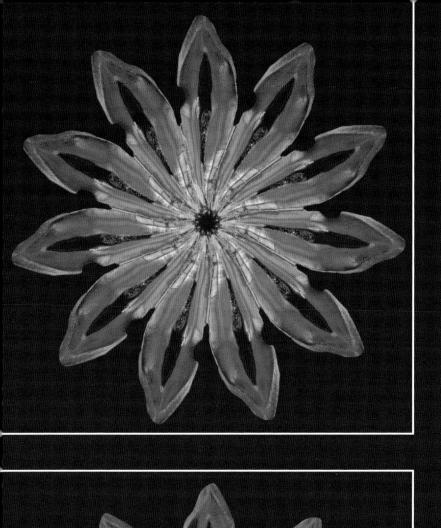
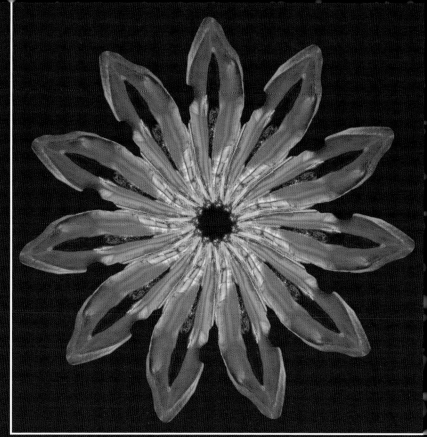
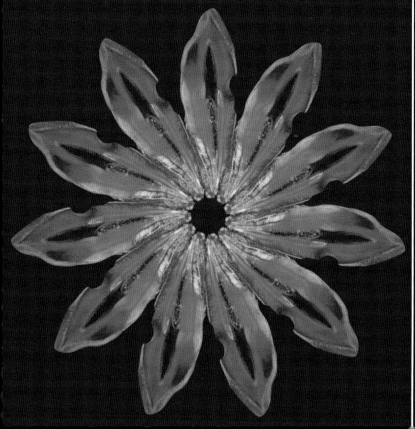
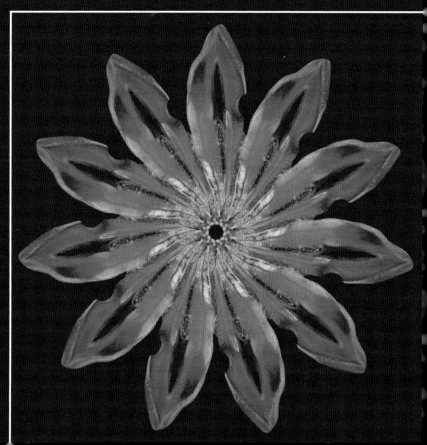

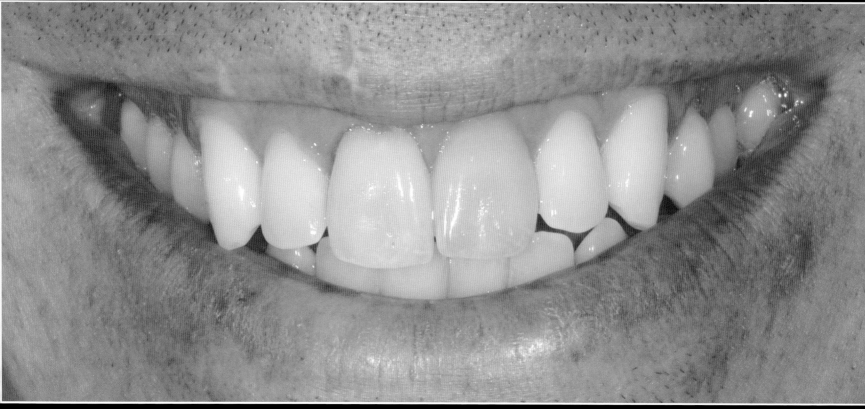

图4-1 用16%的家庭漂白剂Withness HP持续2周，直到达到A1色后的初始笑容。

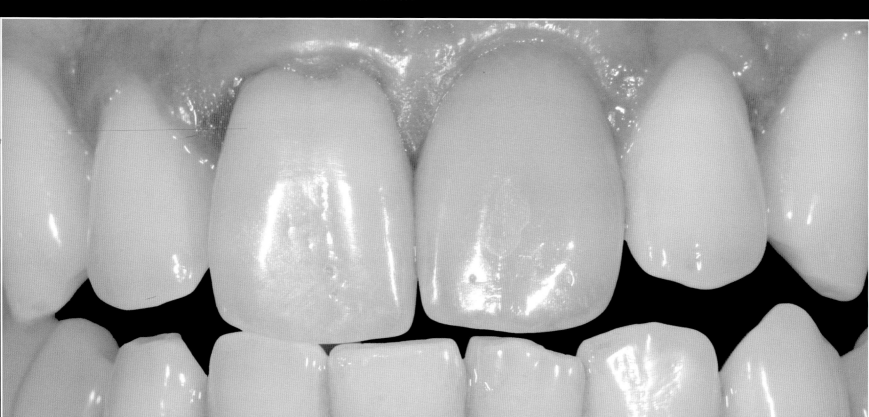

图4-2 在前伸骀时前牙的细节。

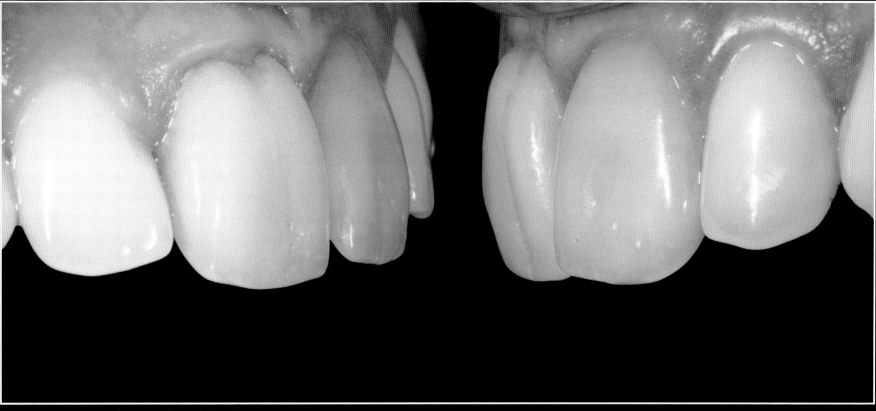

图4-3　左侧和右侧观察显示了前牙轮廓的形状。

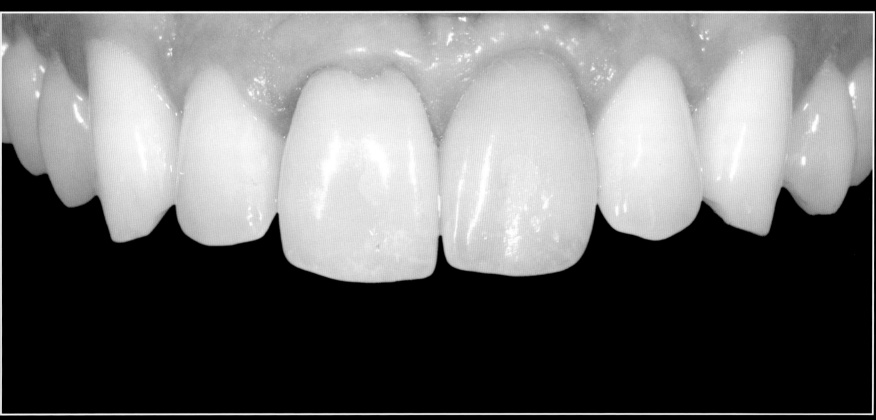

图4-4　近距离观察前牙，#11和#21的颜色表现出极大的改变。

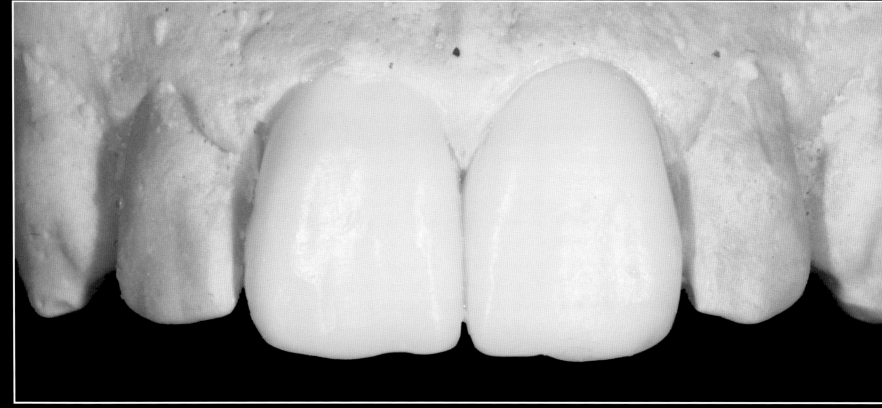

图4-5　由技工室的技师完成诊断蜡型后的石膏模型。

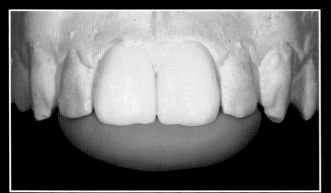

图4-6　用一块厚的缩聚型硅橡胶重体（Clonage – DFL）制作切端磨除的引导导板。

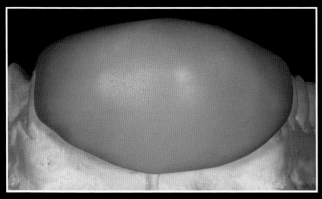

图4-7　用一块缩聚型硅橡胶重体（Clonage – DFL）制作唇侧磨除的引导导板。它应该覆盖蜡型的所有颊舌侧部分。

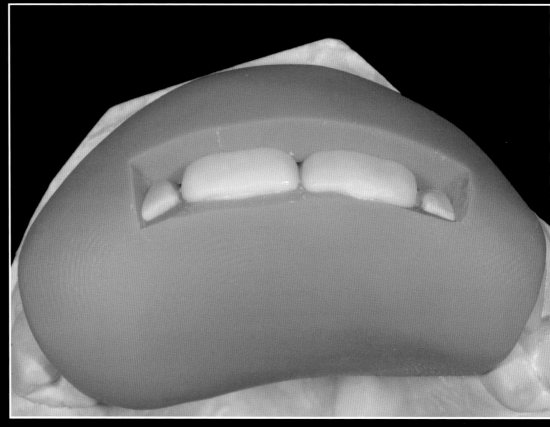

图4-8　用刀片切割导板唇侧，以便在口内观看备牙量。

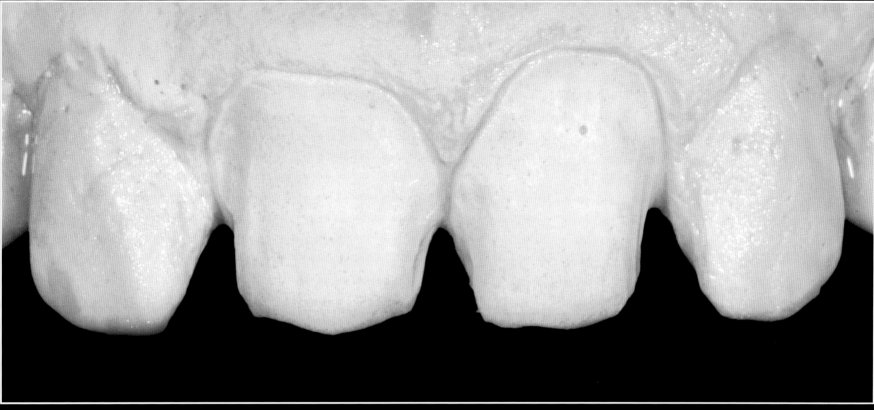

图4-9　将诊断蜡型翻制后，牙医应进行模拟临床情况的制备工作，并将制备好的模型发送到技工室进行制作临时修复体。

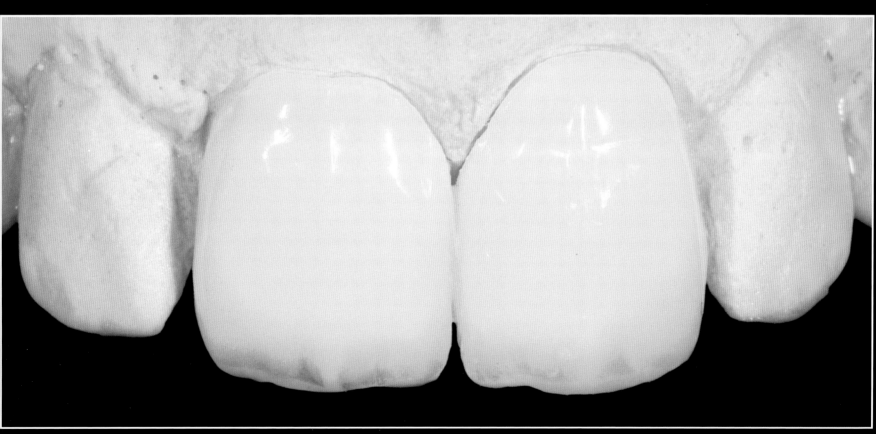

图4-10　在制备好的模型上制作临时修复体。它是由SR Adoro树脂（义获嘉伟瓦登特公司）制成的具有切端特征的热聚合丙烯酸树脂。

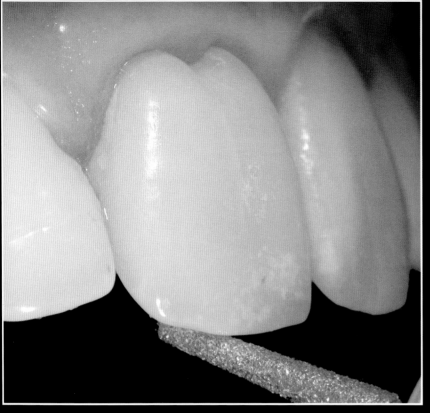

图4-11 金刚砂车针向腭侧倾斜45°用于切端去除。

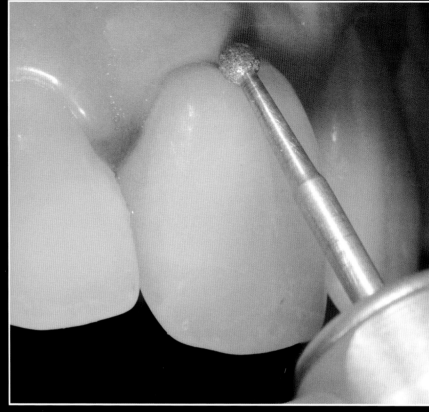

图4-12 金刚砂车针与牙齿长轴相交45°的位置用于唇侧边界。

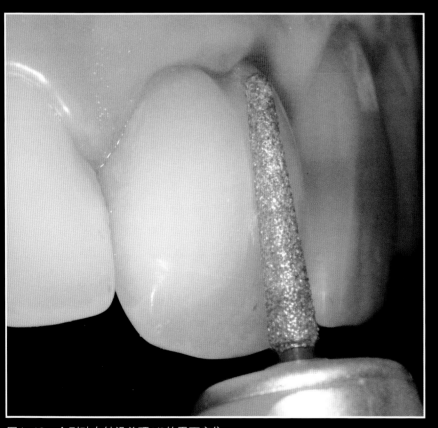

图4-13 金刚砂车针沿着颈1/3的平面定位。

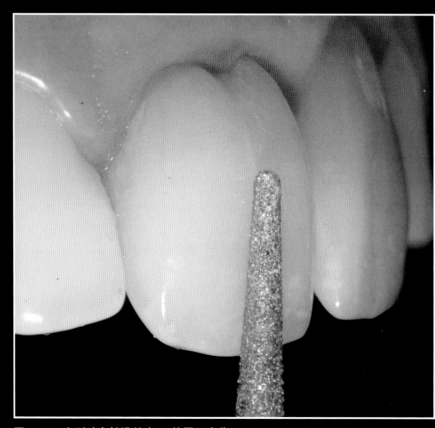

图4-14 金刚砂车针沿着中1/3的平面定位。

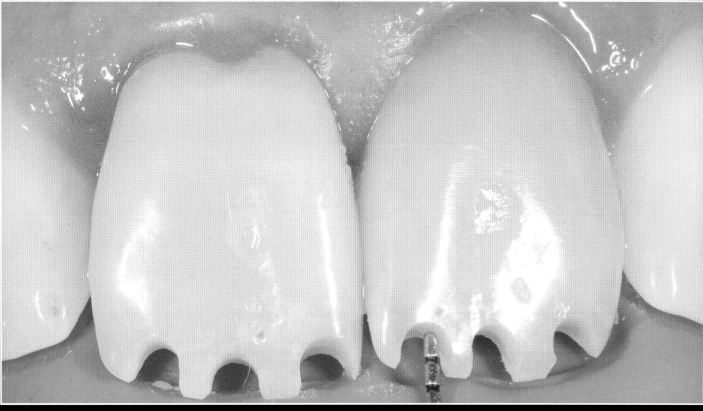

图4-15 完成切端引导沟。

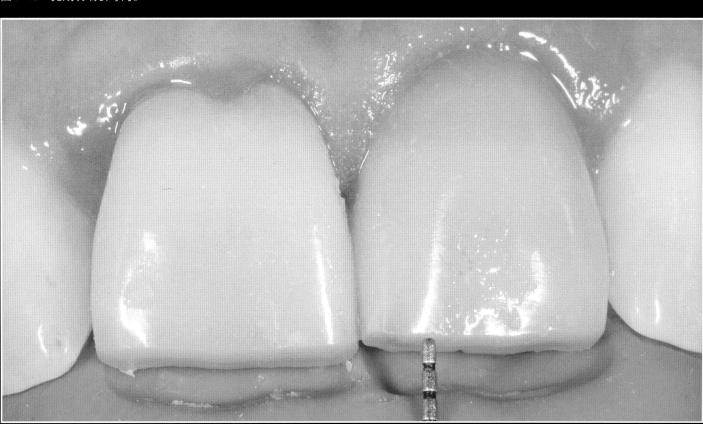

图4-16 合并引导沟。磨除深度为2mm，不需要覆盖腭侧。

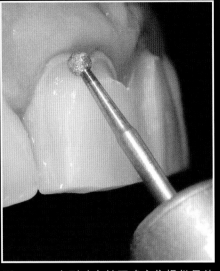
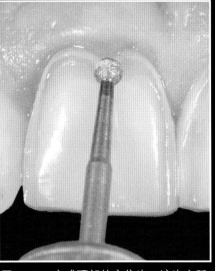
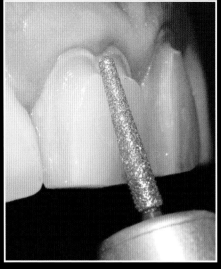
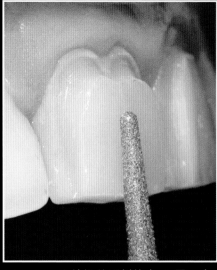

图4-17 金刚砂车针正确定位提供最佳的磨除量。颈部限制在牙釉质是至关重要的。

图4-18 完成颈部的定位沟。该沟应延伸到颈部和邻面区域。其边界距离牙龈边缘0.5mm。

图4-19 开始沿着唇侧的颈1/3平面磨除。

图4-20 开始沿着唇侧的中1/3平面磨除。

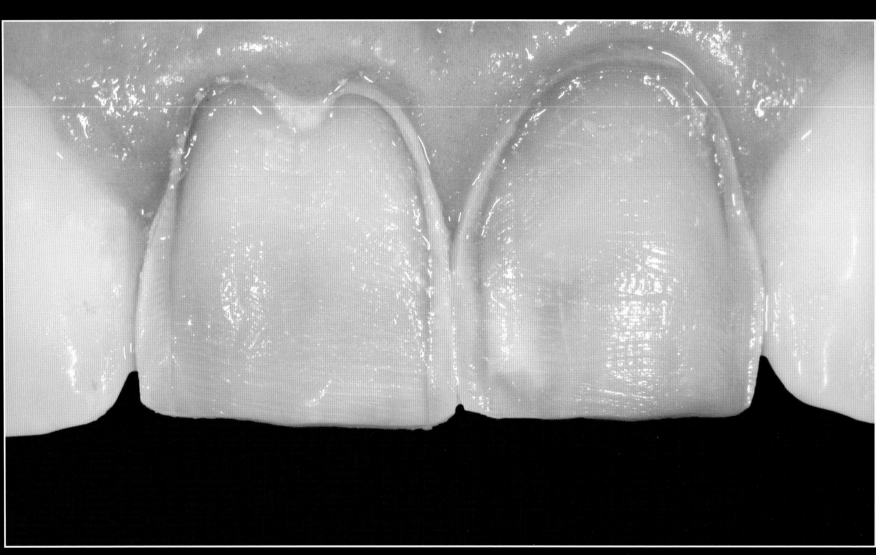

图4-21 唇侧磨除完成。此时应在龈沟内放置一根用生理盐水浸泡过的小规格排龈线（Ultrapak 00 – 皓齿或KnitTrax 00 – Pascal）以进行颈部的延伸制备。这个程序用型号2135或型号4138金刚砂车针（KG Sorensen）。在这个阶段，最好用一个反角增速手机（T2 Revo – 西诺德）。

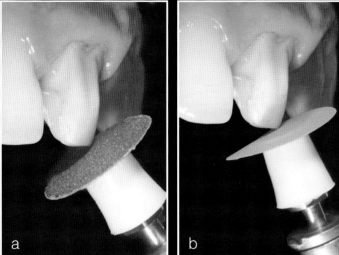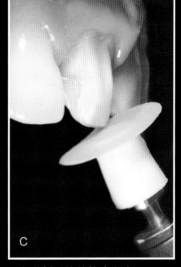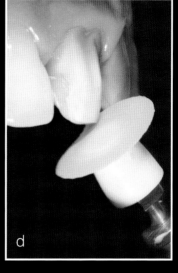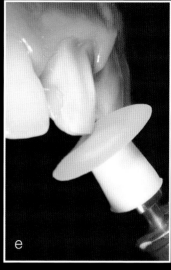

图4-22a～e 用磨砂纸抛光碟（Oraltech）在低速下完成最终的制备。应遵循系统的粒度顺序。

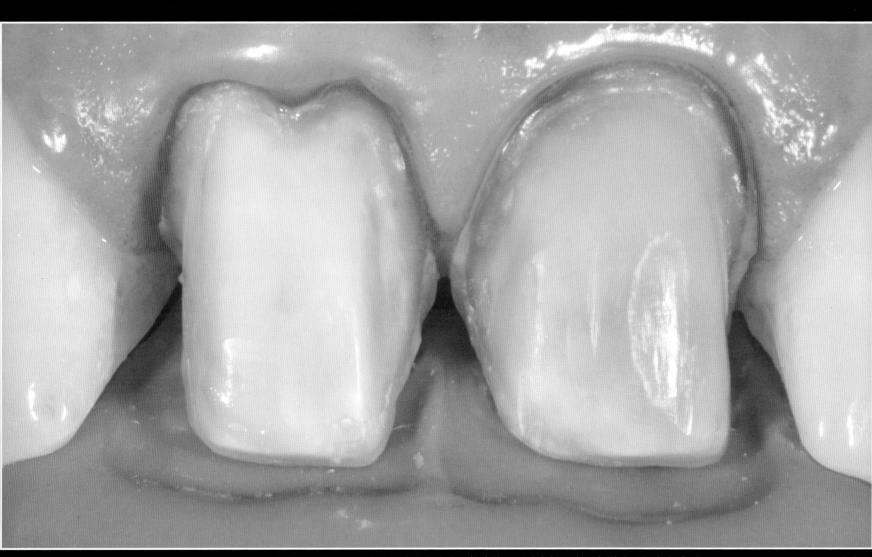

图4-23 导板复位以检查切端和邻面磨除的均匀量。边缘的修整可以用尖的硅橡胶磨头或细粒度的金刚砂车针配合反角增速手机来完成（4139 FF－KG Sorensen，这支金刚砂车针在其末端设有引导，有利于边缘的修整和去除任何无支持的牙釉质）。

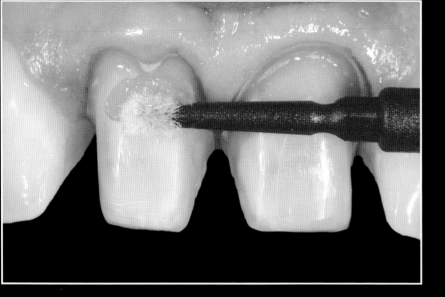

图4-24　放置排龈线之前可以应用局部麻醉剂（5%利多卡因）。但在大多数临床情况下，无须局部麻醉。

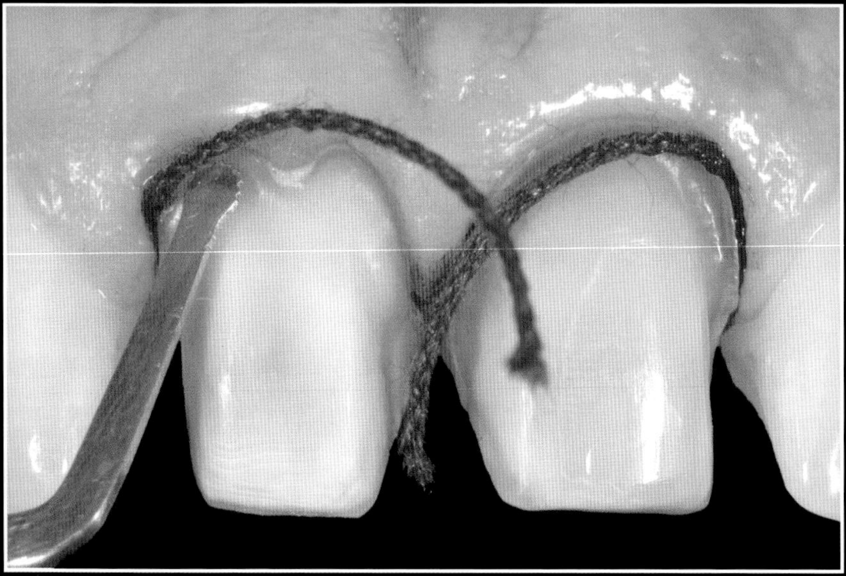

图4-25　通过对龈沟的初步探测验证了在取模时使用两根排龈线的可能性。插入浸泡在生理盐水中较小直径的第一根排龈线（KnitTrax 000 – Pascal）。

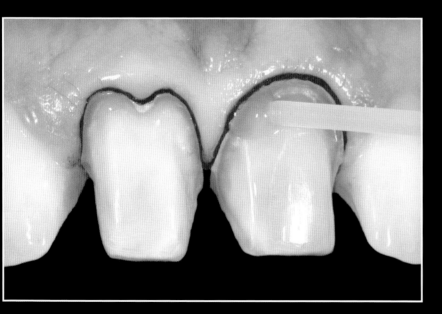

图4-26　涂布凝胶止血溶液（25%硫酸铝凝胶 – Pascal）。

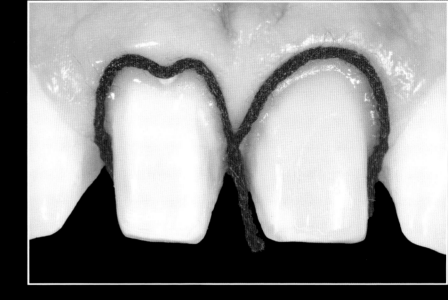

图4-27 插入第二根排龈线（KnitTrax 00 – Pascal）。重要的是这条线的一端留在龈沟外，并且也没有必要将其全部直径插入龈沟内。

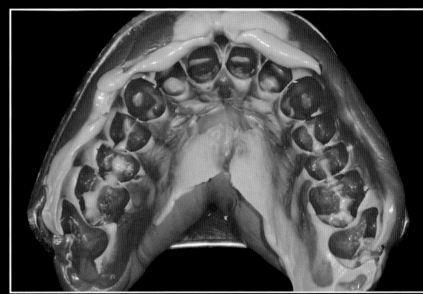

图4-28 用加成型硅橡胶Virtual（义获嘉伟瓦登特公司）完成取模。

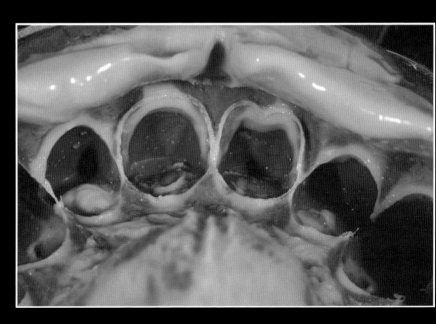

图4-29 复制制备基牙的细节。对于贴面可以选择通过同步取模技术。

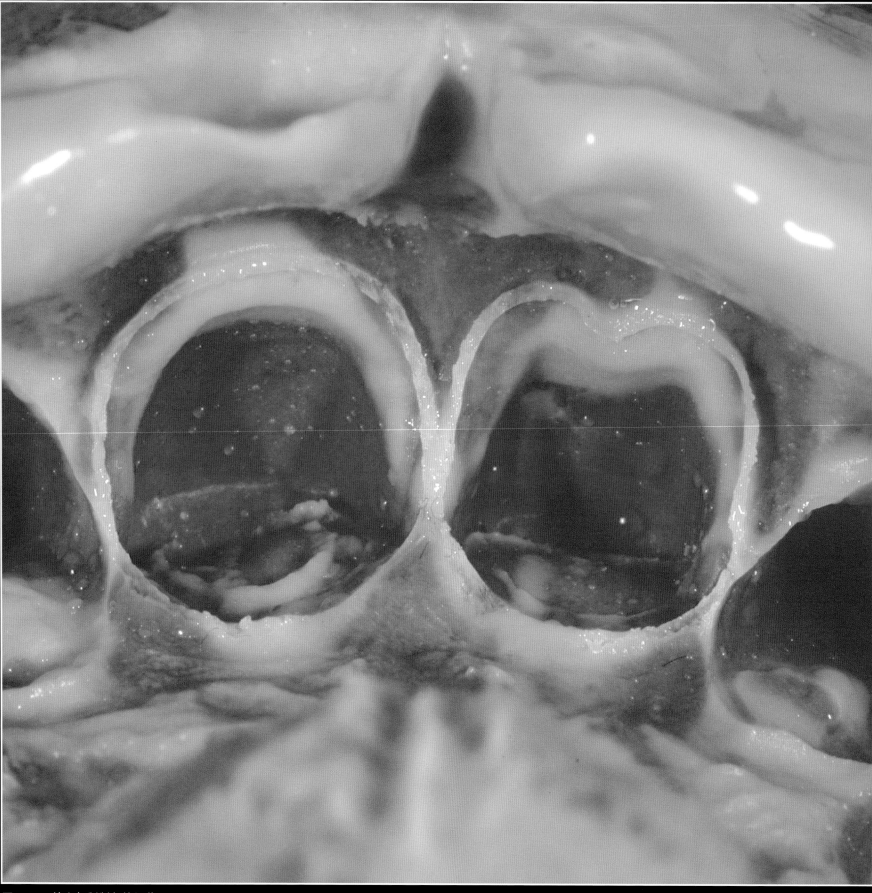

图4-30　放大复制制备的细节。

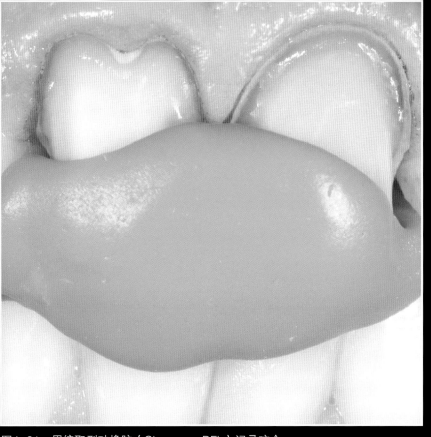

图4-31　用缩聚型硅橡胶（Clonage – DFL）记录咬合。

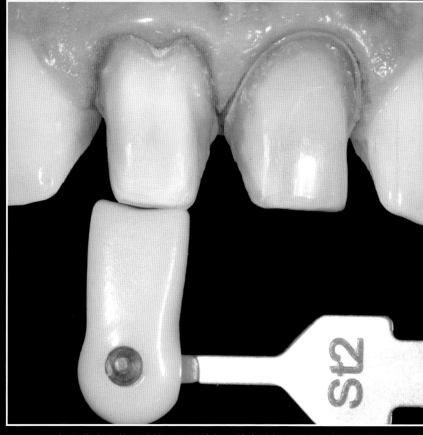

图4-32　颜色信息应传递给技工室的技师。基底的颜色比色用其自身基材的色标（义获嘉伟瓦登特公司）。

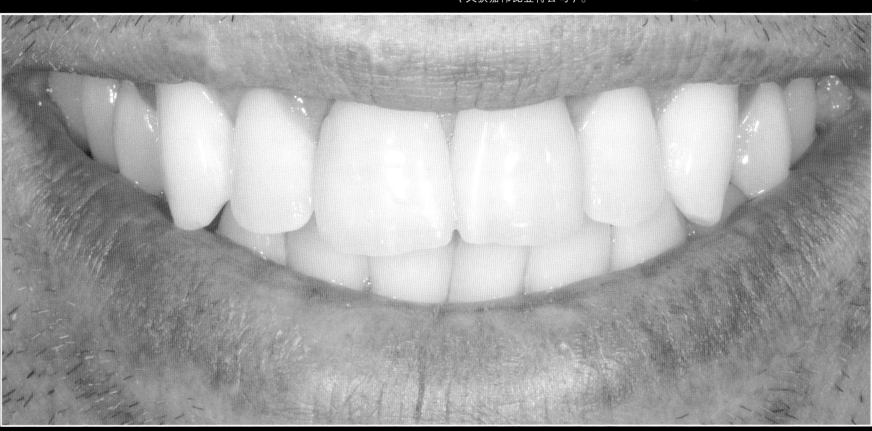

图4-33　快速凝固的丙烯酸树脂重衬后用半透明水门汀（Provitemp – Biodinâmica）粘接临时固定。

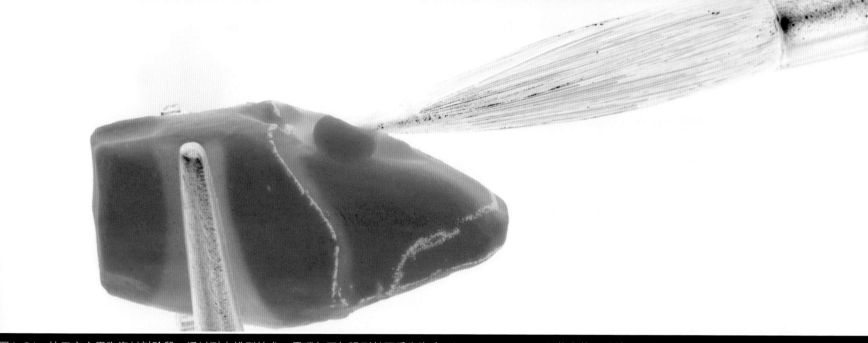

图4-34 技工室应用陶瓷材料阶段。通过耐火模型技术，用磷灰石加强型长石质陶瓷（IPS e.max Ceram – 义获嘉伟瓦登特公司）。

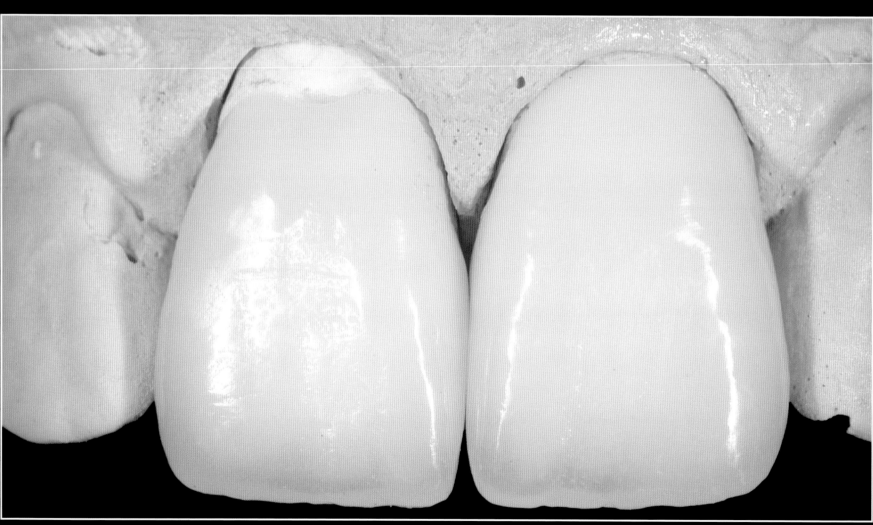

图4-35 模型上完成贴面。这种材料可以恢复天然牙中存在的所有特性。

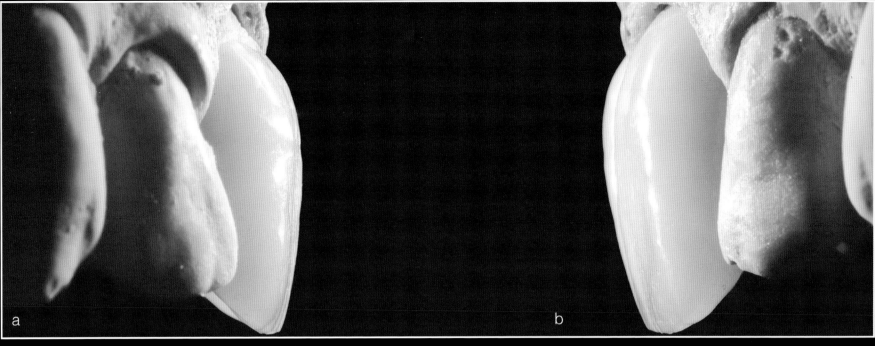

图4-36a和b　右侧（a）和左侧（b）观察完成后的修复体。

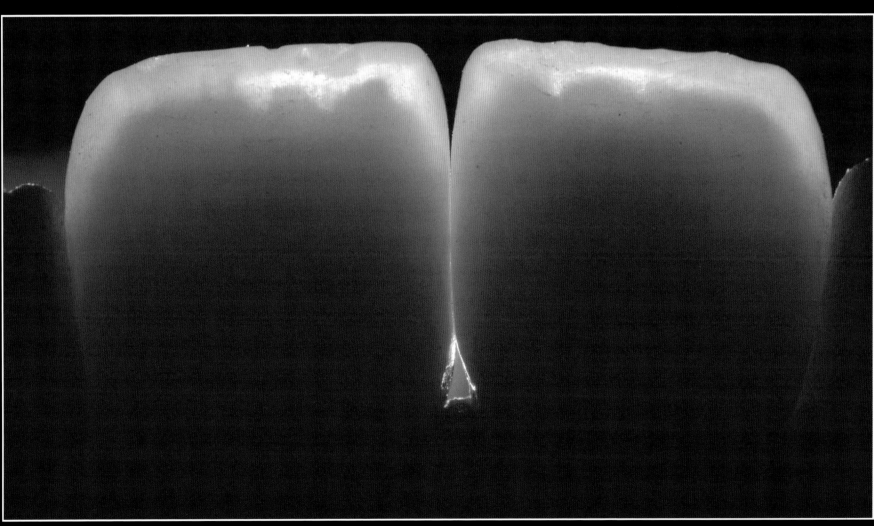

图4-37　用这种陶瓷材料获得的乳光。

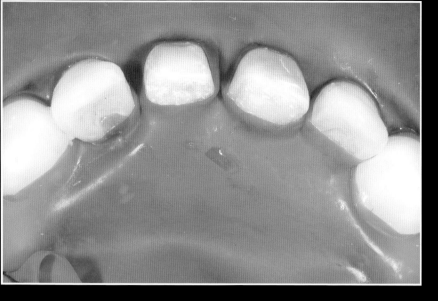

图4-38　对于粘接剂粘接的程序，进行改良的绝对隔离是非常重要的。

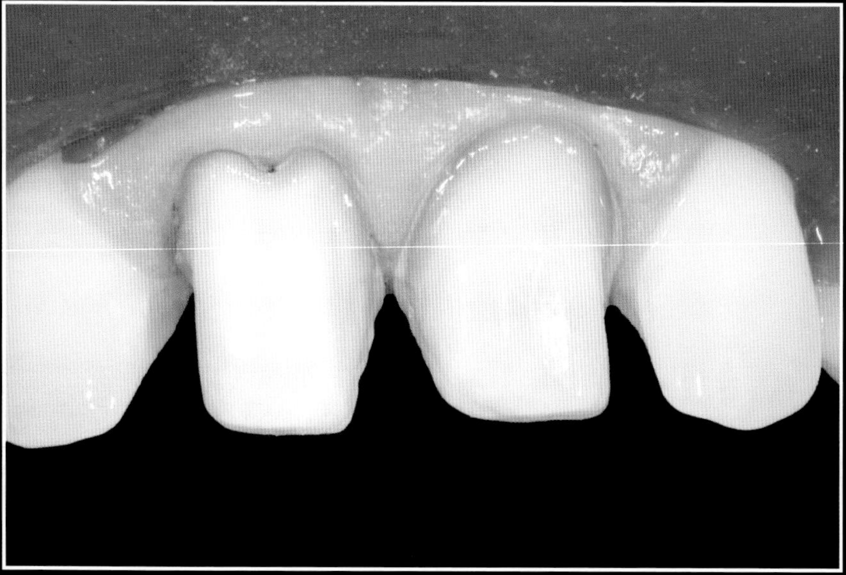

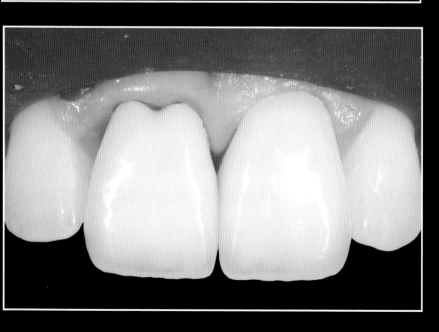

图4-39　进行改良的绝对隔离。

图4-40　隔离前进行第一次试戴。每个修复体都必须单独验证，之后再同时试戴。绝对隔离后，应进行相同的程序。

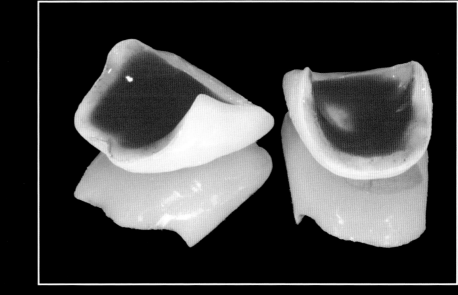

图4-41　试戴并调整后，开始处理陶瓷。应用8%～10%氢氟酸1分钟。

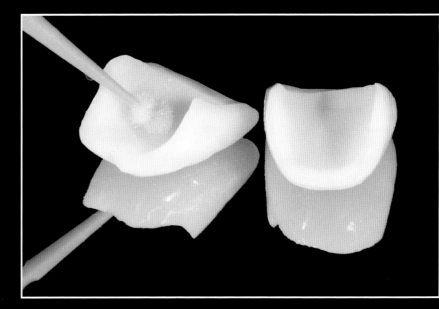

图4-42　用气/水喷雾充分冲洗氢氟酸后并干燥，涂布硅烷偶联剂Monobond-S
（义获嘉伟瓦登特公司）。

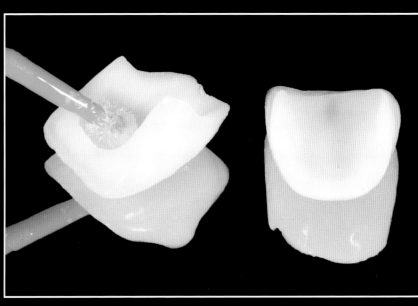

图4-43　陶瓷修复体内涂布双固化粘接剂Excite DSC（义获嘉伟瓦登特公司）。

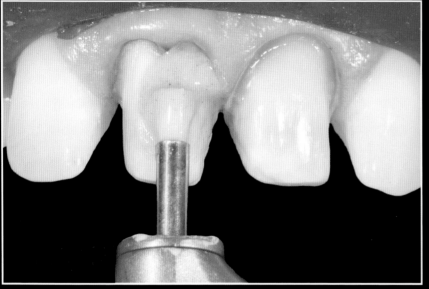

图4-44

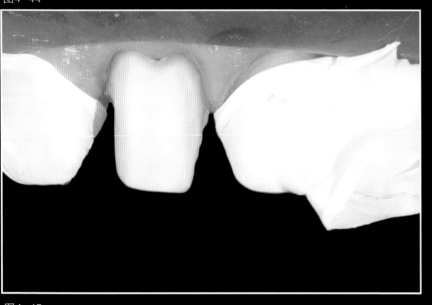

图4-45

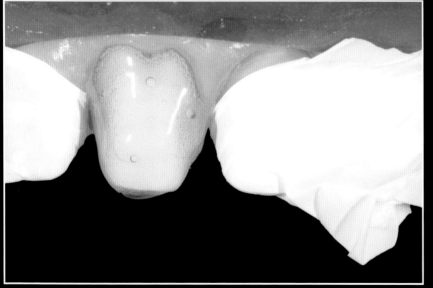

图4-46

图4-44　用浮石粉和2%洗必泰（氯己定）清洁制备的基牙。用ICB毛刷（皓齿）。

图4-45　用生料带保护邻牙。

图4-46　用37%磷酸酸蚀15秒。彻底冲洗并干燥，牙本质结构不要完全脱水。

图4-47　按照厂家的说明，涂布双固化粘接剂系统Excite DSC（义获嘉伟瓦登特公司）。不需要固化粘接剂。

图4-48　水门汀放置在修复体内，小心地带到制备的基牙。水门汀可以延伸整个制备的长度。随后用细探针尖检查修复体正确的位置。

图4-49　用形状和大小合适的刷子去除多余的水门汀。

图4-50　首先从腭侧固化5秒，彻底清除多余的水门汀，涂布甘油凝胶Liquid Strip（义获嘉伟瓦登特公司）并每个面至少固化60秒。

图4-51　完成粘接。邻牙根据相同的粘接顺序。使用不同程度值的光固化水门汀（Variolink Veneer－义获嘉伟瓦登特公司），其中#11使用值为+2水门汀，而#21使用值为+3。

图4-52　在此阶段应使用手术刀片去除多余的水门汀，邻面砂条和浸渍金刚砂硅橡胶轮用于边缘的最终抛光。

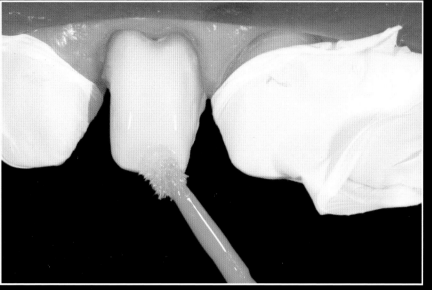

图4-47

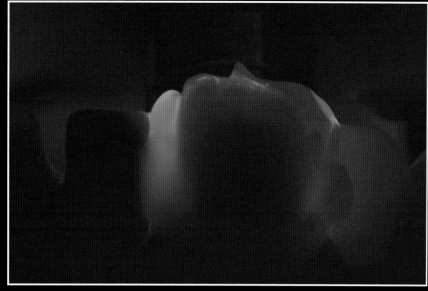

图4-48

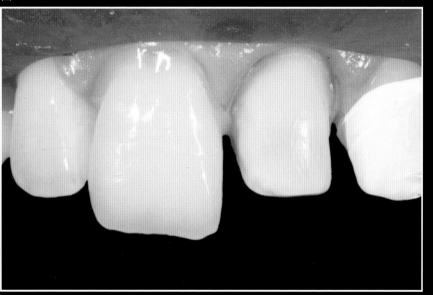

图4-49

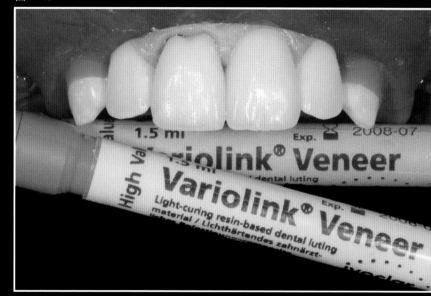

图4-50

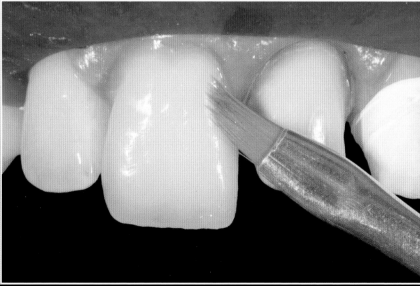

图4-51

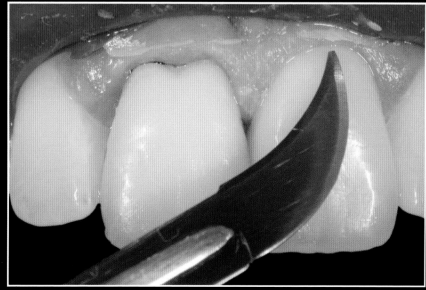

图4-52

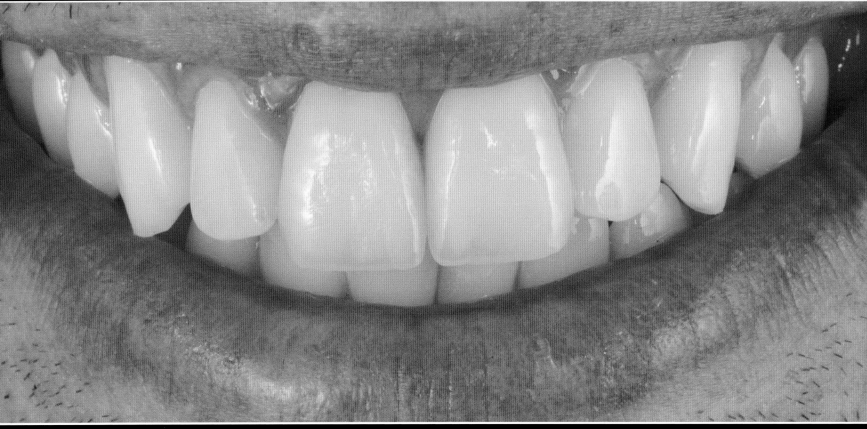

图4-53 最终的笑容。修复体融入天然牙列中。

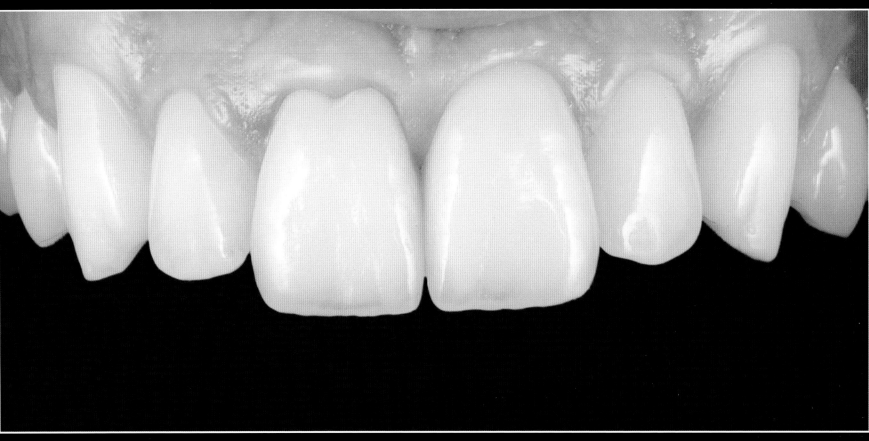

图4-54 常规观察前牙。

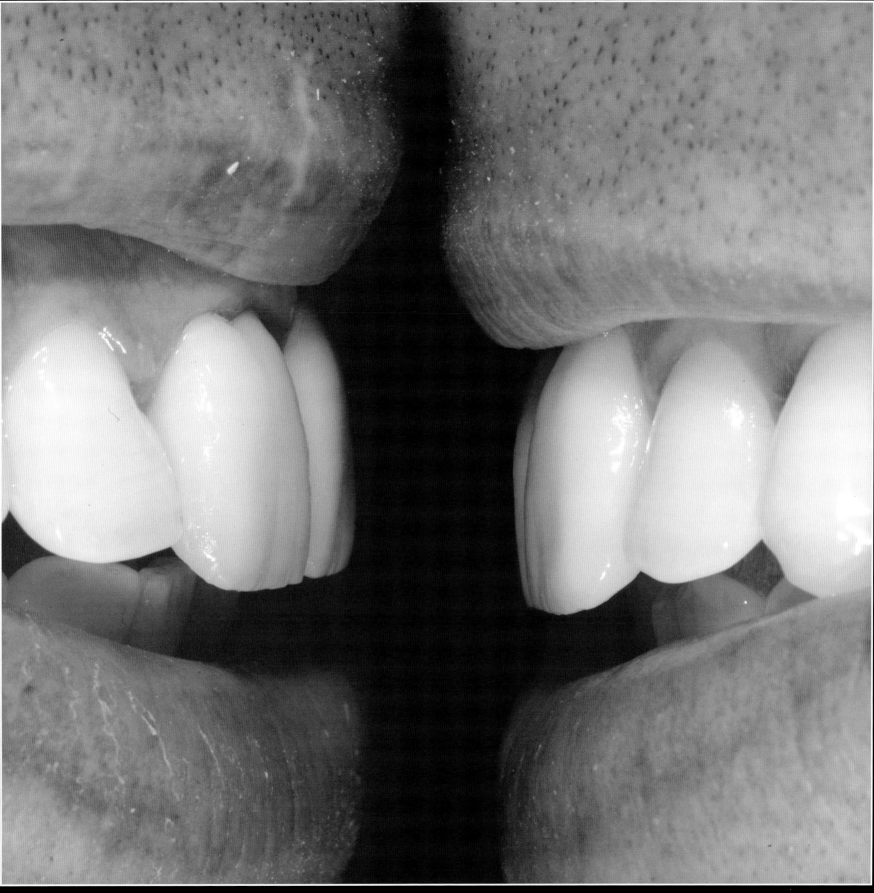

图4-55　右侧和左侧观察修复体的轮廓。

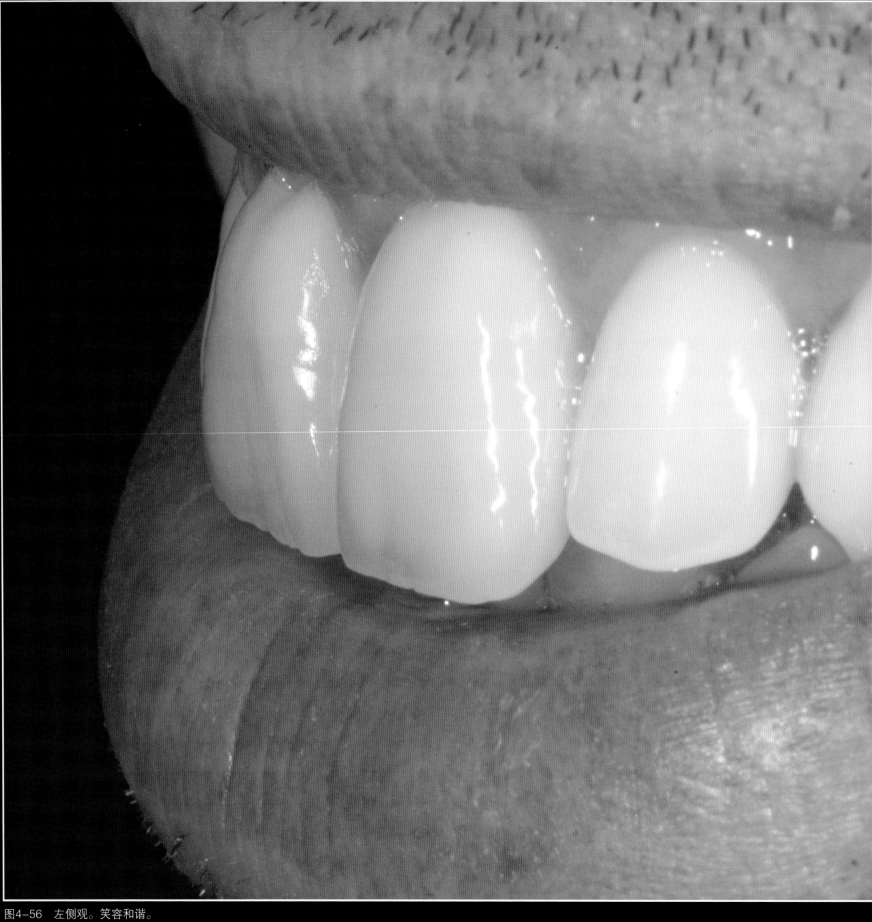

图4-56 左侧观。笑容和谐。

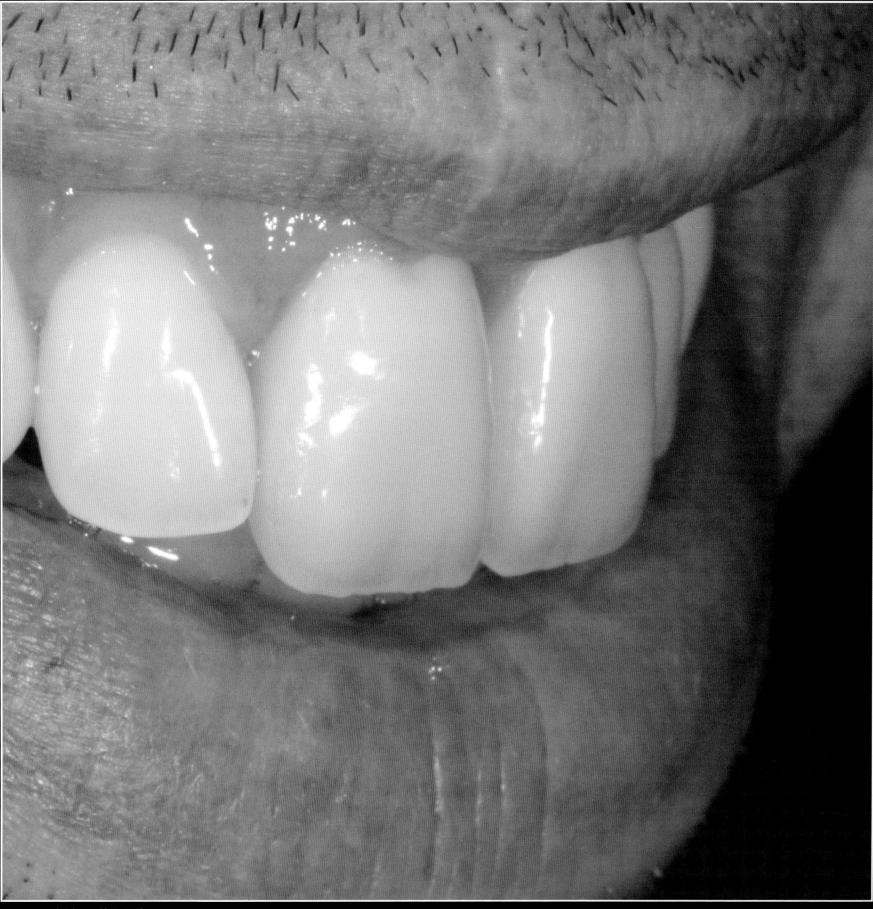

图4-57 右侧观。笑容和谐。

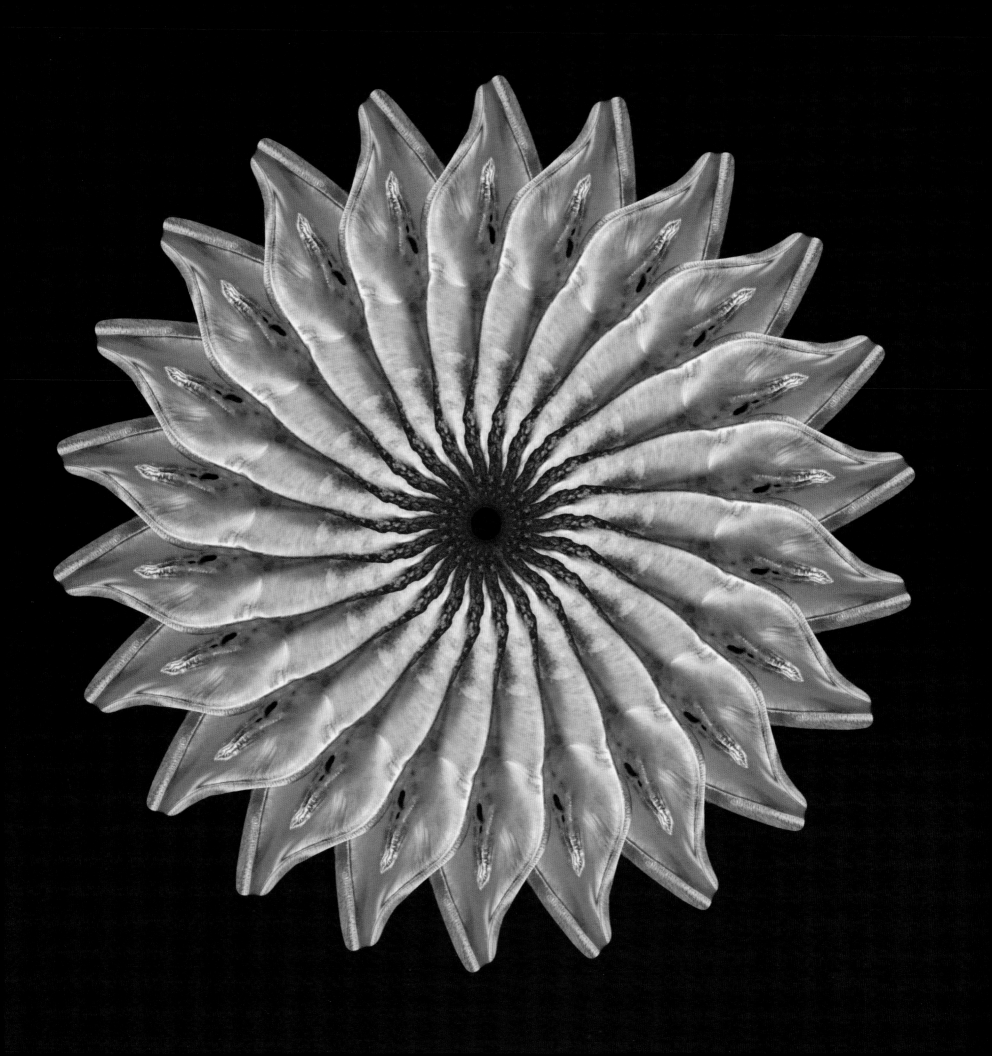

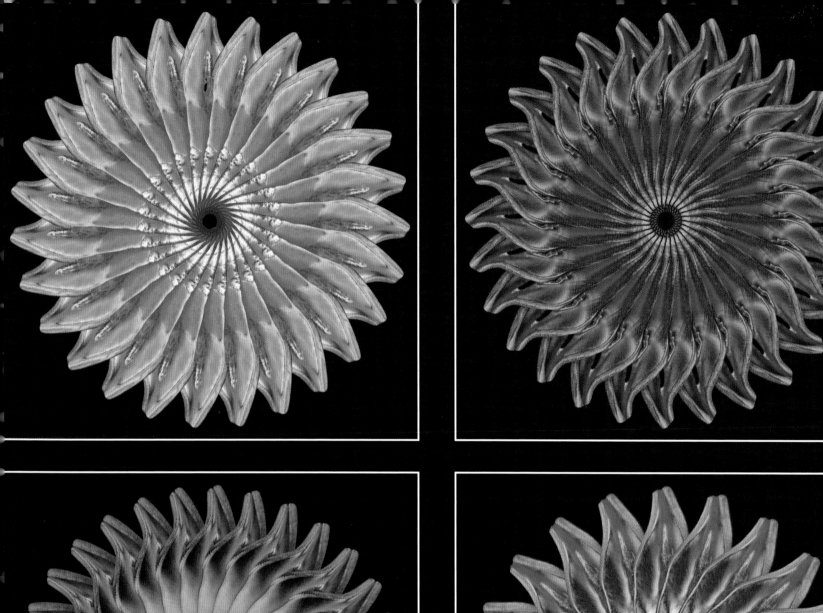
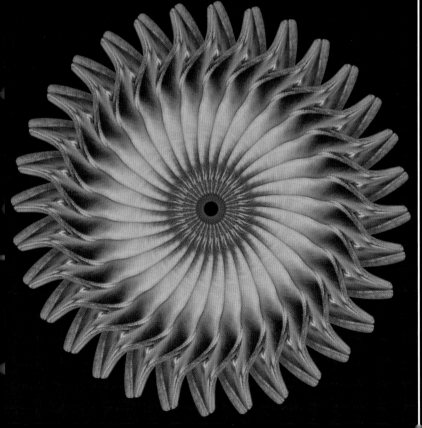
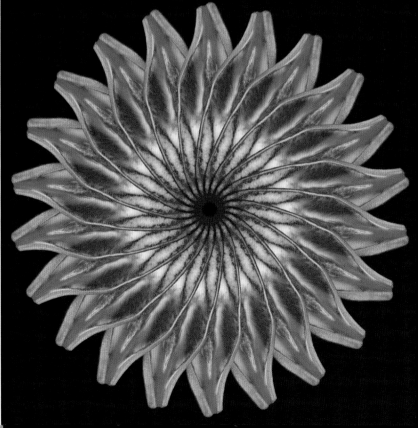

5. 陶瓷的粘接
Adesão à Cerâmica

Renan Belli
Luiz Narciso Baratieri

用于粘接或修补间接陶瓷修复体的树脂材料（复合树脂和树脂水门汀）可以通过机械、化学或两者结合的方法粘接在陶瓷表面上[13,19]。建立这样的过程基本上由3个因素调节：陶瓷的组成和内部组织结构；树脂材料的组成；进行表面处理的类型，能够单独或协同作用[8]。

牙科用的陶瓷可分为两大类：高含量二氧化硅陶瓷和低含量二氧化硅陶瓷。树脂水门汀与陶瓷材料之间建立的粘接遵循不同的方法。

低含量二氧化硅陶瓷的粘接

由于不同的陶瓷成分不同，因此它们对腐蚀性物质和促进化学结合的物质表现出不同的亲和力。用于制作高强度内冠的陶瓷（如Procera系统的氧化铝和氧化锆，In Ceram氧化铝和氧化锆，LAVA，IPS e.max ZirCAD等）含有丰富的金属氧化物（氧化铝、氧化锆）和少量二氧化硅（SiO_2）[8]。这些陶瓷只能通过氧化铝微粒喷砂才能获得微固位表面，而采用酸蚀处理不会引起明显的变化。酸处理陶瓷基底是通过选择性溶解由二氧化硅和长石网格（$K_2O-Al_2O_3-6SiO_2$）形成的玻璃基质以及溶解白榴石晶体而起作用[16]。金属氧化物含量高的陶瓷由于其成分中二氧化硅的含量很少或没有，用氢氟酸（HF）处理表面不会引起显著的变化，也可以被称为不可处理陶瓷[9]。

正如低含量二氧化硅的表面对酸溶解的亲和力低一样，其对双功能硅烷偶联剂的亲和力也不明显。硅烷偶联剂是对陶瓷表面的二氧化硅与树脂材料中所含的甲基丙烯酸酯基团两端相对的分子形成结合[1]。因此要防止陶瓷表面缺乏二氧化硅，这样才能与复合树脂形成化学结合。通常用处理高含量二氧化硅陶瓷表面的方法，试图通过酸蚀处理并应用硅烷偶联剂来建立树脂与不可处理陶瓷的粘接方法，往往记录的粘接强度值不尽如人意[8]。

因此，为了促进复合树脂与不可处理陶瓷之间的粘接，遵循的替代方法是处理并随后应用硅烷偶联剂。

用涂覆有二氧化硅的氧化铝颗粒进行喷砂可以促进不可处理陶瓷表面的改性，并使其与应用的硅烷剂相互反应。我们将二氧化硅掺入表面的过程称为硅烷化，它可以使这类陶瓷与常规的树脂水门汀进行粘接[20,31]。硅烷化可以通过Rocatec®（3M ESPE）系统在技工室进行，也可以在诊室用专为口内设计的Cojet™（3M ESPE）系统完成。尽管硅烷化作为金属氧化物含量高的陶瓷表面处理方法是有效的，但与富含氧化铝基的陶瓷相比，涂覆有二氧化硅的氧化铝颗粒似乎不能很好地融合到富含氧化锆陶瓷的硬质表面上[27]。

低含量二氧化硅的陶瓷与复合树脂之间的结合也可以通过不涉及

硅烷化和不使用中间结合剂的方法来获得。即通过使用能够化学粘接到金属氧化物上的改良性树脂水门汀来实现[17]。存在于一些粘接剂系统和树脂水门汀（如Panavia F、Rely X Unicem）中的磷酸酯单体（4-META，MDP）与存在于陶瓷表面的金属氧化物化学结合，从而消除了对富含二氧化硅或甚至是硅烷化表面的需要[17]。在应用这些系统之前，必须进行的唯一处理是用氧化铝颗粒简单喷砂，通过加入氧化铝（Al_2O_3）导致形成高活性的微固位表面。这些改良性水门汀与低含量二氧化硅陶瓷的结合证明是非常有效的，粘接强度值超过了其他的表面处理方法，包括硅烷化[21,24,37]。

高含量二氧化硅陶瓷的粘接

可处理陶瓷是具有高含量玻璃相（二氧化硅含量高）的材料，涉及长石、白榴石、氧化铝、云母或二硅酸锂的晶体。这些陶瓷的应用例子是Vitadur Alpha、VMK68、IPS Empress Esthetic、IPS Empress II、IPS e. max Press、ProCAD和Vitablocs等。与金属氧化物含量高的陶瓷相比它们的晶体相较低，赋予长石质陶瓷和玻璃陶瓷更高的半透明性和美观性并降低了抗断裂性[14]。因此，考虑到修复体获得增加机械强度的可能性[3,26]以及用于粘接的树脂材料的美学潜力，这些陶瓷与牙体组织之间用水门汀建立粘接变得更加可取[33]。

没有表面处理会导致二氧化硅含量高的陶瓷与树脂材料之间的粘接性差[30]。为了加强这种结合，在1983年提出了通过酸蚀处理产生多孔和微固位的内表面用于陶瓷贴面的水门汀粘接[10]。在此期间，各种研究评估了不同酸（酸性氟磷酸，磷酸，盐酸，氟化氢铵，EDTA，氢氟酸）的处理模式及其对陶瓷与复合树脂之间粘接强度的影响[5,23,34]。然而，对于适合树脂渗透来说，几乎只有10%氢氟酸（HF）被认定为能产生理想的固位性微形态[2]。但是，这种酸易挥发，对机体组织是有毒的，并且对患者和操作者的健康构成风险[5]。氢氟酸应按照指示在通风环境下使用。

为了找到一个毒性较小的替代氢氟酸，酸性氟磷酸与磷酸常用于处理陶瓷基底，特别是口内修补的情况。然而这些替代酸的有效性是可疑的。当使用磷酸时，观察到陶瓷表面很少或几乎没有形态变化[1,19,34]，应用酸性氟磷酸，导致玻璃基质的溶解与形成的微固位不足[2,34]。因此氢氟酸（HF）仍然是最适合处理高含量二氧化硅陶瓷的材料。

陶瓷的处理时间基本上取决于所使用的陶瓷类型。白榴石晶体含量高的压铸瓷（如IPS Empress和IPS Empress Esthetic，义获嘉伟瓦登特公司）和长石质陶瓷可以用氢氟酸处理1分钟，有足够的时间以产生合适的微固位（图5-1）。由二硅酸锂晶体增强的压铸陶瓷（如IPS Empress II和IPS e.max Press，义获嘉伟瓦登特公司）需要较短的处理时间，在20~60秒之间，因为它们的二氧化硅含量低、密度较高以及晶体的尺寸较小（图5-2）。当您不确定所用的可处理陶瓷推荐的酸蚀处理时间时，据估计1~3分钟的时间就足够了[8]。

作为高含量二氧化硅的可处理陶瓷表面经酸蚀处理晶体相溶解，还具有其他优点。存在于玻璃基质中的表面缺陷，比如在冷却过程中形成的微裂纹也被同时溶解，从而防止了造成陶瓷修复体早期折裂发生的裂纹蔓延[33]。

玻璃基质表面溶解导致基底的接触面积、润湿性和表面自由能增加[15,30]。这些因素可以使陶瓷基底耐受液体粘接剂更大的扩散以及在两种物体之间产生更高的界面强度。用氢氟酸处理后，报道结果是复合树脂与陶瓷之间的结合显著增加[13,31]。然而，单独的机械结合似乎不足以促进可处理陶瓷与复合树脂之间充分且持久的粘接力[7,12,23,29]。

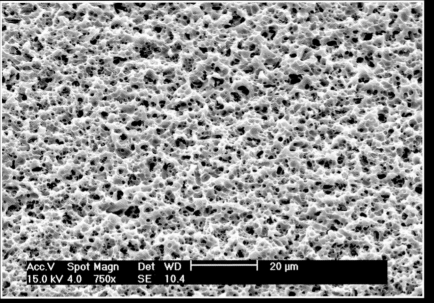

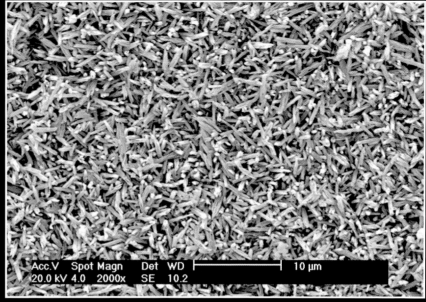

图5-1　IPS Empress Esthetic陶瓷表面用氢氟酸处理1分钟后。观察由于酸的作用引起玻璃基质和白榴石晶体的腐蚀，形成高度微观固位性表面。放大750倍。

图5-2　IPS Empress Ⅱ陶瓷表面用氢氟酸处理20秒后。在这种陶瓷中，酸的作用仅促进了玻璃基质的溶解，保留了二硅酸锂的晶体。这种处理模式导致微机械固位和粘接剂的粘接强度提高。放大2000倍。

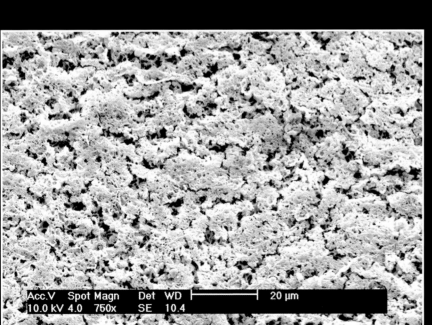

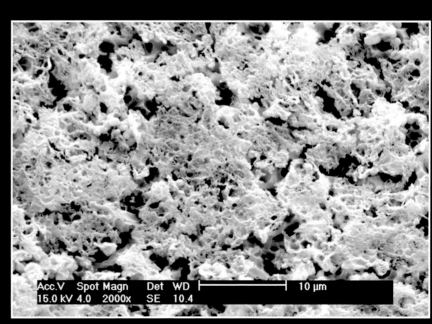

图5-3a　IPS Empress Esthetic陶瓷表面用氢氟酸处理1分钟后。没有采用清洁技术。观察厚厚沉积的海绵状废弃物遍布在整个表面。

图5-3b　在放大更高倍数下，废弃物的结构显示其充满了微孔，这使得水、硅烷和粘接剂可以渗透。

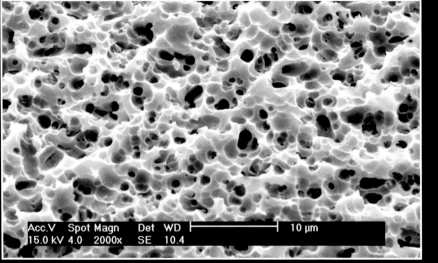

图5-4 IPS Empress Esthetic陶瓷表面用氢氟酸处理1分钟，并用气/水枪冲洗30秒。

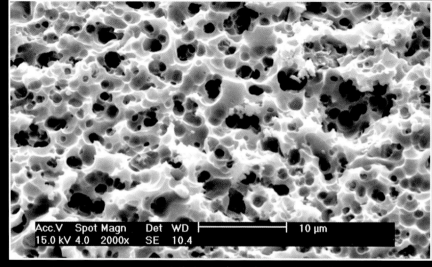

图5-5 IPS Empress Esthetic陶瓷表面用氢氟酸处理1分钟，并用37%磷酸凝胶清洁30秒。

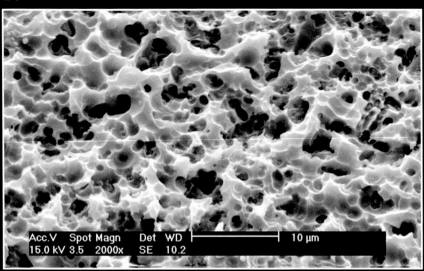

图5-6 IPS Empress Esthetic陶瓷表面用氢氟酸处理1分钟。将修复体浸泡在蒸馏水中超声振荡5分钟进行清洗。

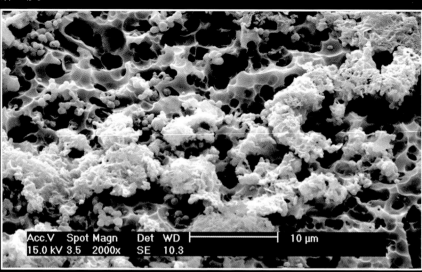

图5-7 IPS Empress Esthetic陶瓷表面用氢氟酸处理1分钟。通过应用自处理硅烷化系统获得废弃物的部分溶解。

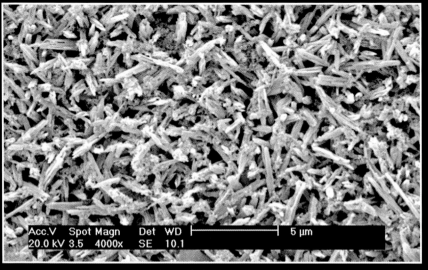

图5-8 IPS Empress II陶瓷表面用氢氟酸处理20秒。未进行清洁过程。观察晶体之间的空间细废弃物的沉积模式。

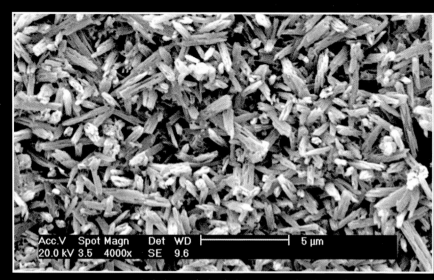

图5-9 IPS Empress II陶瓷表面用氢氟酸处理20秒，并用气/水枪冲洗30秒。去除所有的废弃物。

处理后的清洁

由于玻璃基质和/或陶瓷晶体的溶解，即使用水冲洗氢氟酸后，由氟离子与陶瓷成分发生反应形成的残留物仍然保持沉积在修复体的内表面上（图5-3）。处理后即刻的临床表现通常会因陶瓷表面的不透明性混淆临床视觉，这与处理的有效性有关。但是，这种不透明的白色外观与酸蚀处理结果沉积残留的盐相关，而不会形成微固位。

当在这层残留物上进行粘接程序时（硅烷化+应用粘接剂），复合树脂与陶瓷之间的粘接强度可能会受到损害[5-6,25]。为了防止残留物对粘接带来的负面影响，酸处理后已经采用不同的临床清洁方案，例如应用37%磷酸凝胶，修复体浸泡在超声清洗机振荡，或以上这两种方法结合使用[11,25,32]。

尽管这些技术证明了可以有效地去除残留物，但它们的使用意味着进行更多的临床步骤、更长的椅旁时间、成本增加以及许多牙医无法接受需要昂贵的设备。距离陶瓷表面1cm用气/水枪的水流喷射30秒被证明在去除这些残留物方面同样有效，对于任何专业人士来说这是一种更实用和负担得起的替代方案（图5-4~图5-6）[6]。

残留物形成多少以及其有害影响取决于陶瓷的类型。对于玻璃基质含量高的陶瓷，例如长石类陶瓷和基于白榴石晶体的陶瓷，酸处理后产生一层厚厚的残留物。在这类陶瓷中，残留物不会阻止硅烷或粘接剂的渗透，但是如果不去除或仅部分去除则导致粘接强度降低（图5-7）[6]。基于二硅酸锂晶体陶瓷，例如IPS Empress II和IPS e.max Press，在处理20秒后所形成的残留物很薄、很稀少，并保留沉积在晶体之间（图5-8）。对于这些陶瓷，残留物的持久性不足以影响粘接的质量[6]。然而应用气/水枪喷射清洁可以有效地替代其他酸处理后的清洗技术（图5-9）。

陶瓷表面的硅烷化

高含量二氧化硅陶瓷和树脂水门汀材料之间建立的化学结合与复合树脂的填料颗粒结合到树脂基质是相同的方法。这些填料颗粒用有机硅烷化学剂进行处理，它们能够通过共价键和氢离子键同时与二氧化硅和甲基丙烯酸酯基团结合[1,36]。鉴于这些试剂之间的化学亲和力，同样的原理也被用来促进高含量二氧化硅陶瓷与复合树脂之间的结合。

硅烷剂在其两端具有有机和无机反应基团，通用公式是"R-Si-(OR')"。硅烷分子的有机官能团末端（R）具有反应的亚甲基（CH_2）基团，与树脂粘接剂的甲基丙烯酸甲酯基团通过加成聚合反应。OR'基团通过有机酸的作用水解，形成硅烷醇（Si-OH）基团，硅烷醇（Si-OH）基团与存在于陶瓷表面的硅烷醇基团通过缩合反应，形成硅氧烷（O-Si-O）键[1,36]。与形成的硅氧烷键同时进行缩合反应的是，硅烷分子的羰基（C=O）与分离的羟基（OH-）基团反应，与陶瓷表面结合形成氢键（C-O-Si）[36]。因此，用于形成硅氧烷桥的硅烷分子的反应取决于陶瓷表面上可得到的羟基（OH-）基团的量。

在市场上可以发现有两种形式的硅烷剂：未水解和预水解。未水解的硅烷是2瓶出售的那些，应该在涂布到陶瓷表面之前立即混合。当购买的只有1瓶时，说明液体已经反应，可以直接使用。这两种类型都可以有效地促进陶瓷和树脂水门汀材料之间的化学结合；然而，由于1瓶的硅烷已经水解，其有效性往往低于2瓶销售的产品。

硅烷偶联剂可以作为这些陶瓷表面处理的唯一方式或者是酸处理之后涂布。通过酸处理或应用硅烷剂促进机械或化学类型的结合，有助于建立复合树脂/陶瓷粘接的不同方式。当仅进行酸处理时，树脂材料和陶瓷之间的结合是完全取决于树脂通过由酸腐蚀产生的沟和孔隙中渗透所获得的机械固位力。单独应用硅烷剂可以促进化学粘接，不同的是，复合树脂/树脂的结合只依赖于硅烷和基底之间的分子相互作用。然而，选择单独用机械或化学方法处理表面，结果显示粘接强度值明显低于那些由两者组合获得的粘接值[13]。仅用硅烷处理的抛光陶瓷表面表现出的粘接值往往比仅用氢氟酸单独处理的表面粘接值更低[13-28]。诸如此类的结果使许多学者认为机械固位成为了通过酸处理并应用硅烷剂形成的陶瓷与复合树脂之间结合的决定性因素[29]。然而另一些学者认为，机械和化学因素的联合对于树脂材料与高含量二氧化硅陶瓷之间建立可靠的结合是必不可少的[23,35]。研究评估了这种粘接法的耐久性证实了两种类型的表面处理协同作用的稳定性，而仅用酸处理或仅用硅烷处理的方法是不利的[28,35]。

虽然酸蚀处理后修复体的内表面上简单地涂布硅烷能够提高树脂材料的粘接，但还可以进一步加强由硅烷剂促进的化学结合的有效性。当涂布硅烷后并干燥时，修复体内表面在高温下干燥可以实现这一点。可以把修复体放置在用于固化间接复合树脂的烘箱中，100℃下加热2分钟，这种设备最常见于义齿加工厂。另一种更实用的代替方法是在诊室中使用吹风机的热气流（50℃）吹15秒能够促进修复体的内表面干燥。作为第三种选择，修复体用开水冲洗30秒并用压缩空气吹干。这些步骤去除了不直接与陶瓷结合的硅烷的最外层，只留下更薄的化学活性层[18]。硅烷的最外层更不稳定并且更易于水解降解。因此，这些方法促进了树脂水门汀材料粘接的增加，而且似乎延长了这种粘接的耐久性[18]。

参考文献

[1] Aida M, Hayakawa T, Mizuikawa K. Adhesion of composite to porcelain with various surface conditions. J Prosthet Dent. 1995; 73:464-70.

[2] Al Edris AA, Al Jabr AA, Cooley RL, Barghi N. SEM evaluation of etch patterns by three etchants on three porcelains. J Prosthet Dent. 1990; 64:734-9.

[3] Andreasen F, Flügge E, Daugaard-Jensen J, Munksgaard E. Treatment of crown fractured incisors with laminate veneer restorations: an experimental study. Endod Dent Traumatol. 1992; 8:30-5.

[4] Bailey LF, Bennett RJ. DICOR surface treatments for enhanced bonding. J Dent Res. 1988;67:925-31.

[5] Beiran I, Miller B, Bentur Y. The efficacy of calcium gluconate in ocular hydrofluoric acid burns. Hum Exp Toxicol. 1997; 16:223-8.

[6] Belli R. Limpeza pós-condicionamento e união compósito-cerâmica: avaliação através de uma nova técnica de microtração [dissertação]. Florianópolis: Universidade Federal de Santa Catarina. Programa de Pós-Graduação em Odontologia. Mestrado em Odontologia – Área de Concentração Dentística; 2007.

[7] Berry T, Barghi N, Chung K. Effect of water storage on the silanization in porcelain repair strength. J Oral Rehabil. 1999; 26:459-63.

[8] Blatz MB, Sadan A, Kern M. Resin-ceramic bonding: a review of the literature. J Prosthet Dent. 2003; 89:268-74.

[9] Borges GA, Sophr AM, de Goes MF, Sobrinho LC, Chan DCN. Effect of etching and airborne particle abrasion on the microstructure of different dental ceramics. J Prosthet Dent. 2003; 89:479-88.

[10] Calamia JR. Etched porcelain facial veneers: a new treatment modality based on scientific and clinical evidence. N Y J Dent. 1983; 53:255-9.

[11] Canay S, Hersek N, Ertan A. Effect of different acid treatments on a porcelain surface. J Oral Rehabil. 2001; 28:95-101.

[12] Della Bona A, Anusavice KJ, Mecholsky Jr JJ. Failure analysis of resin composite bonded to ceramic. Dent Mater. 2003; 19:693-9.

[13] Della Bona A, Anusavice KJ, Shen C. Microtensile strength of composite bonded to hot-pressed ceramics. J Adhes Dent. 2000; 2:305-13.

[14] Della Bona A, Mecholsky Jr JJ, Anusavice KJ. Fracture behavior of lithia disilicate- and leucite-based ceramics. Dent Mater. 2004; 20:956-62.

[15] Della Bona A, Shen C, Anusavice KJ. Work of adhesion of resin on treated lithia disilicate-based ceramic. Dent Mater. 2004; 338-44.

[16] Della Bona A, Van Noort R. Ceramic surface preparations for resin bonding. Am J Dent. 1998; 11:276-80.

[17] Hikita K, Van Meerbeek B, De Munck J, Ikeda T, Van Landuyt K, Maida T, et al. Bonding effectiveness of adhesive luting agents to enamel and dentin. Dent Mater. 2007; 23:71-80.

[18] Hooshmand T, Van Noort R, Keshvad A. Bond durability of the resin-bonded and silane treated ceramic surface. Dent Mater. 2002; 18:179-88.

[19] Kato H, Matsumura H, Ide T, Atsuta M. Improved bonding of adhesive resin to sintered porcelain with the combination of acid etching and a two-liquid silane conditioner. J Oral Rehabil. 2001; 28:102-8.

[20] Kern M, Thompson VP. Bonding to glass infiltrated alumina ceramic: adhesive methods and their durability. J Prosthet Dent. 1995; 73:240-9.

[21] Kern M, Wegner SM. Bonding to zirconia ceramic: adhesion methods and their durability. Dent Mater. 1998; 14:64-71.

[22] Lacy AM, Laluz J, Watanabe LG, Dellinges M. Effect of porcelain surface treatment on the bond to composite. J Prosthet Dent. 1988; 60:288-91.

[23] Leibrock A, Degenhart M, Behr M, Rosentritt M, Handel G. In vitro study of the effect of thermo- and load-cycling on the bond strength of porcelain repair systems. J Oral Rehabil. 1999; 26(2):130-7.

[24] Lüthy H, Loeffel O, Hammerle CHF. Effect of thermocycling on bond strength of luting cements to zirconia ceramic. Dent Mater. 2006; 22:195-200.

[25] Magne P, Cascine D. Influence of post-etching cleaning and connecting porcelain on the microtensile bond strength of composite resin to feldspathic porcelain. J Prosthet Dent. 2006; 96:345-61.

[26] Magne P, Douglas WH. Porcelain veneers: dentin bonding optimization and biomimetic recovery of the crown. Int J Prosthodont. 1999; 12:111-21.

[27] Matinlinna JP, Heikkinen T, Özcan M, Lassila LVJ, Vallitu PK. Evaluation of resin adhesion to zirconia ceramic using some organosilanes. Dent Mater 2006; 22:824-31.

[28] Meyer Filho A, Vieira LC, Araujo E, Monteiro Junior S. Effect of different ceramic surface treatments on resin microtensile bond strength. J Prosthodont. 2004; 13:28-35.

[29] Meyer Filho A. Adesão de resina composta à cerâmica: avaliação do efeito do armazenamento e termociclagem na resistência de união [tese]. Florianópolis: Universidade Federal de Santa Catarina. Programa de Pós-Graduação em Odontologia. Doutorado em Odontologia – Área de Concentração Dentística; 2005.

[30] Oh WS, Shen C. Effect of surface topography on the bond strength of a composite to three different types of ceramic. J Prosthet Dent. 2003; 90:241-6.

[31] Özcan M, Alkumru HN, Gemalmaz D. The effect of surface treatment on the shear bond strength of luting cement to a glass-infiltred alumina ceramic. Int J Prosthodont 2001; 14:335-9.

[32] Peumans M, Van Meerbeek B, Yoshida Y, Lambrechts P, Vanherle G. Porcelain veneers bonded to tooth structure: an ultra-morphological FE-SEM examination of the adhesive interface. Dent Mater. 1999; 15:105-19.

[33] Rosenstiel SF, Land MF, Crispin BJ. Dental luting agents: a review of the current literature. J Prosthet Dent. 1998; 80:280-301.

[34] Saraçoglu A, Cura C, Cotert HS. Effect of various surface treatment methods on the bond strength of the heat-pressed ceramic samples. J Oral Rehabil. 2004; 31:790-7.

[35] Shahverdi S, Canay S, Sahin E, Bilge A. Effects of different surface treatment methods on the bond strength of composite resin to porcelain. J Oral Rehabil. 1998; 25:699-705.

[36] Soderholm KJ, Shang SW. Molecular orientation of silane at the surface of colloidal silica. J Dent Res. 1993; 72:1050-4.

[37] Wegner SM, Kern M. Long-term resin bond strength to zirconia ceramic. J Adhes Dent. 2000; 2:139-47.

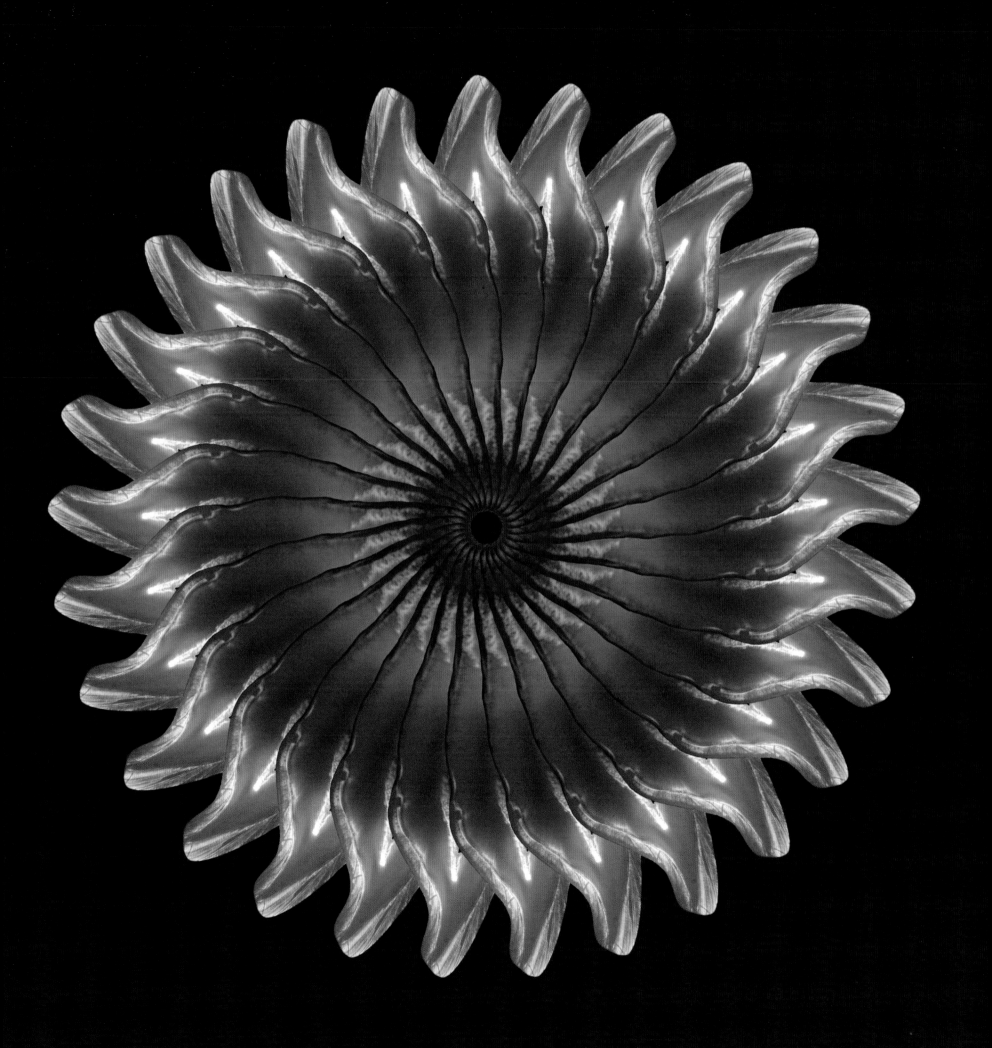

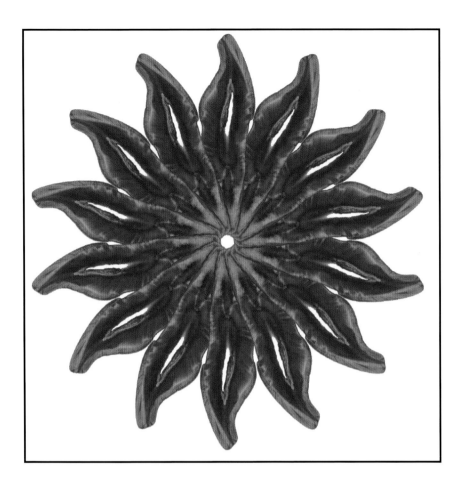 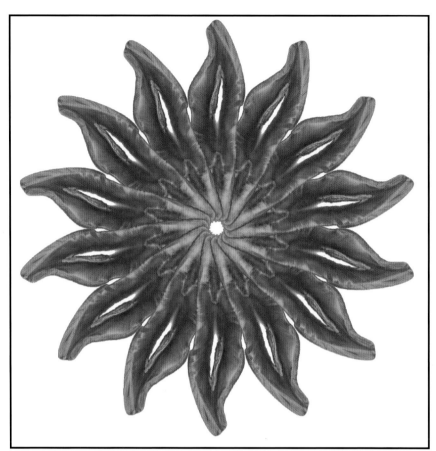

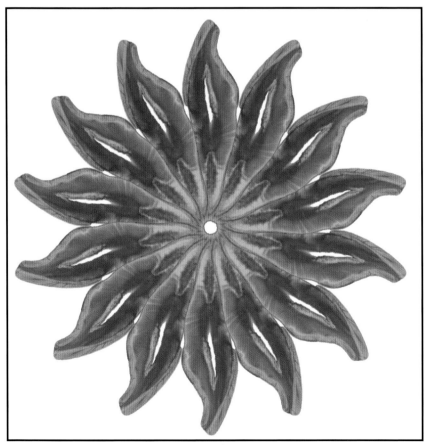 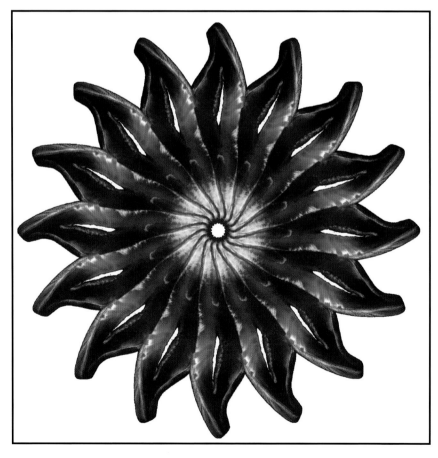

6. 修复牙科的自动化制作
—— CAD/CAM

Fabricação Automatizada de Restaurações Dentárias

Florian Beuer
Josef Schweiger
Daniel Edelhoff

简介

与大多数其他领域一样，制造间接修复体的日常工作也变得越来越趋于自动化。在一些牙科技师服务昂贵的国家，自动化有助于降低生产成本，并减少在廉价劳动力的地方加工义齿修复体的吸引力。计算机技术的发展使义齿部件的生产更加经济化，也使计算机辅助的修复体制造系统占据了越来越多的市场份额。目前几乎所有的大型牙科材料制造公司为其客户提供用于修复的自动化生产技术，供牙科医生和牙科技工室以及加工中心使用。作为CAD/CAM系统生产修复体的一个重要因素是新的工业生产的修复材料，几乎没有失败。由于数据的存储，这些材料的生产链可以提高质量和再现性，有利于设计并提高精确性，从而提高工作效率。软件和硬件领域的持续发展以及创新材料的可用性不断增加，意味着将来可能会有新的生产方法和治疗理念使成本进一步降低。牙医今后将无法逃避这种生产技术，需要提高他们对这个问题的认识，以便能够成功地利用这些新方法的优点。

基本概念和原理

CAD/CAM的概念被广泛用于牙科作为机械加工技术制作修复体的代名词，严格来说这与事实不符。CAD是"Computer Aided Design"的首字母缩写词，意思是"在计算机的帮助下建造（或设计）"。CAM是"Computer Aided Manufactured"的缩写形式，可译为"由计算机辅助生产"。作为制作CAD/CAM修复体的具体方法，事实上首字母缩写并没有给出任何信息。

所有的CAD/CAM系统由3个不同的部分组成：

（1）用于扫描的设备（扫描仪），其将真实存在的几何图形读取并转换成由计算机解释的逻辑数据；

（2）处理软件，其准备现有的数据并作为创建用于制造产品数据的应用程序；

（3）生产技术，将来自软件的制造数据转换成所需的对象（实际存在的几何体）。

CAD/CAM修复体生产的不同形式

根据CAD/CAM系统的组成部分的物理位置，可以在牙科中选择不同的牙科修复生产概念：

（1）在诊室制造；

（2）在牙科技工室制造；

（3）在加工中心制造。

在诊室制造

这是CAD/CAM修复的制作形式首次呈现的变化，系统的所有组件都在牙科诊所，使义齿部件的制造不需要技工室技术人员。在这种情况下，用于扫描的装置是一个内窥镜，大多数时间免除了常规的取模步骤。这减少了所需的临床时间，并且通常可以仅在一次临床就诊就能完成制作间接修复体（从制备到粘接）。目前，唯一可以在诊所制造的系统是CEREC（西诺德，本斯海姆，德国）。其他公司也计划提供这种系统的可能性。

由于CEREC系统的工作原理是在水冷却下研磨修复材料（机械加工），因此从玻璃陶瓷块到高性能的氧化物陶瓷（抗力）各种类别的材料都可以使用。自1986年以来已经用这种技术生产瓷嵌体。在科学文献中，用CEREC CAD/CAM系统制作的嵌体成功率10年后约为90%，临床随访12年和16年的评估中约占85%。CEREC是牙科中最古老的CAD/CAM系统，目前发展到第三代。这个成熟系统的主要特点是其制作软件（或修复体的设计）可以以极高的精确性和三维空间重建牙齿的形态与解剖学。

在牙科技工室制造

这种修复体的生产方式是基于传统的工艺，其中牙医向技工室发送印模，然后翻制产生一个石膏模型。不同的CAD/CAM系统在牙科技工室的工作链中找到充足的空间。借助于扫描仪，根据石膏模型的读数产生三维数据，然后由技师将其用于设计系统构建软件中的修复。传输设计的数据到专用的加工设备（这也是在技工室中），并根据其实际几何形状生成修复体。用石膏的主模型，可以控制制作产品的密合性，并可以进行任何修改。由CAD/CAM制造内冠的案例，随后内冠由技师进行正常的手工操作完成上饰面瓷。

在加工中心制造

使用加工中心是计算机化制作修复体的第三种可能性。在这种情况下，位于牙科技工室的"卫星扫描仪"可以通过互联网连接到加工中心。牙科技工室的技师生成必要的数据（扫描和处理或设计）并发送，由加工中心的CAD/CAM机器制作相应的修复体（通常是内冠）。然后将生产的义齿送回技工室。因此，步骤1和步骤2是在技工室中进行，步骤3在加工中心进行。通过这种方式，牙科技工室的技师负责修复体的构建。集中化的CAM（生产）步骤的巨大优势在于减少投资需求，因为技工室只需要购买扫描设备和设计软件。由于与某些生产设备没有任何联系，因此制造过程可以允许更大的独立性。但是必须提醒，目前几乎所有的CAD/CAM系统都是封闭的，也就是说，当您决心从某个公司购买了扫描仪，这意味着要强制性地使用该公司的生产技术和修复材料。因此，对技工室来说，将不存在由加工中心进行制造内冠与各种扫描仪兼容的多种选择性。

许多加工中心为缺乏扫描仪的技工室提供接收主模型、扫描设计的内冠并将其发送回技工室的服务。然后由牙科技师（应用饰面瓷）完成修复体的最终加工。

现在，牙科医生也可以将模型直接发送到加工中心，但到目前为止，这种类型的生产仅限于瓷嵌体。

CAD/CAM过程的另外简化是口内采集数据（光学印模）。这意味着数字化程序链的模拟步骤（取模），将有可能提高质量并降低成本。新软件的开发将允许对制备的质量进行直接评估，并在将数据发送到技工室或加工中心之前对其进行必要的更正。

CAD/CAM系统的组成

扫描仪

扫描仪的概念是指：在牙科领域，用于记录口腔结构三维形状的数据采集设备，并将其转换为由软件解读的数据。原则上，有两种类型的扫描仪：

（1）光学扫描仪；

（2）机械扫描仪。

光学扫描仪

这种类型的采集设备是根据一个摄像系统通过三角测量的方法工作。在这里，光源（例如用激光）和吸收设备处于已知的角度（图6-1）。计算机解读由扫描物体反射并由吸收设备（光学传感器）捕获的光源数据，从而产生三维图像。在系统中可以发现的光源是投影光束或激光束（图6-2）。市场上一些光学扫描仪的例子（图6-3）是：

（1）Lava Scan ST（3M ESPE，塞费尔德，德国－投影光束）；

（2）Everest Scan（KaVo，比伯拉赫，德国－投影光束）；

（3）ES1（etkon，格雷弗尔芬，德国－激光源）。

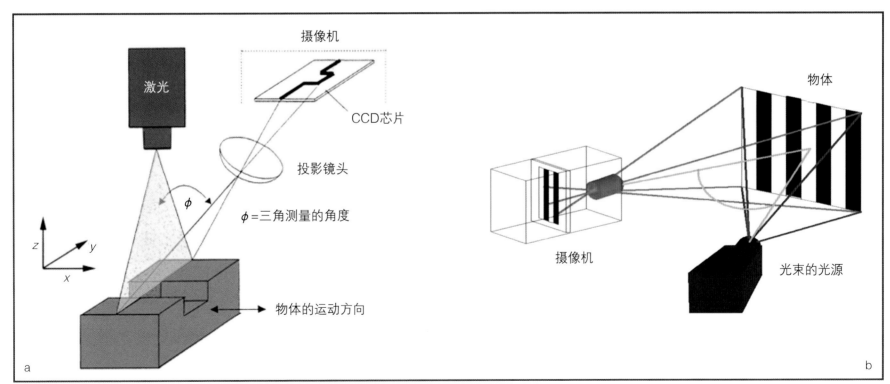

图6-1　用于数字化制备的光学扫描仪的工作原理，用于随后在计算机上设计修复体。a. 带激光束的扫描仪；b. 具有投影光束的扫描仪。

机械扫描仪

这种扫描仪的变型是模型将通过红宝石球的触觉机制提交读数，即：机械地逐行扫描三维结构。通过机械扫描仪采集数据的一个例子是来自Nobel Biocare公司的Procera。这种方法突出了其扫描精确度，并且由于读数的红宝石球的直径与生产系统使用的最小的切割器具的直径是兼容的，这使得所有的扫描数据可以实际加工。这种数据采集方法的缺点是系统中涉及复杂的机械力学使它们变得昂贵，并且与光学系统相比扫描所需的时间更长。

构建或设计的软件

厂家提供特殊的CAD软件对不同类型的牙科修复体构建或设计。其中的一些可以建造牙冠或牙桥的内冠，有的系统可以提供构建单冠、部分间接修复体、嵌体、粘接桥和套筒冠等。目前CAD/CAM系统的软件正在不断发展。通过不断地更新，用户与新的设计可以保持联系。设计数据可以以多种格式存储。大多数系统都是根据STL（CAD/CAM系统常用）类型的数据，但有些厂家在他们的软件中使用特定的文件格式，这使得修复体的设计数据与其他系统不兼容（图6-4）。

市场上构建或设计的软件彼此不同。可能有些人青睐修复体更广泛的适应证，有些厂家则投资于具有更直观和更友好操控的系统。

生产或制造的设备

由CAD软件构建的数据被处理并转换成载入到生产设备中的加工路径，促使研磨修复材料块。原则上，制造设备根据加工轴的数量区分：

（1）三轴加工；

（2）四轴加工；

（3）五轴加工。

三轴加工

这种类型的加工机器在3个空间方向呈现运动。由于加工点在x轴、y轴、z轴上的线性数值是确定的，因此计算的工作量不是很大。然而，这种类型的加工方法不允许加工倒凹区域，也不允许轴散开或收敛，要对这些区域进行虚拟封闭。在牙科中建立的系统，所有人都可以将工作块（修复材料）旋转180°，从而可以处理修复体的内侧和外侧。与具有更多加工轴的设备相比，三轴加工机器的优点在于减少加工时间，控制更简单和成本较低。

三轴机器的例子有：CEREC inLab（西诺德，本斯海姆，德国）、Lava（3M ESPE，塞费尔德，德国）和Cercon brain（德固萨，哈瑙，德国）。

四轴加工

除了3个空间轴的运动之外，抓住修复材料的设备可以以各种角度进行旋转。这样，在制造垂直偏差大的牙桥时有可能节约加工材料和时间（图6-5）。

例如：Zeno（Wieland-Imes，普福尔茨海姆，德国）。

五轴加工

在五轴加工的设备中，有3个空间轴，抓住修复材料的设备旋转（第四轴），以及铣削或加工车针所在的芯轴旋转。通过这种方式可以处理复杂的几何形状、倒凹区域以及桥体的基底内冠与会聚的桩核

（例如单颗磨牙、中间轴、后牙桩核），或者由于其解剖尺寸减小而形成具有多种细节的外表面结构的基底冠或内冠（图6-6）。

在技工室范围的例子是Everest Engine（KaVo，比伯拉赫，德国），加工中心的例子是HSC-Fräsmaschine（etkon，格雷弗尔芬，德国）。

单独增加加工轴的数量不会自动提高制作的修复体的质量。这种期望的质量更多地取决于诸如数字化制备、数据处理、软件构建等因素的总和，当然包括制造过程。

不同的加工方法

用CAD/CAM系统制作修复体的修复材料可以在干燥（加工）或液体冷却下工作。

干燥加工（切削）

干燥加工主要用于预烧结程度较小的二氧化锆材料（ZrO$_2$）。这个过程有一些优点：

（1）降低加工机器的投资成本；

（2）二氧化锆材料不吸湿，省去了在最终烧结之前干燥的需要；

（3）在确定材料的颜色过程中没有问题。

缺点是预烧结程度低，导致材料在最终烧结基底内冠时表现出更高的收缩值。

有些厂家还提供了树脂材料的干式加工选项。

使用干式加工系统（图6-7）的例子是Zeno 4030（Wieland-Imes，普福尔茨海姆，德国）、Lava Form（3M ESPE，塞费尔德，德国）和Cercon brain（德固萨，哈瑙，德国）。

液体冷却加工（"湿"切削）

在这种生产方法的变化中，负责加工的金刚砂车针或金属铣刀在液体冷却下工作，防止加工材料与磨切工具两者过热。这种生产工艺对于所有的金属和玻璃陶瓷都是必需的。"湿"加工的方法适用于预烧结程度更高的氧化锆基陶瓷材料。预烧结程度较高，降低了最终烧结的收缩值并可以减少制造时间（图6-8）。

这种系统的例子有Everest（KaVo，比伯拉赫，德国）、Zeno 8060（Wieland-Imes，普福尔茨海姆，德国）和CEREC inLab（西诺德，本斯海姆，德国）。

CAD/CAM加工材料

可用于CAD/CAM设备的材料清单对市场上可用的每个系统都是专用的。一些系统专用于制造二氧化锆基底内冠，而另一些系统则涵盖从金属到树脂、玻璃陶瓷、渗透陶瓷和高性能氧化物陶瓷的全系列材料（图6-9）。以下材料可以在牙科范围内由CAD/CAM系统进行加工。

金属

目前，钛、钛合金和钴铬合金（CoCr）能够由加工设备处理（图6-8）。贵金属的加工由于材料大量损耗和其成本非常高，在经济上是不可行的。

例如：

（1）coron（etkon，格雷弗尔芬，德国）——非贵金属合金；

（2）Everest Bio T-Blank（KaVo，比伯拉赫，德国）——纯钛。

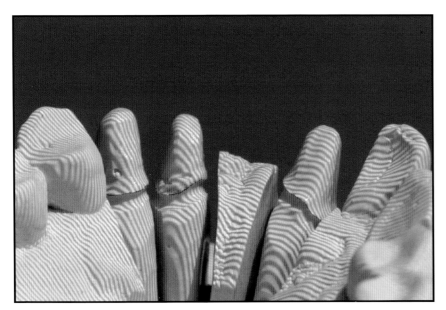

图6-2

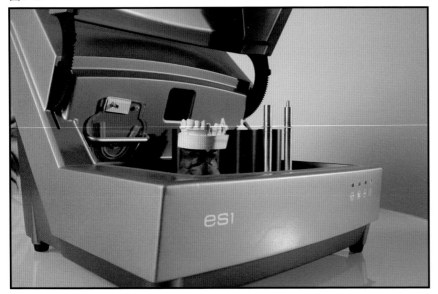

图6-3

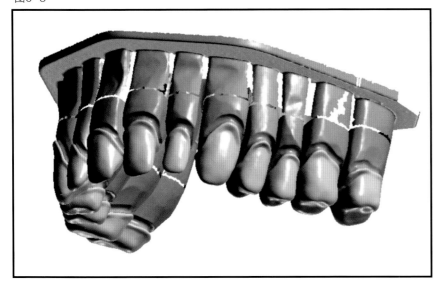

图6-4

图6-2　用投影光束的扫描过程（Lava Scan ST，3M ESPE，塞费尔德，德国）。

图6-3　用激光束的光学扫描仪的例子（ES1，etkon，格雷弗尔芬，德国）。

图6-4　陶瓷单冠的基底内冠CAD建造阶段的例子（Zeno，Wieland-Imes，普福尔茨海姆，德国）。

图6-5　四轴加工机器的例子（Zeno，Wieland-Imes，普福尔茨海姆，德国）。

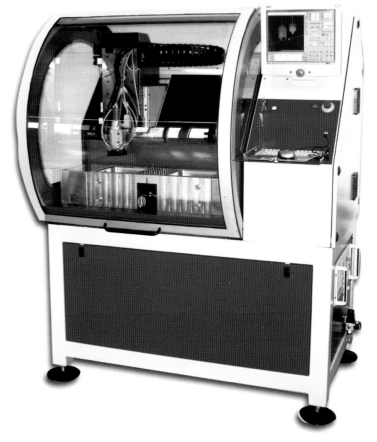

图6-5

图6-6 示意图显示具有五轴加工的机器上各种可能的运动方案。

图6-7 干燥加工预烧结的二氧化锆陶瓷块（Lava Form，3M ESPE，塞费尔德，德国）。

图6-8 液体冷却下加工纯钛块（Everest Bio T-Blank，KaVo，比伯拉赫，德国）。

图6-9 各种各样可用于CAD / CAM系统加工的材料。

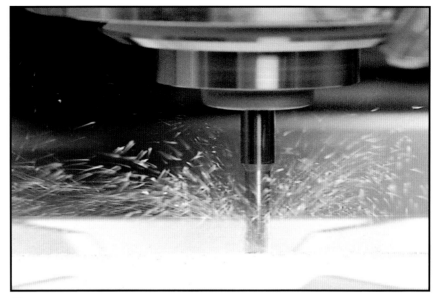

图6-7

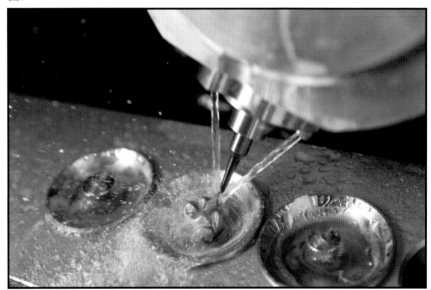

图6-8

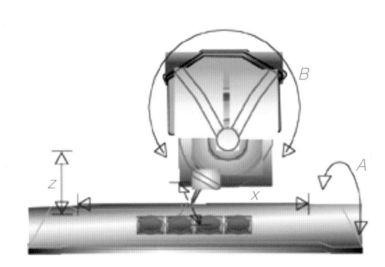

 确定加工设备 x 轴、y 轴、z 轴水平和垂直运动的空间。

 A轴是负责抓住修复材料设备的旋转。

 铣削或切削刀片的旋转在 z 轴的轴心。

图6-6

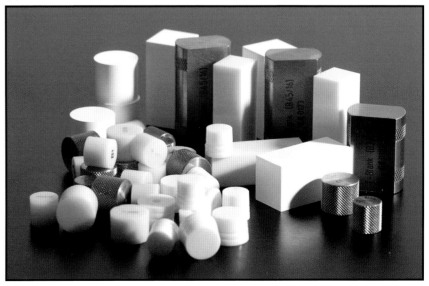

图6-9

树脂

一些树脂可以很容易地以结构体的形态进行机械加工，这些树脂随后将被烧掉并在它的位置注入其他材料，如在失蜡技术中。另外，在牙冠和牙桥病例中，也可以对树脂加工作为临时基底内冠长期使用。一些树脂也可以以高质量加工成最终形态的临时修复体。例如Merz Dental公司提供的材料"Artegral ImCrown"，这是一种预制树脂块，已经具有上前牙近似的形状并具有分层方面的颜色选择，力求与天然牙相似（图6-10和图6-11）。然后树脂块被加工成适合于制备的前牙冠所期望的形状，便于进行临时修复。

用失蜡法烧掉加工材料的例子有：

（1）CAD-Waxx（Vita Zahnfabrik，巴特塞京，德国）——无填料的丙烯酸聚合物，它的功能是取代诊断蜡型；

（2）Cercon base cast（德固萨，哈瑙，德国）——用于失蜡技术的树脂被燃烧，无残留物；

（3）Everest C-Cast（KaVo，比伯拉赫，德国）——用于失蜡技术的树脂被燃烧，无残留物。

用作临时长期使用的树脂例子是：

（1）Everest C-Temp（KaVo，比伯拉赫，德国）——由玻璃纤维加强的高性能聚合物，适应证是牙冠和牙桥的临时基底内冠，由牙科技师手动上涂层并最终完成；

（2）CAD-Temp（Vita Zahnfabrik，巴特塞京，德国）——含填料微颗粒的丙烯酸聚合物，无纤维，但聚合程度高以及结构均匀。适合于制造牙冠和最多两个桥体的牙桥的最终形态。

用作临时的预成树脂材料的例子是Artegral ImCrown（Merz Dental，吕特延堡，德国）。

玻璃陶瓷

大多数CAD/CAM系统的材料厂家都提供可以加工制作嵌体、高嵌体、覆盖嵌体、贴面和冠的玻璃陶瓷块。除单色材料外，有些厂家提供不同颜色变化的瓷块[Vitablocs Triluxe（Vita Zahnfabrik，巴特塞京，德国），IPS Empress CAD Multi（义获嘉伟瓦登特公司，沙恩，列支敦士登）]，可以用于加工尤其是冠修复体，并呈现更好的美学。在玻璃陶瓷组中占据突出地位的材料是义获嘉伟瓦登特公司的富含二硅酸锂陶瓷。这些陶瓷具有很高的强度并非常适用于制作前牙和后牙单冠、前牙和后牙单冠的内冠，以及前牙区三单位牙桥的基底内冠。玻璃陶瓷非常适合在诊室里制作修复体，固其半透明性无须应用任何类型的饰面瓷就可以得到满意的美学结果。由于玻璃体含量相对较高，与富含金属氧化物的陶瓷相反，玻璃陶瓷可以通过氢氟酸进行处理，从而用水门汀粘接。

玻璃陶瓷单色瓷块的例子有：

（1）Vitablocs MarkII（Vita Zahnfabrik，巴特塞京，德国）——嵌体、高嵌体、覆盖嵌体、贴面和单冠；

（2）IPS Empress CAD LT和HL（义获嘉伟瓦登特公司，沙恩，列支敦士登）——嵌体、高嵌体、覆盖嵌体、贴面和单冠；

（3）IPS e.max CAD（义获嘉伟瓦登特公司，沙恩，列支敦士登）——全冠、内冠和前牙段三单位桥的基底内冠。

具有多色层的玻璃陶瓷块的例子有：

（1）Vitablocs TriLuxe（Vita Zahnfabrik，巴特塞京，德国）——嵌体、高嵌体、覆盖嵌体、贴面和单冠；

（2）IPS Empress Multi（义获嘉伟瓦登特公司，沙恩，列支敦士登）——嵌体、高嵌体、覆盖嵌体、贴面和单冠。

渗透陶瓷

渗透陶瓷加工瓷块是在多孔状态下处理，外观类似于粉笔，然后用玻璃体沼泽完成渗透。Vita In Ceram系统属于可渗透陶瓷，分为3种：

（1）Vita In Ceram 氧化铝（Al_2O_3）（Vita Zahnfabrik，巴特塞京，德国）——适用于前牙和后牙单冠的内冠，以及前牙段三单位桥的基底内冠；

（2）Vita In Ceram 氧化锆（ZrO_2）（Vita Zahnfabrik，巴特塞京，德国）——适合用于前牙和后牙单冠的内冠，以及前牙和后牙段最多三单位桥的基底内冠；

（3）Vita In Ceram 尖晶石（$MgAl_2O_4$）(Vita Zahnfabrik，巴特塞京，德国）——在所有富含金属氧化物的陶瓷中呈现的透明度是最高的，用于制作极富美感的前牙冠的内冠是极佳的选择，特别是活髓牙残冠和/或年轻患者的案例。

高性能氧化物陶瓷

目前，在这类材料中提供氧化铝和二氧化锆基的陶瓷由CAD/CAM技术加工。

氧化铝（Al_2O_3）

这种类型的高性能氧化物陶瓷是在部分预烧结状态下加工，研磨之后，在1520℃温度下的炉中烘烤以完成烧结。氧化铝基陶瓷的适应证是前牙和后牙的单冠，前牙段最多三单位牙桥的基底内冠，以及套筒冠的支撑部件。可以使用Vita In Ceram AL染色剂根据病例的需要对加工的结构进行单独染色。

氧化铝基瓷块的例子是Vita In Ceram AL 瓷块（Vita Zahnfabrik，巴特塞京，德国）和inCoris AL（西诺德，本斯海姆，德国）——可用象牙色（F0.7）。

由钇稳定的二氧化锆（ZrO_2，Y-TZP）

二氧化锆是具有良好机械特性的高性能氧化物陶瓷。作为牙科陶瓷它能提供很高的抗弯强度和非常高的断裂韧性，使用这种材料可用于制作牙冠和牙桥的基底内冠以及种植体基台。添加3％mol的钇（Y_2O_3）使二氧化锆的四方晶体相在室温下稳定，并在断裂开始的情况下，单斜晶体相发生局部转变，这将导致折裂进展被中断，从而提高材料的断裂韧性[3,7,9-10,16,18,20,22]。

二氧化锆瓷块的例子是：

（1）Lava Frame（3M ESPE，塞费尔德，德国）；

（2）Cercon Smart Ceramics（德固萨，哈瑙，德国）；

（3）Everest ZS e ZH（KaVo，比伯拉赫，德国）；

（4）inCoris ZI（西诺德，本斯海姆，德国）；

（5）zerion（etkon，格雷弗尔芬，德国）；

（6）Zeno Zr（Wieland-Imes，普福尔茨海姆，德国）。

处理（加工）二氧化锆可以在材料的不同状态下进行：生坯体、白坯体或HIP状态。

1. 生坯体加工（不加热的压缩陶瓷）

生坯体氧化锆是陶瓷粉末与结合剂在一起压制而不加热的状态，也就是说，没有任何类型的烧结。因此，陶瓷块具有粉笔的外观。在这种状态下的材料由于其强度低，加工非常容易，但是运输和搬运需要非常小心。加工生坯体是采用无液体冷却的金属铣刀进行。机械加工后，烧结二氧化锆，其中约25％线性收缩的阶段。目前还没有CAD/CAM系统用于氧化锆生坯体制作的牙科修复体。

2. 白坯体加工（预烧结的陶瓷）

二氧化锆通过加热进行预处理、预烧结，增加其强度形成白坯体。在预烧结期间的材料经受约5％的线性收缩。由CAD/CAM系统制作所需的物体时，必须计算加工对象在最终烧结期间将发生约20％的额外收缩[1,19]。可以用干式金属铣刀或在液体冷却下用金刚砂车针进行加工白坯体（图6-12～图6-17）。

3. HIP（hot-isostatic-pressed，烧结）状态加工

有些系统在HIP（热等静压）过程之后进行二氧化锆的加工，其中材料经受加压和加热，在处理它的形状之前就已经获得了高强度的特性。用金刚砂打磨工具在液体冷却下进行加工。这种方法具有优点和缺点（图6-18～图6-21）。

优点是：

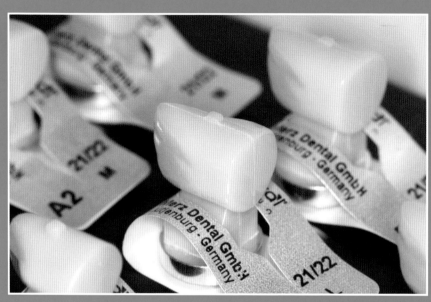

图6-10　用CAD/CAM加工近似于上前牙形状的预制树脂块的例子（Artegral ImCrown，Merz Dental，吕特延堡，德国）。

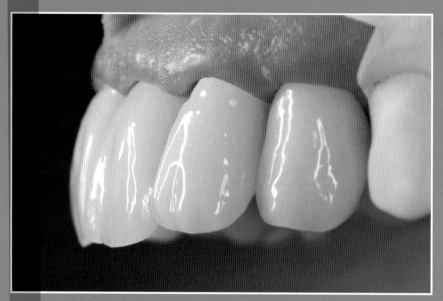

图6-11　预制的树脂块，由CAD/CAM系统生产的长期使用的临时修复体，上面的图片显示在主模型上模拟的牙龈。由于材料的均匀性很高，可以获得优异的表面质量和良好的生物相容性。

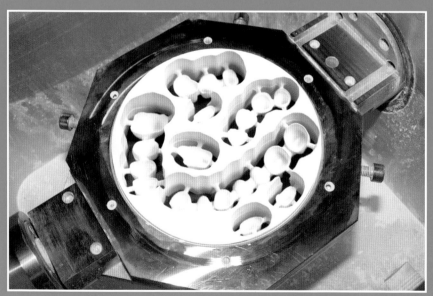

图6-12　干燥切削后二氧化锆处于"白垩状"（白坯体）状态的基底内冠（Zeno，Wieland-Imes，普福尔茨海姆，德国）。基底内冠有意加工比其所需的形状大20%，在最终烧结之后将收缩，直到获得其精确的几何形状。

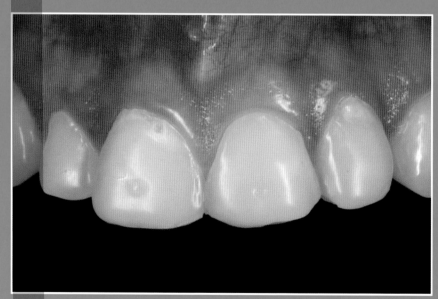

图6-13　最初的临床情况。上颌前牙由于神经性厌食症造成严重的腐蚀性损耗。复合树脂修复体显示牙齿长轴线的不协调，并且牙齿的高度和宽度之间存在不正确的关系。

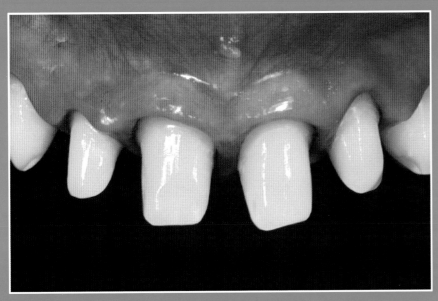

图6-14 上颌前牙按照全瓷冠制备。使用只有0.3mm厚的二氧化锆内冠，可以以圆形倒角的形状进行只有0.8mm的颈缘磨除。

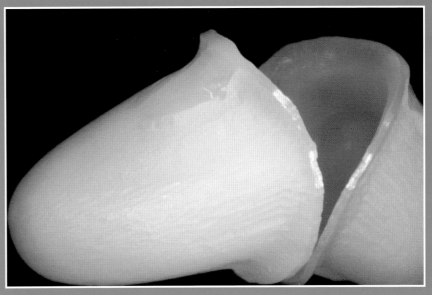

图6-15 通过CAD/CAM方法生产的上前牙冠的二氧化锆内冠（Lava Frame，3M ESPE，德国）。其身体的厚度减少到只有0.3mm，进行前牙单冠的临床研究，在加工过程中应对内冠染色。

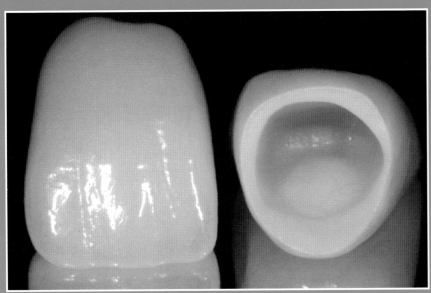

图6-16 完成的上颌前牙全冠（#11和#21）。由于氧化锆内冠的厚度减小，因此存在更多的空间应用饰面瓷（IPS e.max Ceram，义获嘉伟瓦登特公司，沙恩，列支敦士登）。

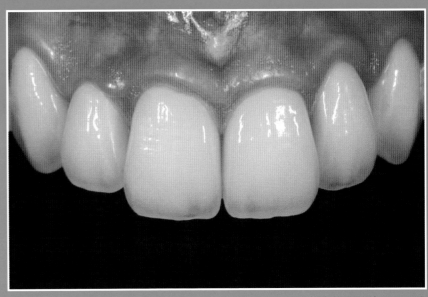

图6-17 临床病例完成。水门汀（Multilink Automix，义获嘉伟瓦登特公司，沙恩，列支敦士登）粘接牙冠后，牙齿形态恢复的结果非常和谐、外观赏心悦目（TPD：Oliver Brix，威斯巴登，德国）。

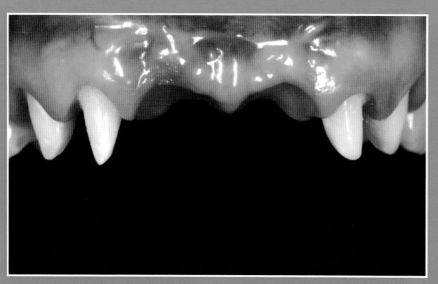

图6-18 制备的基牙#13、#12、#22、#23，在HIP状态下加工前牙六单位固定桥的二氧化锆基底内冠。使用椭圆形桥体处理缺少牙齿的软组织。

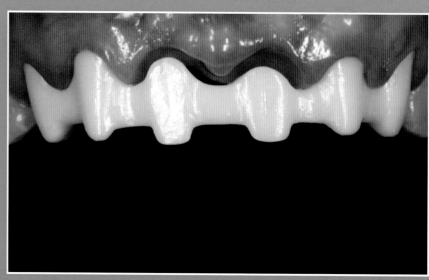

图6-19 试戴由致密烧结的陶瓷块加工而成的氧化锆基底内冠（DigiZon，阿曼-吉尔巴赫有限公司，普福尔茨海姆，德国）。特别应注意义齿之间连接的尺寸。在这种情况下，使用超过9mm²的连接面积。

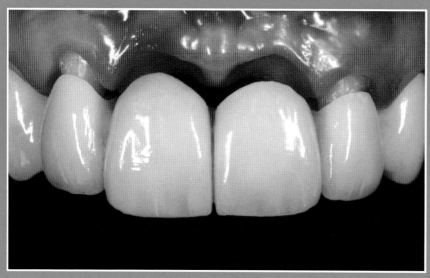

图6-20 试戴完成的固定桥，特别注意椭圆形桥体的基底部与处理的软组织之间的相互作用。二氧化锆基底内冠的唇面稍微减小，以便可以用饰面瓷（Initial Zr，GC，日本）获得更好的美学。

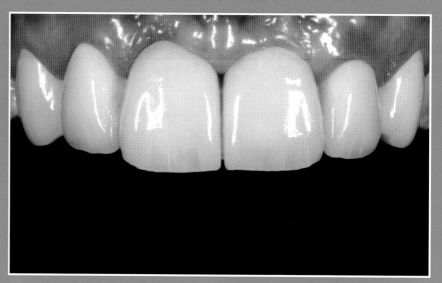

图6-21 观察最终的唇侧。用化学凝固的树脂水门汀（Panavia 21 TC，可乐丽，日本）粘接固定桥。注意软组织与全瓷固定桥之间获得的和谐关系（TPD：Peter Biekert，斯图加特，德国）。

（1）额外烧结无收缩；

（2）不需要烧结炉；

（3）烧结过程没有延迟。

缺点是：

（1）需要更大刚性和稳定性的机器；

（2）加工时间较长，降低机器的生产率；

（3）研磨工具退化更大；

（4）市场上还没有修复材料的染色选择。

未来的技术

生产产品的流程

生产产品的流程是特殊的CAD/CAM方法，与机械加工技术相反，不是采取消减的方式（研磨）而是添加。在牙科领域已经有这种技术的应用。在一些加工中心已经用钴铬（Co-Cr）合金"激光烧结"制作牙冠和牙桥的基底内冠。由于这种技术的生产率非常高，因此非贵金属基底内冠可以以经济实惠的成本制造。使用这种技术也可以制造不能由机械加工的方法制作的几何形状。

这对牙医意味着什么

CAD/CAM技术的应用明显影响了近年来牙科义齿技工室的生产过程。然而，除了在诊室制造的修复体之外，这种技术的意义对牙医来说显然是不清楚的。最近几年CAD/CAM生产工艺允许新型的、更可靠的陶瓷材料进入市场，这扩大了可用于义齿修复材料的范围。氧化锆系陶瓷的强度值允许这种材料的适应证在许多情况下作为固定义齿的金属基底内冠的替代品[8,13-14,16]。

在计算机帮助下，通过实际上的虚拟"上蜡"进行制作长期的临时修复体，使得这个过程更快、更容易和可预见。借助计算机实现临时修复体应该在临床上用作适应和测试所需治疗与美学的阶段。简单

地说，复制认为合适的临时形态，然后才可以通过CAD/CAM系统制作最终的修复体。

为了从修复的自动化制造过程中受益，牙医的工作必须适应CAD/CAM技术，尤其是加工技术。这意味着制备工作要遵循一些规则。制备的边缘应该是连续和清晰的（例如斜面的形状），以便扫描或数字化过程能够清楚地识别它们。制备的洞壁应避免切线或过于平行。目前可用的知识推荐此类洞壁聚合角度为4°~10°[1]。制备的牙齿呈现倒凹或不规则表面，以及不合适的边缘（半圆形龈壁）（图6-22），使大多数扫描仪对制备工作完成不正确的读数。另外，切缘和殆面不能是锋利的，肩台应该是90°倒角。非常薄或锋利的边缘可能会导致陶瓷材料的应力集中，并且无法用圆润的研磨工具加工这种类型的边缘。在大多数系统中，最小刀具的直径大约是1mm。

不遵守上述规则的结果是密合不良的修复。目前由CAD/CAM系统制作的陶瓷修复体理想的制备似乎是余留的牙齿制备成内角圆润和边缘倒角的几何形状。在牙桥的病例中，应该注意的是基牙之间不应该有倒凹（图6-23）。应注意前牙切缘不能太薄。

CAD/CAM系统获得的义齿的边缘空隙在冠的案例为10~50μm（图6-24和图6-25）[1,3,14]。通过这种技术制造的修复体很容易符合由德国牙科协会设置的验收标准（DGZMK-Deutschen Gesellschaft für Zahn-Mund-und-Kieferheilkunde）。此外，自动化系统制造的修复体呈现工业标准化，不受手动生产的部件中发生质量波动的影响。

计算机制作的优点和缺点

优点：

（1）由于生产过程的标准化而提高了质量；

（2）有效地控制质量；

（3）提高生产效率；

（4）提高劳动力成本较高的国家生产修复体的竞争力（降低成

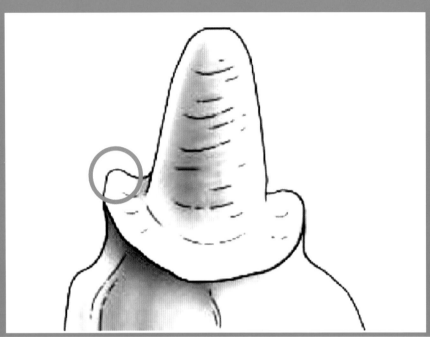

图6-22 进行制备的规则。应避免半圆形龈壁的边缘位于上升高度的区域。

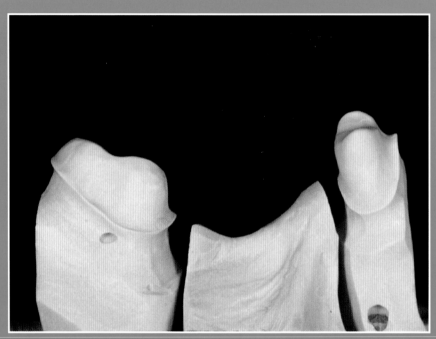

图6-23 进行制备的规则。桥基牙分歧，如上图所示，无法用CAD/CAM系统制作内冠。

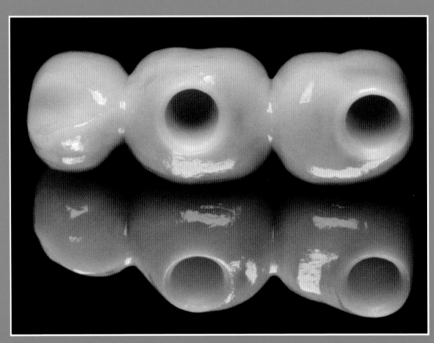

图6-24 二氧化锆基底内冠上制作的悬臂式种植体上部的固定桥。

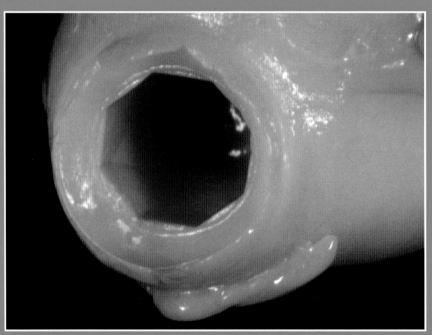

图6-25 在图6-24中的种植体的固定桥试戴后形成非常薄的硅橡胶膜，没有任何缺陷，显示了极好的密合性。

本）；

（5）新材料/一些材料"复活"。

缺点：

（1）需要高投入；

（2）由于软件和生产程序限制了适应证。

参考文献

[1] Beuer F, Fick K, Erdelt K, Gernet W. The influence of the preparation angle on marginal and internal fit of CAM-milled ZrO2-crowns. Dtsch Zahnärztl Z. 2003; 9(58):517-21.

[2] Carrier DD, Kelly JR. In-Ceram failure behavior and core-veneer interface quality as influenced by residual infiltration glass. J Prosthodont. 1995; 4(4):237-42.

[3] Coli P, Karlsson S. Precision of a CAD/CAM technique for the production of zirconium dioxide copings. Int J Prosthodont. 2004; 17(5):577-80.

[4] Devaud V. Guidelines for success with zirconia ceramics: the changing standards. Pract Proced Aesthet Dent. 2005; 17(8):508, 510.

[5] Devigus A, Lombardi G. Shading Vita In-ceram YZ substructures: influence on value and chroma. Int J Comput Dent. 2004; 7(4 Pt 2):379-88.

[6] Dunn M. Biogeneric and user-friendly: the Cerec 3D software upgrade V3.00. Int J Comput Dent. 2007; 10(1):109-17.

[7] Edelhoff D, Sorensen JA. Retention of selected core materials to zirconia posts. Oper Dent. 2002; 27(5):455-61.

[8] Glauser R, Sailer I, Wohlwend A, Studer S, Schibli M, Scharer P. Experimental zirconia abutments for implant-supported single-tooth restorations in esthetically demanding regions: 4-year results of a prospective clinical study. Int J Prosthodont. 2004; 17(3):285-90.

[9] Luthardt RG, Holzhuter M, Sandkuhl O, Herold V, Schnapp JD, Kuhlisch E, Walter M. Reliability and properties of ground Y-TZP-zirconia ceramics. J Dent Res. 2002; 81(7):487-91.

[10] Luthardt RG, Holzhuter MS, Rudolph H, Herold V, Walter MH. CAD/CAM-machining effects on Y-TZP zirconia. Dent Mater. 2004; 20(7):655-62.

[11] May KB, Russell MM, Razzoog ME, Lang BR. Precision of fit: the Procera AllCeram crown. J Prosthet Dent. 1998; 80(4):394-404.

[12] Otto T, De Nisco S. Computer-aided direct ceramic restorations: a 10-year prospective clinical study of Cerec CAD/CAM inlays and onlays. Int J Prosthodont. 2002; 15(2):122-8.

[13] Raigrodski AJ. All-ceramic full-coverage restorations: concepts and guidelines for material selection. Pract Proced Aesthet Dent. 2005; 17(4):249-56; quiz 258.

[14] Reich S, Wichmann M, Nkenke E, Proeschel P. Clinical fit of all-ceramic three-unit fixed partial dentures, generated with three different CAD/CAM systems. Eur J Oral Sci. 2005; 113(2):174-9.

[15] Reiss B. Clinical results of Cerec inlays in a dental practice over a period of 18 years. Int J Comput Dent. 2006; 9(1):11-22.

[16] Sailer I, Feher A, Filser F, Luthy H, Gauckler LJ, Scharer P, Franz Hammerle CH. Prospective clinical study of zirconia posterior fixed partial dentures: 3-year follow-up. Quintessence Int. 2006; 37(9):685-93.

[17] Sjogren G, Molin M, van Dijken JW. A 10-year prospective evaluation of CAD/CAM-manufactured (Cerec) ceramic inlays cemented with a chemically cured or dual-cured resin composite. Int J Prosthodont. 2004; 17(2):241-6.

[18] Sturzenegger B, Feher A, Luthy H, Schumacher M, Loeffel O, Filser F, Kocher P, Gauckler L, Scharer P. [Clinical study of zirconium oxide bridges in the posterior segments fabricated with the DCM system]. Schweiz Monatsschr Zahnmed. 2000; 110(12):131-9.

[19] Tinschert J, Natt G, Hassenpflug S, Spiekermann H. Status of current CAD/CAM technology in dental medicine. Int J Comput Dent. 2004; 7(1):25-45.

[20] Tinschert J, Natt G, Mautsch W, Augthun M, Spiekermann H. Fracture resistance of lithium disilicate-, alumina-, and zirconia-based three-unit fixed partial dentures: a laboratory study. Int J Prosthodont. 2001; 14(3):231-8.

[21] Tinschert J, Zwez D, Marx R, Anusavice KJ. Structural reliability of alumina-, feldspar-, leucite-, mica- and zirconia-based ceramics. J Dent. 2000; 28(7):529-35.

[22] White SN, Miklus VG, McLaren EA, Lang LA, Caputo AA. Flexural strength of a layered zirconia and porcelain dental all-ceramic system. J Prosthet Dent. 2005; 94(2):125-31.

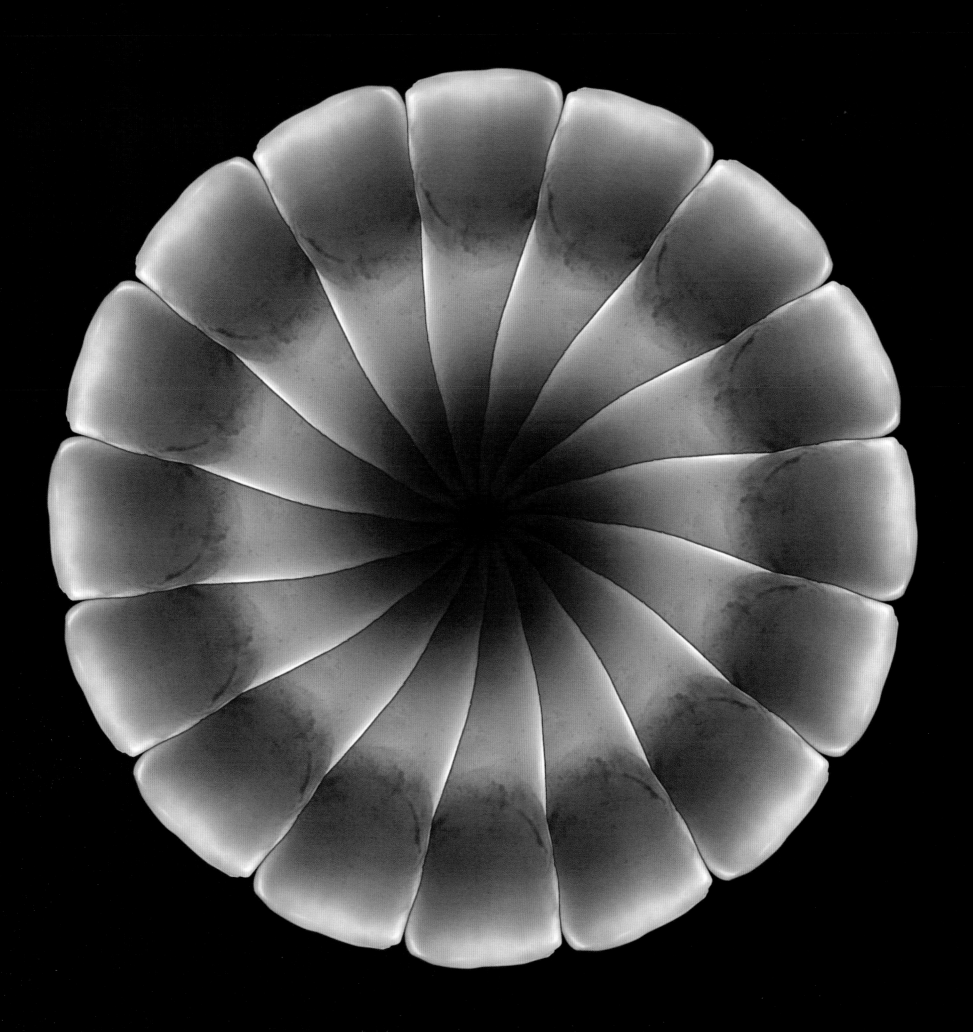

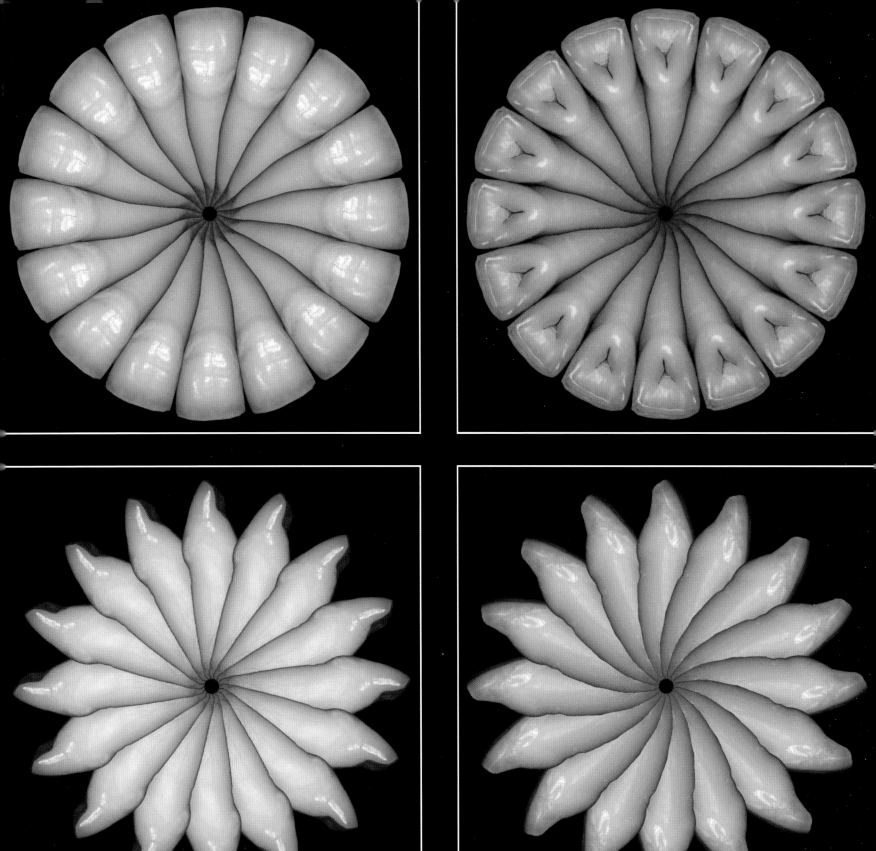

7. 髓腔固位冠：简化修复根管治疗的后牙

Endocrowns: Simplificando a Restauração de Dentes Posteriores Tratados Endodonticamente

Luis Henrique Schlichting
Lessandro Machry
Lendro Augusto Hilgert

当牙齿的牙冠破坏越大，修复的挑战性就越大。修复大面积缺损的牙齿传统上需要一个冠，要求牙齿制备成合适的高度和最小的聚合度（通常在6°~12°）以利于义齿的固位和稳定性（图7-1）。根管治疗的牙齿，其中支撑牙冠的大部分牙齿结构已经遭到破坏，需要建造内核，以便对其进行经典的制备。核可以直接或间接用诸如复合树脂、玻璃离子、银汞合金或各种金属合金的材料制成。通过常规的粘接程序或水门汀可以将这些核固定在剩余的牙齿上。为了增加核的固位性，一般制备好根管并在其内部插入桩粘接（图7-2）。经过根管治疗的后牙可能需要制作桩核，这在最终的制备之前往往需要很长的临床时间才能进行取模和制作临时修复体。然而，随着材料的发展以及粘接技术的应用呈现指数式增长，尤其是对牙本质和陶瓷的粘接，

那么对根管治疗的后牙仍然严格遵守经典规则的牙冠制备是否还有必要？是否还需要制作桩核？或者是直接在剩余的牙体组织上用简化的水门汀粘接陶瓷修复体，用陶瓷本身的突起占据髓室空间的修复性治疗足以获得临床成功吗？髓腔固位冠，也被称为粘接牙髓冠[1]，是单块间接修复体占据整个被破坏的冠部和髓室的空间。这些单个义齿依赖于髓室底和制备的颈部边缘之间的高度差固位，主要取决于良好的水门汀粘接（图7-3~图7-9）。临床一些研究已经评估了髓腔固位冠类型的修复体的表现[2-4]。所有的研究都证实这种修复性替代品是成功的。然而，较大数量的患者和较长的临床随访研究[4]，能够提供一些非常重要的信息：（1）磨牙的髓腔固位冠的成功率明显高于前磨牙；（2）在前磨牙中，经典的冠制备明显比髓腔固位冠的成功率更高；

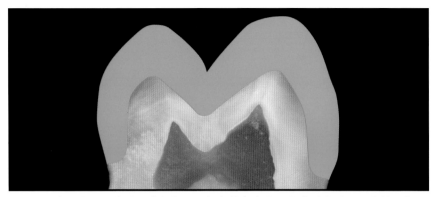

图7-1　磨牙全冠经典的牙体制备。当制备的高度大和锥度越小时，义齿的固位和稳定性就越高。

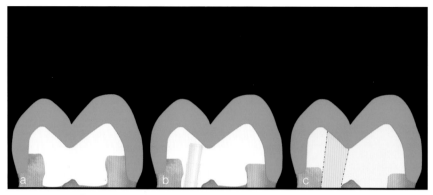

图7-2　广泛破坏并根管治疗的后牙制作核的一些代表性方案。a. 复合树脂核。b. 纤维桩结合复合树脂核。c. 分体的铸造金属核。

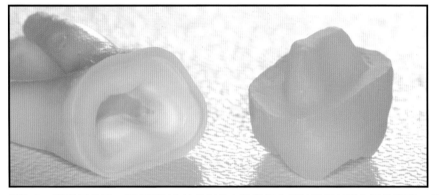

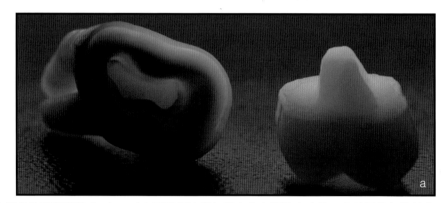

图7-3　髓腔固位冠。观察不制作核的制备与粘接固定整块修复材料之间的关系。义齿部分的顶端延伸（a），对应于颈部边缘与髓室底之间的高度差，有助于修复体的摩擦固位。即便如此，在固位和稳定性起主导作用的还是粘接的水门汀。

（3）在磨牙中髓腔固位冠与制备高度很低或经典的冠制备，经平均55个月的随访后显示出类似的临床成功率；（4）髓腔固位冠类型的修复体失败的主要原因是由于粘接剂退化导致牙冠的脱落。髓腔固位冠在磨牙的成功率更高的原因可能是由于粘接的面积更大，咬合应力的方向更平行于牙齿长轴，以及这些牙齿中存在的杠杆臂较小。在前磨牙，除了粘接面积减小之外，通常存在不平行于牙体长轴的咬合力，这对粘接产生剪切应力，有利于脱落。前磨牙具有与磨牙类似的临床高度时横截面积要小得多；前磨牙中的杠杆臂也不利于使用髓腔固位冠（图7-10）。如上所述，余留牙齿和间接修复体之间粘接的质量对于髓腔固位冠的成功是至关重要的。引用上述临床研究报道指出，失败是由于余留牙齿与修复体之间发生脱离。这可以通过混合层的退化来解释（牙本质/树脂水门汀界面）。目前的研究表明，底漆和粘接剂的功能包含在1个瓶子的粘接剂系统，粘接退化的速度要快得多[5-6]。在用水门汀粘接时，使用底漆和粘接剂的功能包含在单独分开的瓶子里的粘接剂系统（疏水性粘接剂），可能会增加粘接的耐用性和修复性治疗的寿命。制备的边缘保持在牙釉质也有助于粘接和修复性治疗的整体成功。在进行髓腔固位冠粘接过程中，良好的隔离操作术区是强制性的。进行髓腔固位冠修复的另外一个非常重要的因素是选择具有最佳结构完整性的修复材料。采用由CAD/CAM系统（用计算机辅助设计和制作修复体）机械加工的陶瓷是一个非常好的选择。CEREC

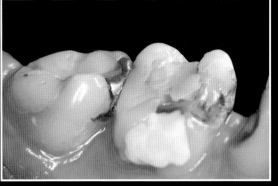

图7-4

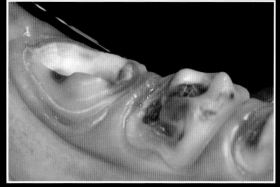

图7-5

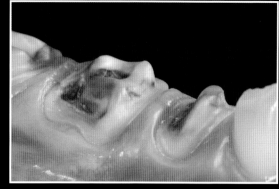

图7-6

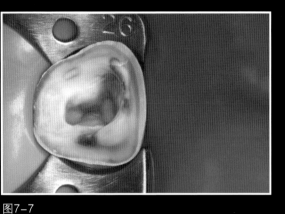

图7-7

图7-4　需要更换修复体的后牙初始外观。#47是死髓牙，并显示恰当的根管治疗，而#45和#46是活髓牙。

图7-5和图7-6　用全瓷修复的设计进行全冠的窝洞制备，#47做髓腔固位型全冠，在#46和#45中减少残留物的上面常规制备全冠。#44制备一个瓷高嵌体。

图7-7　隔离#47用水门汀粘接髓腔固位冠。可以看到这种类型制备的特点，以及用复合树脂进行干燥的根管口。

图7-8　为右下象限制作的陶瓷修复体，以及在这个案例涉及的间接制备的不同可能性。

图7-9　从左至右依次为：髓腔固位冠、常规冠和高嵌体类型的局部修复体。

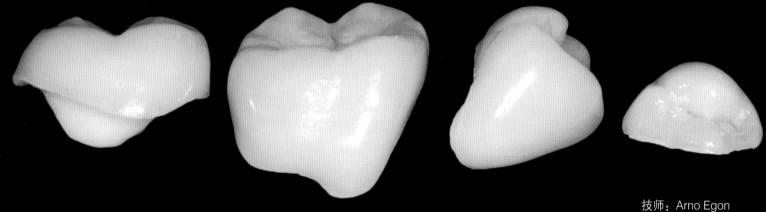

图7-8　　　　　　　　　　　　　　　　　　　　　　　　技师：Arno Egon

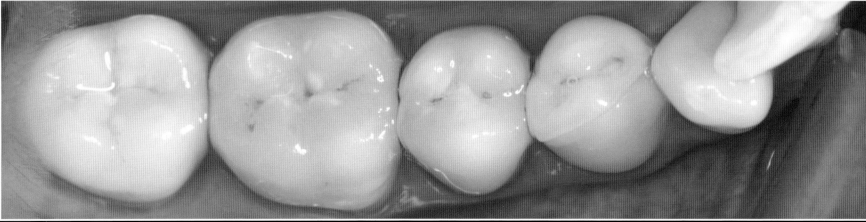

图7-9

系统（西诺德，本斯海姆，德国）是全球范围内应用最广泛的CAD/CAM系统，目前提供诊室和技工室两个版本。在CEREC系统中制备的基牙直接在口内扫描或从石膏模型上扫描，并在计算机屏幕上设计修复体。随后确定修复体参数，给了它在屏幕上编程的确切形状，用金刚砂车针加工工业生产的陶瓷块。事实上，工业生产陶瓷，则不会受到有关变量和可能的技工室误差，使CAD/CAM修复体的结构完整性更高，并且由于修复材料的问题使临床失败最小化。压铸陶瓷，例如Empress系统（义获嘉伟瓦登特公司，沙恩，列支敦士登），只要以准确的形式执行技工室流程，也可以用于制作髓腔固位冠。使用髓腔固位冠的概念是不需要使用根管桩。这是一个优点，因为用于桩粘接时必须制备，同时总是会磨除牙体组织，这削弱了牙根并使其受到穿孔的风险。此外，使用弹性模量较高的桩可以增加牙根折断的风险。避免使用桩的替代方法是通过粘接技术堆塑一个复合树脂核来固位。与陶瓷的髓腔固位冠不同，制作的复合树脂核将在修复牙齿的主体中，在对应于牙本质和髓室的区域提供较低的弹性模量与更高的韧性区域，如同在天然牙中发生的那样。在仿生学的概念中，这是相当有趣的。然而，目前还没有证据表明这种方法提升了临床优势。另外，陶瓷冠将被粘接在制作的复合树脂核上，这增加了粘接界面的数量，需要更多的临床时间，并且也和髓腔固位冠一样，受到混合层退化的不利影响。目前，我们认为，修复经根管治疗的后牙且牙冠部大量破坏的牙齿，首先必须区分是磨牙还是前磨牙。对于前磨牙，制备获得固位和稳定性的经典原则仍然是必要的，因此强烈推荐制作复合树脂核的形式，无论是否通过纤维桩或贵金属/半贵金属固位，髓腔固位

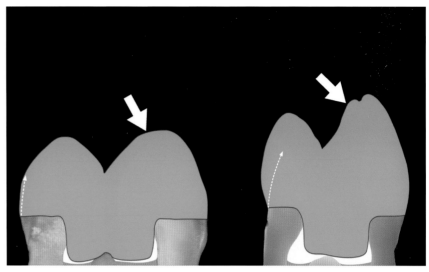

图7-10 粘接的面积、咬合应力和杠杆臂的方向，这些因素明显降低了前磨牙髓腔固位冠的临床成功率。

冠则不是其适应证。然而，对于磨牙，使用髓腔固位冠充分显示出令人满意的临床结果，促进并简化了修复方案，使桩和核可以被省略。重要的是要强调，髓腔固位冠类型的修复技术相对较新，并且没有研究以证明其在极端案例下的功效。因此，我们仍然认为在一些情况下禁忌进行髓腔固位冠，如：作为固定义齿的基牙，可摘活动义齿的固位，以及在用水门汀粘接时无法完成充分隔离的牙齿。图7-11～图7-66所呈现的临床案例旨在一步一步实现上述概念的实际可视化。一名26岁的女性患者，职业是牙科医生，主诉：不满意#36的美学修复，已经修复了近2年。

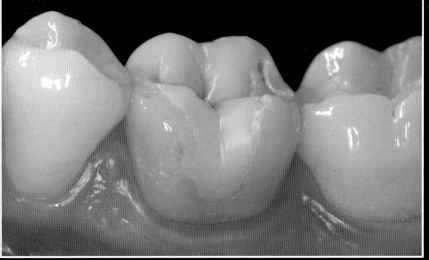

图7-11

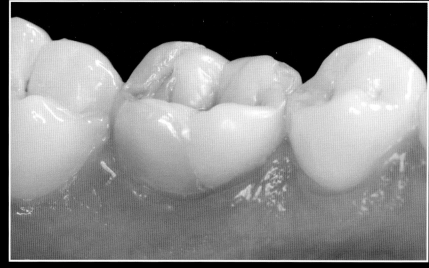

图7-12

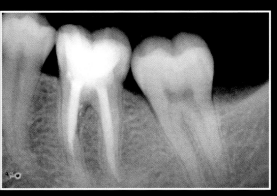

图7-13

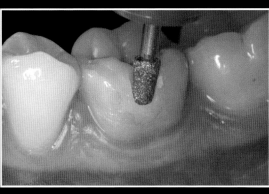

图7-14

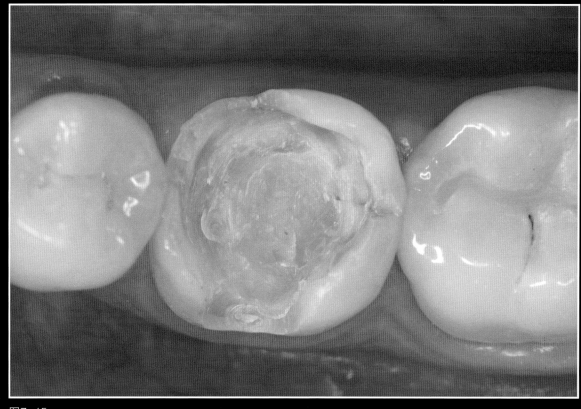

图7-15

图7-11和图7-12　观察存在于#36上的间接复合树脂修复体。患者抱怨修复体的美学外观，主要涉及吸收色素、缺乏光滑度和表面光泽。另外也可以注意到制备窝洞的延伸。

图7-13　在X线检查显示存在根部穿孔，根据患者的报告发生在根管治疗期间，并已经及时治疗。

图7-14　在大多数情况下，只有待完全去除要更换的修复体之后才能进行关于制备类型的决策。因此，用制备嵌体的金刚砂车针去除所有的间接修复体后，仔细观察剩余牙体组织的特点，并针对这种情况做出理想的修复选择，以及相应制备的设计。

图7-15　可以看出剩余的牙釉质壁非常脆弱，有一条裂缝从远中边缘嵴穿过牙齿。这些因素结合患者很高的美学愿望，决定选择全瓷冠，以覆盖所有剩余的牙尖。用先前类似的窝洞设计重新制作间接修复，可能危及安全性和限制美学的可能性。

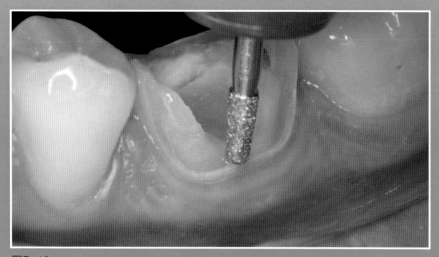

图7-16

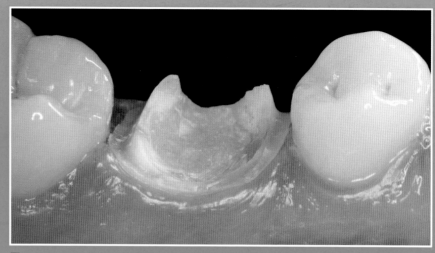

图7-17

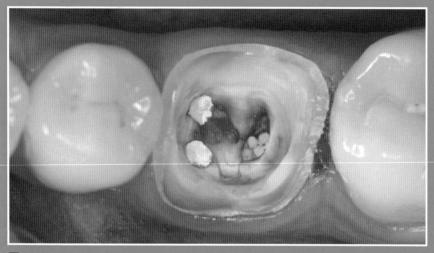

图7-18

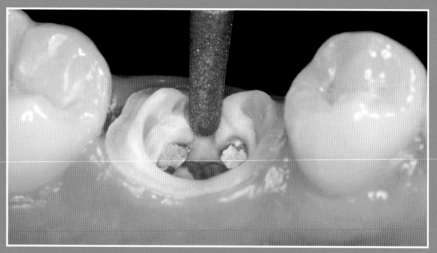

图7-19

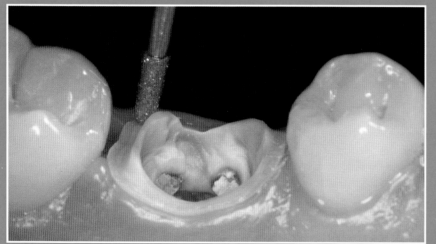

图7-20

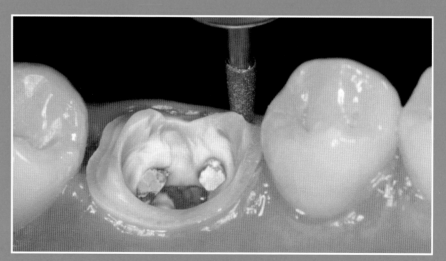

图7-21

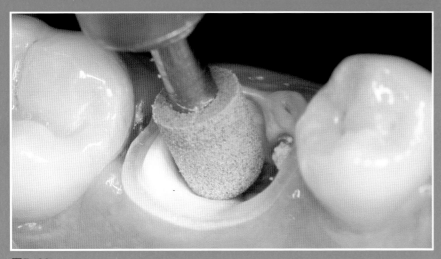

图7-22

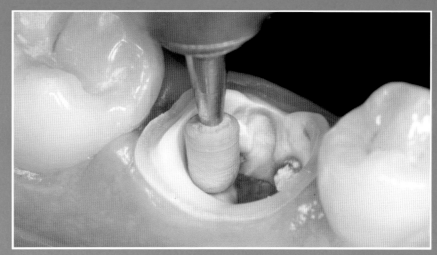

图7-23

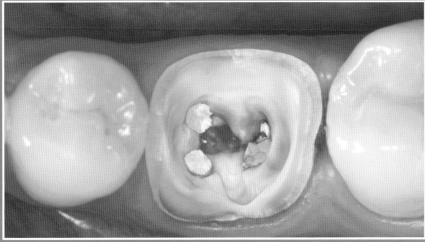

图7-24

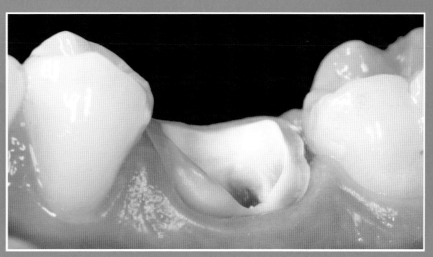

图7-25

图7-16　中等宽度的嵌体/高嵌体金刚砂车针穿过整颗牙齿的周边时产生具有圆润内角的肩台。

图7-17　完成简略的制备，发现只有牙尖上残留牙本质凸起，用覆盖嵌体（Overlay）类型的修复将不足以充分固位。在这一点上，主要有两个选择：（1）用桩核固位加传统全冠；（2）髓腔固位型全冠（Endocrown）。考虑案例的具体适应证以及制备已经穿孔的牙根的风险性，我们选择了制备髓腔固位冠，通过修复体的凸起进入髓室的空间来增加牙齿的固位。

图7-18　完全去除封闭根管入口的复合树脂以增加将来的修复体与牙齿的粘接面积。可以维持原状或者直接使用复合树脂进行根管入口的新封闭，以便在临时过渡阶段保护牙髓治疗可能受到的污染。

图7-19　在髓室制备冠下区域，仅限于去除髓室侧壁上小的倒凹区，不接触髓室底。如果存在明显的倒凹区域，则应直接用复合树脂充填。髓室的空间大大增加了粘接面积。

图7-20和图7-21　根据患者的要求以及美学的原因，决定将终止线的位置放在颊侧龈沟内。还要注意所获得的设置。剩余的牙本质凸起提供夹板效应，这在隐裂牙中实际上是不可或缺的。使用金刚砂车针在制备邻面区时需要非常小心，应使邻牙的邻面不受影响。

图7-22和图7-23　用细粒度的金刚砂车针精确制备，所有的内部设计圆润，不产生锐角，否则可能会导致应力集中点。最后制备完成，并用适合于嵌体/高嵌体制备工作形状的硅橡胶磨头抛光。

图7-24和图7-25　可以看到制备完成并准备取印模。请注意，整个制备周围都有牙釉质，这对于水门汀粘接程序的成功和耐久性是极其重要的。还应注意相关的锥度。建议髓腔固位冠型修复体的最大差别是简单。牙齿制备尽可能按照解剖，并遵循现义齿制备的基本原则（边缘清晰、内角圆润等）。修复体的制作优选由单一材料制成的，最后，与基质的结合将具有单个粘接界面。

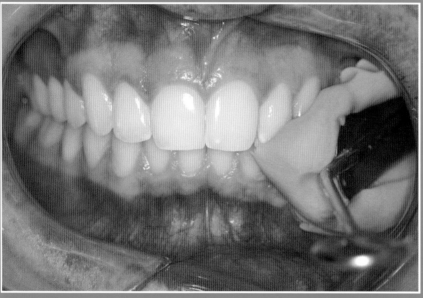
图7-26

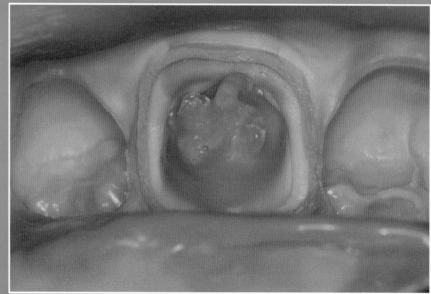
图7-27

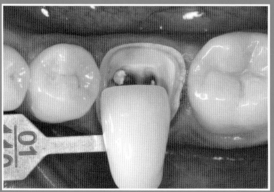
图7-28

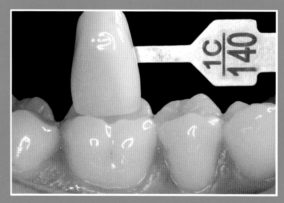
图7-29

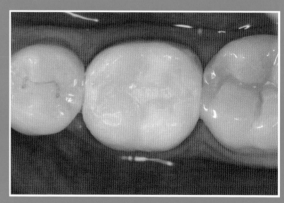
图7-30

图7-26和图7-27　使用高品质的印模材料如加成型或聚醚硅橡胶是至关重要的。一旦检查并消毒，将印模发送到技工室。有关复制制备的细节的精确度，请参见图7-26。

图7-28和图7-29　利用与数码照片相关颜色的色标，将牙齿的颜色信息传送到牙科技工室，最后用自固化丙烯酸树脂制作临时修复体。

图7-30　制备之前预先形成牙齿本身的取模技术或诊断蜡型，有助于完成临时修复体。

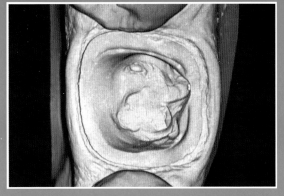

图7-31

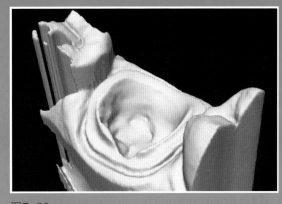

图7-32

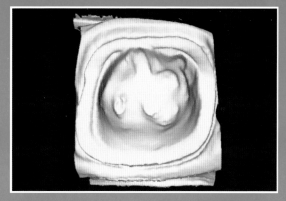

图7-33

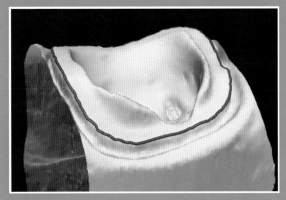

图7-34

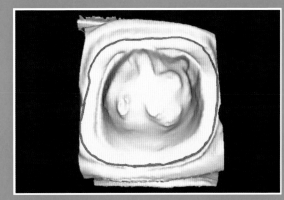

图7-35

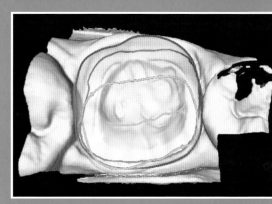

图7-36

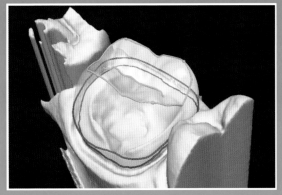

图7-37

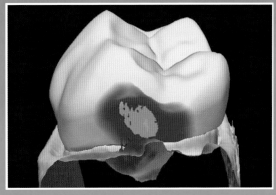

图7-38

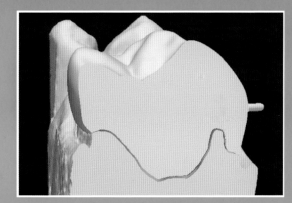

图7-39

图7-31　这个病例所描述的瓷修复体是用CEREC inLab CAD / CAM系统（西诺德，本斯海姆，德国）制作的。技工室收到印模并产生一个专门的石膏模型，并由系统的扫描仪读取。进行模型扫描。在该图中显示了由扫描仪获得的示例图像。

图7-32　CEREC 3D软件在计算机屏幕上组装一个三维虚拟模型，将在其上面设计修复体。

图7-33　其中第一步是分割模型，而不是使用石膏锯，只需点击几下鼠标即可轻松完成。

图7-34和图7-35　系统指示分割模型，由蓝色线表示制备边缘的位置。

图7-36和图7-37　软件从扫描获得的信息和边缘的位置，产生修复建议。操作者可以通过简单的命令来调整未来修复体的形态特征，例如通过分别改变紫色、淡蓝色和绿色线条，来修改牙齿赤道的轮廓、殆面周长以及殆面沟的位置。

图7-38　通过颜色代码向操作者报告邻面接触的正确性，其中蓝色表示没有接触，绿色表示接触理想正确，而黄色表示邻面接触的压力略高于理想状态，但可以通过陶瓷抛光所抵消。

图7-39　模拟修复体和模型的纵剖面。观察髓腔固位冠和窝洞制备之间的相互作用，凸起的陶瓷体积朝向髓腔占据整个空间。

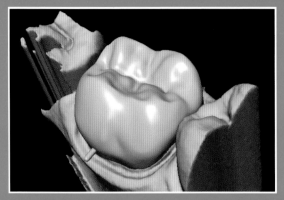

图7-40

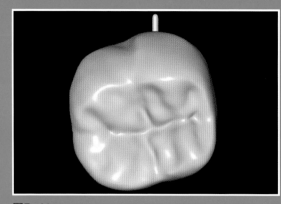

图7-41

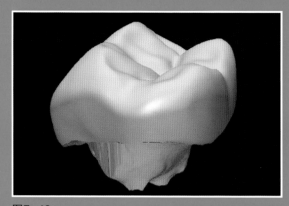

图7-42

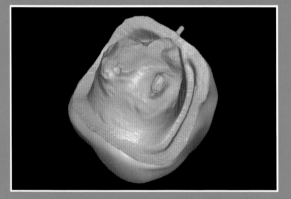

图7-43

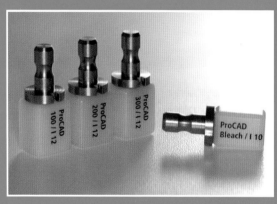

图7-44

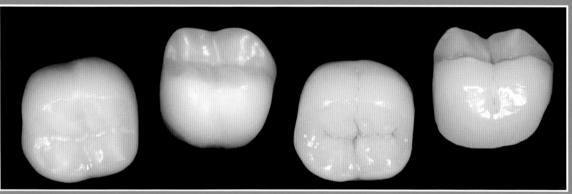

图7-45

图7-40~图7-43　使用操作者确定的修复参数，可以在加工后预览修复体。在确定陶瓷制作之前，注意查看计算机屏幕上看到的修复体特性的图片。

图7-44　选择合适颜色（由比色确定）的陶瓷块（ProCAD，义获嘉伟瓦登特公司，沙恩，列支敦士登）并放入CEREC系统的加工设备中。两个金刚砂车针在液体冷却下以非常高的精度研磨瓷块，几分钟后，就在陶瓷中获得设计的真实的修复体。

图7-45　修复体是从工业预定义的单色瓷块或具有色度和透明度变化的瓷块中获得，不会给它们带来个性化的美学外观。为了提高修复体的美学，外在特征用陶瓷染色和上釉完成，这需要将义齿放入烤瓷炉中。注意同一瓷块由CEREC系统重新加工、"化妆"或外在特征化并进行上釉后。

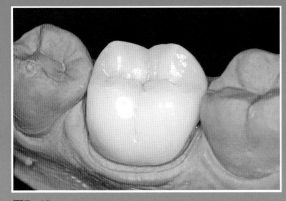

图7-46

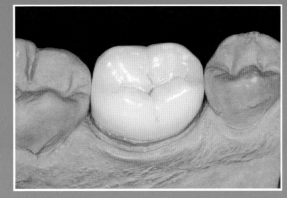

图7-47

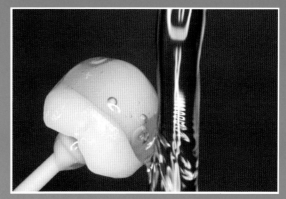

图7-48

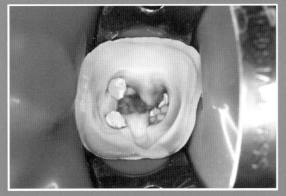

图7-49

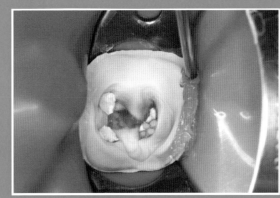

图7-50

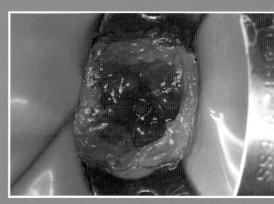

图7-51

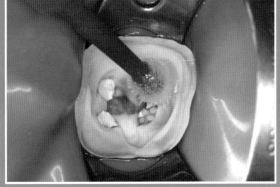

图7-52

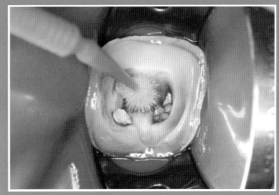

图7-53

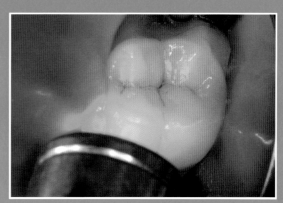

图7-54

图7-46和图7-47　在石膏模型测试修复体的密合性，并在粘接前进行口内准备。

图7-48　确认密合性是合适的，将树脂水门汀接触的内表面根据陶瓷系统生产厂家的推荐时间用氢氟酸处理，用气/水枪喷水彻底冲洗。然后，理想情况下，该修复体应在蒸馏水中进行超声振荡5分钟，以去除视觉上具有白色外观的所有的结晶沉淀物。然后将修复体干燥并硅烷化。

图7-49　根据粘接方案，优选用橡皮障布隔离牙齿。

图7-50和图7-51　酸蚀处理从牙釉质开始并延伸到牙本质，保持15秒后，牙齿进行冲洗，并用棉球去除多余的残留水分。

图7-52和图7-53　根据厂家的说明书使用所选择的粘接剂系统。注入树脂水门汀并戴入修复体，也可注入制备的基牙。

图7-54　修复体立即就位在正确的位置，并在每个面进行最多2秒的快速光固化，以稳固修复体的位置，并粗略去除多余的大块材料。用手术刀片、探针或牙线去除多余的水门汀之后，现在重新进行较长时间的光固化（通常每个面1分钟），使水门汀进行最佳的转化。

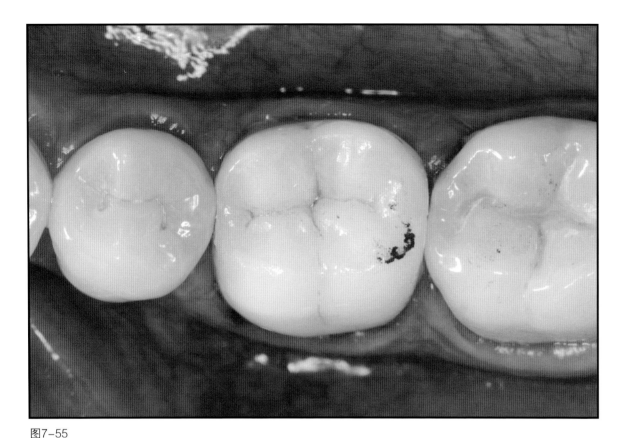

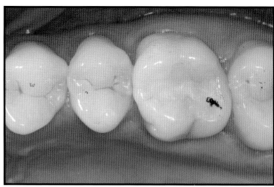

图7-56

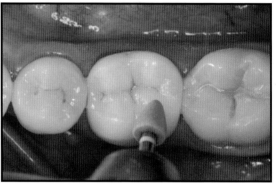

图7-55

图7-57

图7-55　固化完成并立即去除橡皮障之后，检查咬合接触。

图7-56　检验到一些早接触，调磨陶瓷、对颌牙齿或两者同时进行，直至咬合接触处于平衡状态。

图7-57　在进行调磨陶瓷表面的情况下，用陶瓷专用的金刚砂硅橡胶磨头或超细粒度的金刚砂车针是很重要的。调磨后，需要对打磨的陶瓷表面进行良好的抛光，以便赋予优异的表面平滑度（但不要将其留在咬合面）。重要的是要记住，除了患者的不适之外，陶瓷表面的粗糙度可作为引发裂纹的区域，这可能导致修复过程的失败。市场上都可以买到专用于陶瓷抛光顺序的金刚砂硅橡胶磨头系统，对这些程序高度适合。

图7-58　可以看到所获得的咬合接触平衡，这是有助于修复体建立良好预后的因素。

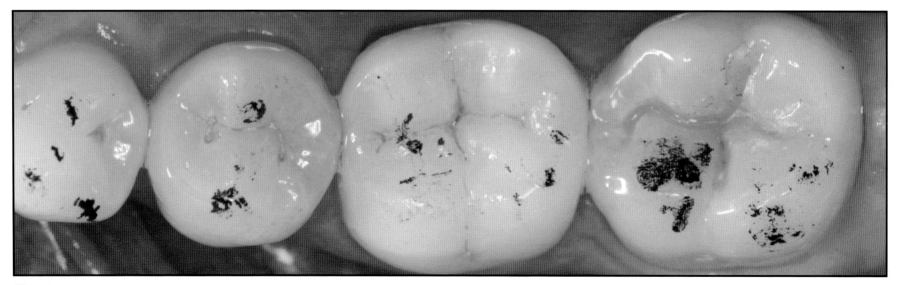

图7-58

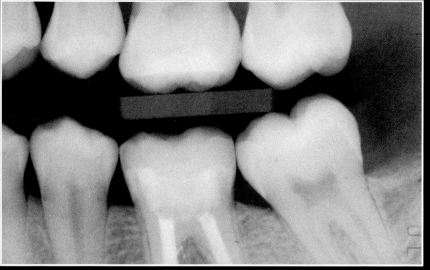

图7-59

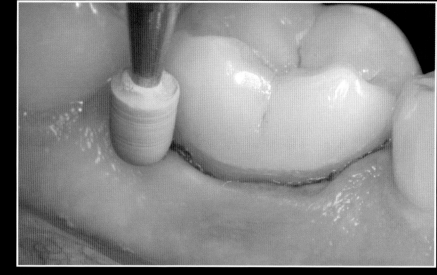

图7-60

图7-59　粘接后的下一次复诊，进行检查找到多余的树脂水门汀可能残留的位置。咬翼X线片对此非常有用。

图7-60　边缘应用复合树脂专用抛光的硅橡胶轮抛光。保证靠近粘接的边缘平滑是重要的，不止于此，通过酸蚀处理延伸，也可以用树脂水门汀覆盖。牙龈状况也得到验证，并再次检查邻面接触和咬合。

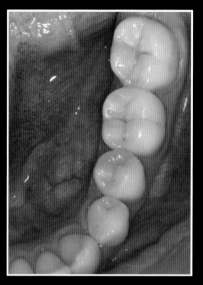

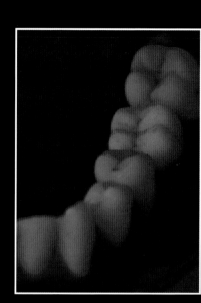

图7-61　　　　　　　　　　　　　　　图7-62

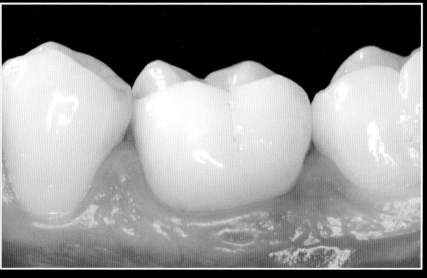

图7-63

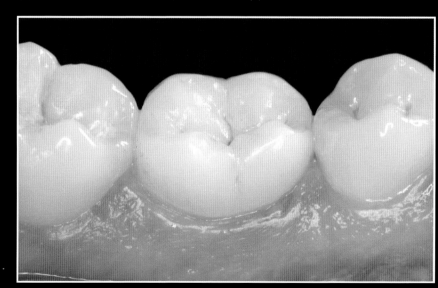

图7-64

Endocrowns: Simplificando a Restauração de Dentes Posteriores Tratados Endodonticamente

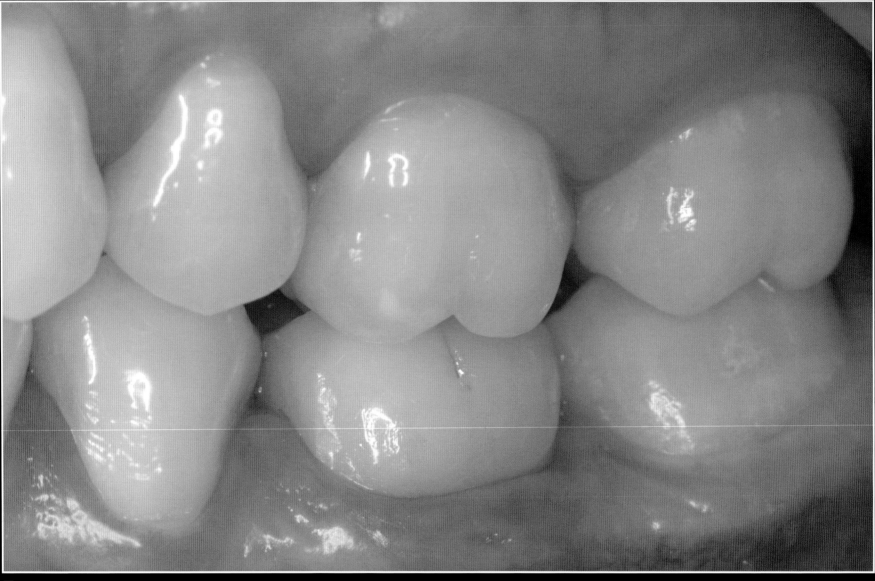

图7-65

图7-61～图7-65　可以观察到修复体的美学质量，包括它们的荧光。请注意，边缘是观察不到的，牙周健康状况良好，并且陶瓷的自然外观使得修复体几乎无法察觉。选择用髓腔固位冠治疗方案在大量破坏的根管治疗的磨牙中可以简化修复程序，而不损害与传统修复方案相关的功能和美学质量。

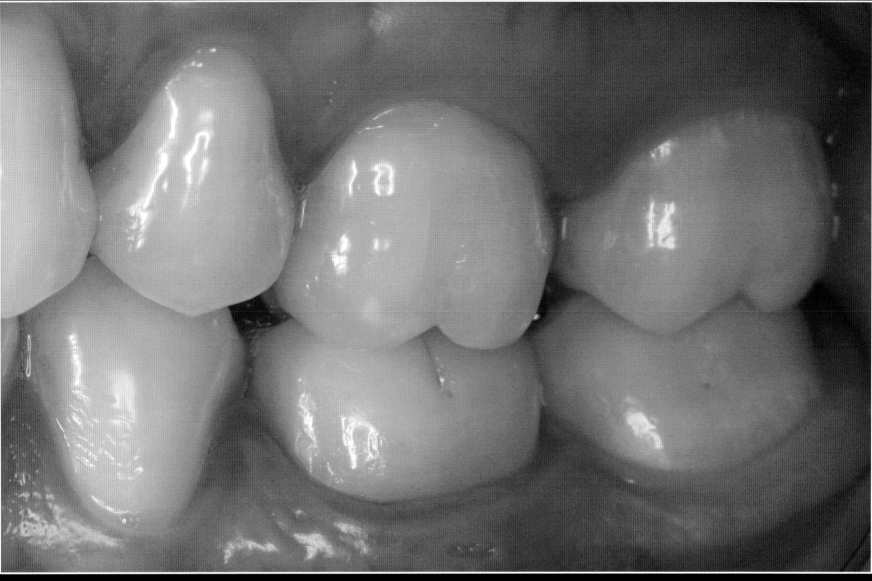

图7-66　2年后对照。

参考文献

[1] Clavijo VGR, Souza NC, Kabbach W, Calixto LR, Andrade MF, Susin AH. Coroas Endocrown: uma opção para dentes posteriores desvitalizados. Clínica - Int J Braz Dent. 2007 jul-set; 3(3):246-52.

[2] Bindl A, Mörmann WH. Clinical evaluation of adhesively placed CEREC endo-crowns after 2 years: preliminary results. J Adhes Dent. 1999 Autumn; 1(3):255-65.

[3] Otto T. Computer-aided direct all-ceramic crowns: preliminary 1-year results of a prospective clinical study. Int J Periodontics Restorative Dent. 2004 Oct; 24(5):446-55.

[4] Bindl A, Richter B, Mörmann WH. Survival of computer-aided design/manufacturing bonded to preparations with reduced macroretention geometry. Int J Prosthodont. 2005; 18:219-224.

[5] De Munck J, Van Landuyt K, Peumans M, Poitevin A, Lambrechts P, Braem M, et al. A critical review of the durability of adhesion to tooth tissue: methods and results. J Dent Res. 2005; 84:118-32.

[6] Breschi L, Mazzoni A, Ruggeri A, Cadenaro M, Di Lenarda R, De Stefano Dorigo E. Dental adhesion review: aging and stability of the bonded interface. Dent Mater. In press; 2007. doi: 10.1016/j.dental.2007.02.009.

[7] Magne P, Cascione D. Influence of post-etching cleaning and connecting porcelain on the microtensile bond strength of composite resin to feldspathic porcelain. J Prosthet Dent. 2006; 96:354-61.

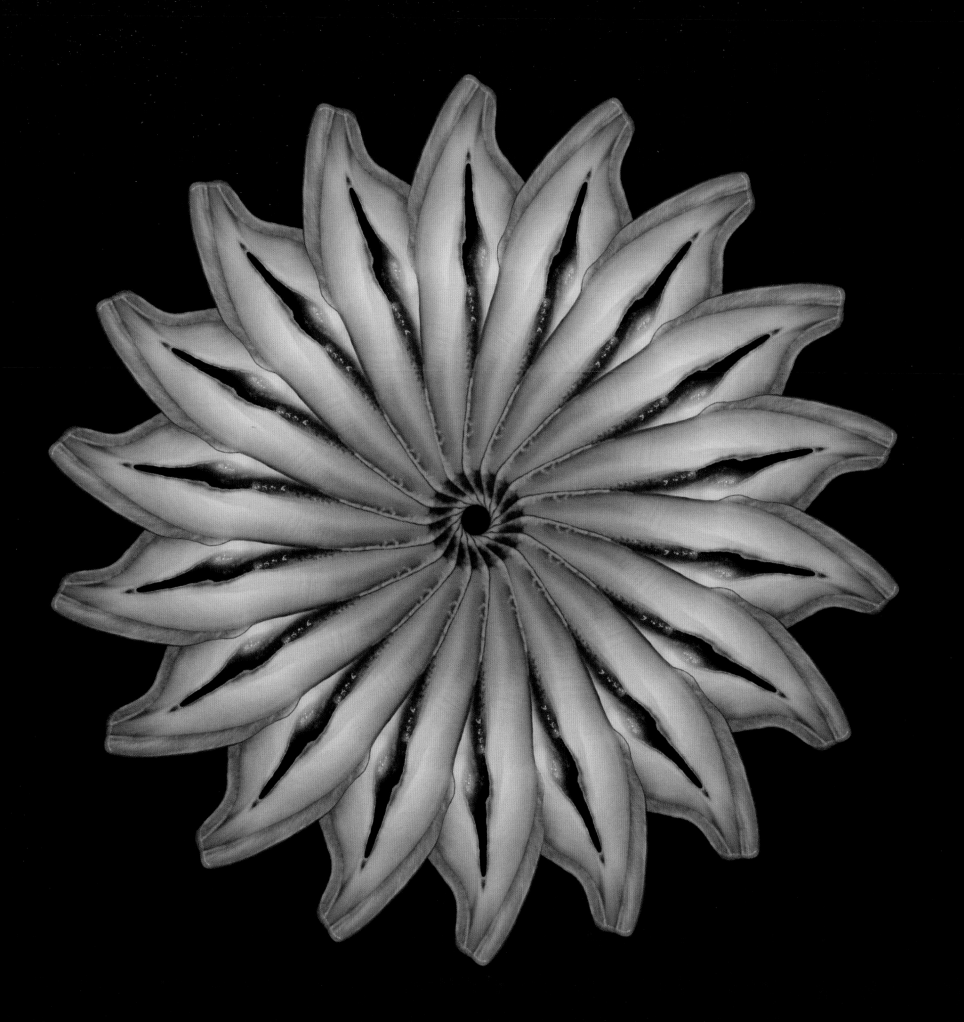

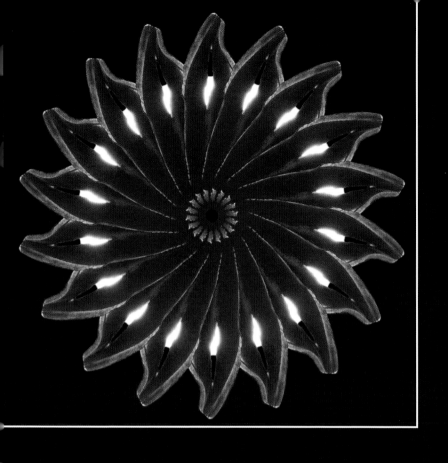
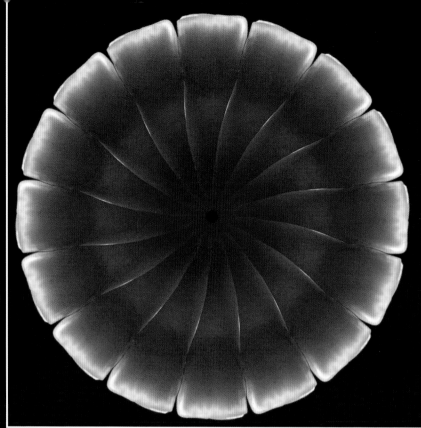
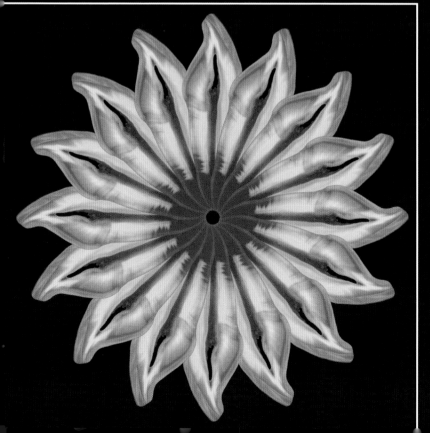
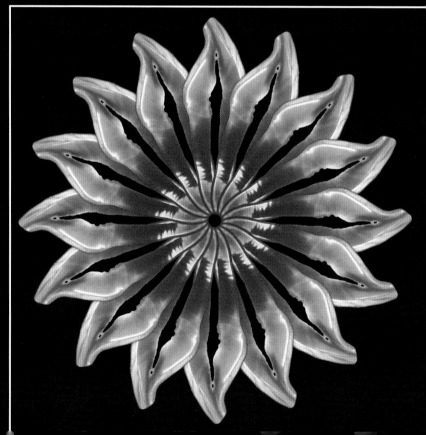

8. 美学区的组织重建与种植体周围组织再生和整形过程

Reconstrução Tecidual em Áreas Estéticas com Procedimentos Regenerativos e Plásticos Peri-implantares

Julio Cesar Joly
Robert Carvalho Da Silva
Paulo Fernando Mesquita de Carvalho
Fabio Hiroshi Fujiy

几十年来，在种植学中骨结合一直被认为是成功的代名词。然而，目前的概念直接整合了生物学、功能学和美学方面。

卓越的美学需要精心策划，其中涉及详细研究干扰微笑和谐与对称性的全部因素[3]。应以多学科的方式进行评估，包括解读面部、牙周和牙齿组成[2,5]。

而种植体的位置应该由设计的义齿来确定，而不是由可用的骨组织量决定[4]，开始手术治疗操作之前，我们有必要预测修复性的结果——逆向设计。为此，我们需要使用所有可用的诊断资源：临床、影像（X线片、CT扫描和照片）、研究模型和诊断蜡型。

当牙齿缺失时，组织生物型会干扰牙周组织在疾病进展期间以及随后牙槽骨缺损时的临床表现。可以发现有两种类型的牙周或组织生物型：厚而平和薄而扇形[9]（表8–1）。这些特征之间的区别对种植学中选择最佳的治疗方法有重要的影响。

种植体支持的美学修复计划取决于邻牙间的组织特点的相关研

表8–1　牙周组织的类型

厚而平	薄而扇形
软组织致密和纤维化	软组织薄
角化组织范围广	角化组织范围少
乳头短而宽	乳头长而窄
底层骨平而厚	底层骨薄而扇形（裂开和开窗的频率高）
附着丧失与存在的牙周袋有关	附着丧失与存在的牙龈边缘退缩有关
接触区在中1/3 / 颈1/3	接触点在切1/3 / 殆1/3
方形牙齿	三角形牙齿

究，使我们能够确定最佳的时间来植入种植体[1]。在观察到这些特征完整性的情况下，我们必须在所有的治疗阶段采取组织保存的技术操作[7-8,10]。另一方面，在许多临床情况下，寻求卓越的美学需要进行纠正硬和/或软组织的缺陷。可以在不同的时间进行组织重建[6]：

（1）预先处理；

（2）同时进行；

（3）再次打开；

（4）延期处理。

选择最佳的方法涉及若干因素，根据以下问题的答案：尽管现有的组织缺失，是否可以将种植体（多个）植入理想的位置？如果答案是肯定的，则确定适应证是同时进行，考虑在种植体植入的同一时刻进行可能性的修正。否则，在植入种植体之前进行组织重建（预先处理的方法）代表更可预测的治疗选择，这样使我们不会有未来的挫折。在单个或多个部位愈合或新鲜的牙槽，可以建议各种手法和技巧，涉及从非外科手术程序（缓慢正畸牵引和根埋），到不同复杂程度的组织处理的外科手术。外科手术再次打开阶段可以互补修正，以改善种植体周围黏膜的体积和外形。然而，延期处理的方法仅限于尽量最小化减少因缺乏选择性计划和适当的管理而造成的损害。

在组织操作中充满美学–功能的基本哲学建议将用两个复杂的临床病例进行说明这个宗旨，这两个临床病例以不同的方式进行，遵循上述的设计和治疗标准。

参考文献

[1] Buser D, Martin W, Belser UC. Optimizing esthetics for implant restorations in the anterior maxilla: anatomic and surgical considerations. Int J Oral Maxillofac Implants. 2004; 19(Suppl):43-61.

[2] Chiche G, Pinault A. Artistic and scientific principles applied to esthetic dentistry. In: Chiche G, Pianault A, editors. Esthetics of anterior fixed prosthodontics. Chicago: Quintessence; 1994. p. 13-32.

[3] Fradeani M. Esthetic analysis: a systematic approach to prosthetic treatment. Chicago: Quintessence; 2004.

[4] Garber DA, Belser UC. Restoration-driven implant placement with restoration-generated site development. Compend Contin Educ Dent. 1995; 16:798-802.

[5] Garber DA, Salama MA. The aesthetic smile: diagnosis and treatment. Periodontology 2000. 1996; 11:18-28.

[6] Hürzeler MB, Weng D. Periimplant tissue management: optimal timing for an aesthetic result. Pract Periodontics Aesthet Dent. 1996; 8:857-69.

[7] Kan JY, Rungcharassaeng K, Lozada JL. Bilaminar subepithelial connective tissue grafts for immediate implant placement and provisionalization in the esthetic zone. J Calif Dent Assoc. 2005; 33(11):865-71.

[8] Kois JC. Single-tooth peri-implant esthetics: five diagnostic keys. Compend Contin Educ Dent. 2004; 25(11):895-6.

[9] Olsson M, Lindhe J. Periodontal characteristics in individuals with varying forms of the upper central incisors. J Clin Periodontol. 1991; 18:78-82.

[10] Sclar AG. Soft tissue and esthetic considerations in implant therapy. Chicago: Quintessence; 2003.

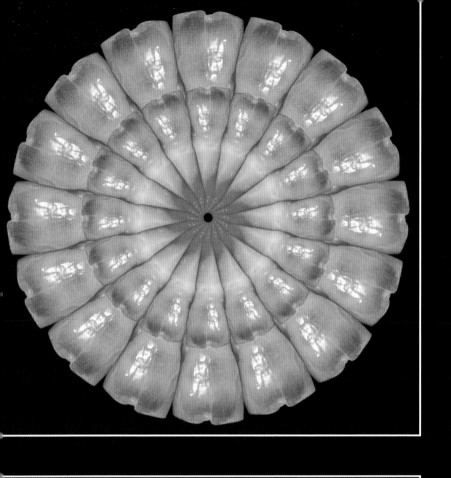
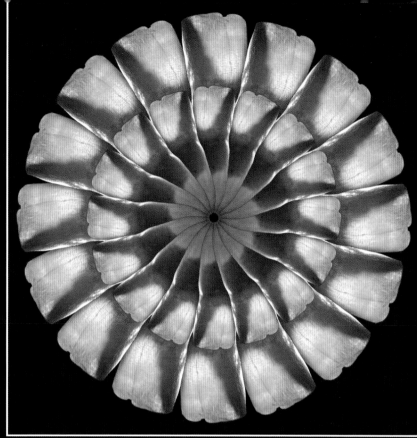
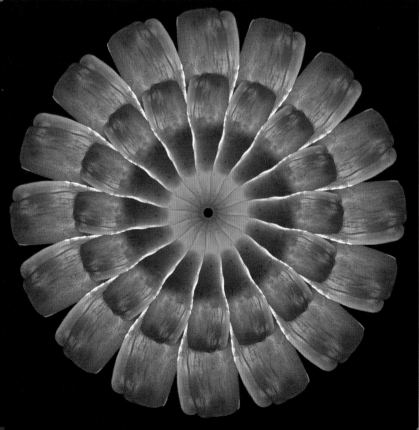
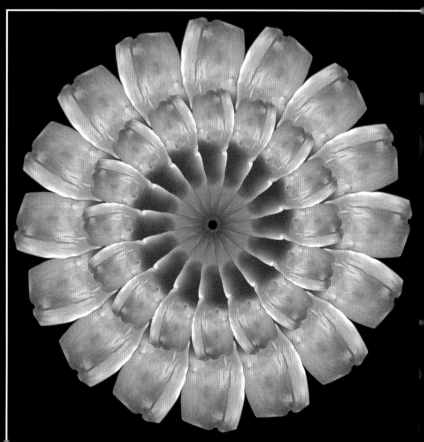

临床病例-1（图8-1～图8-45）

EG患者，47岁，男，请求种植体支持的修复更换#11，由于牙根折裂，6个月前已经拔除。

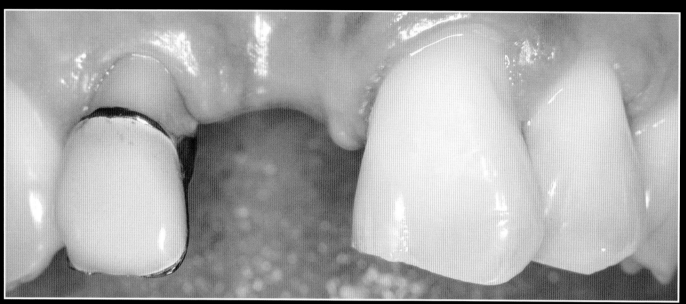

图8-1　临床初始外观。注意组织轮廓的缺损，表明在#11区域植入种植体的骨量不足。观察到与缺损相邻的两个龈乳头高度不同，以及邻牙的冠修复解剖学问题，破坏美学。

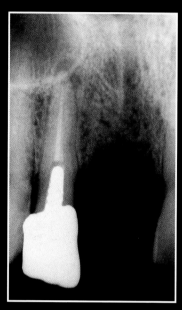

图8-2　X线片显示牙槽嵴完全愈合的细节，在邻面骨的高度几乎没有差异。

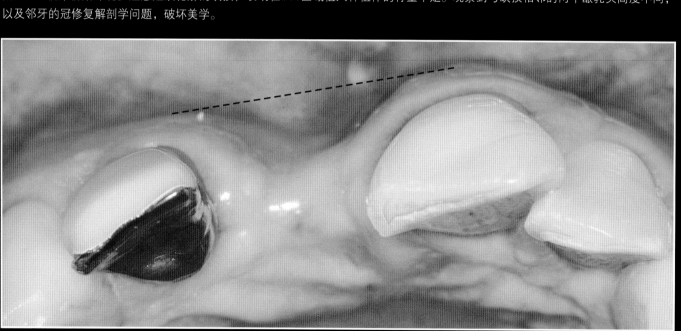

图8-3　咬合面观显示骨厚度不足（Seibert的1类缺损），这会阻止种植体植入其理想的位置，表明需要组织重建。

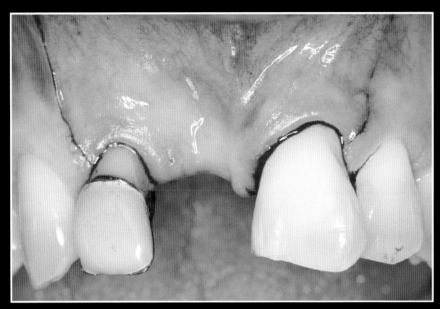

图8-4 垂直松弛切口应延伸超过膜龈线，以方便正确地进入缺损。切口从邻牙的远中龈乳头的基底开始运行，并且是曲线和斜角，以尽量减少形成纤维化瘢痕的可能性。

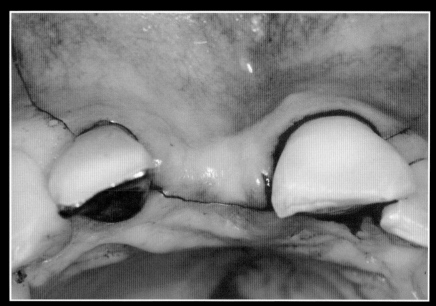

图8-5 水平切口稍微偏移腭侧方向，辅以垂直松弛切口。用15C刀片做的切口应牢固地触及下面的骨头以破坏骨膜，这有利于皮瓣抬高而不会撕裂。

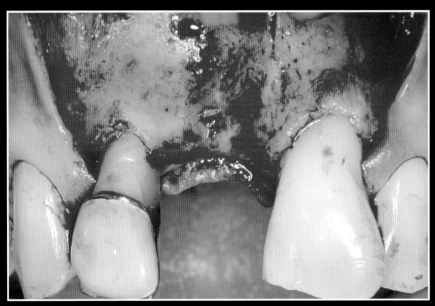

图8-6 提升全厚皮瓣。请注意，是在远离缺损的切口进行。在再生手术开始之前应该去除覆盖在骨头上的软组织。

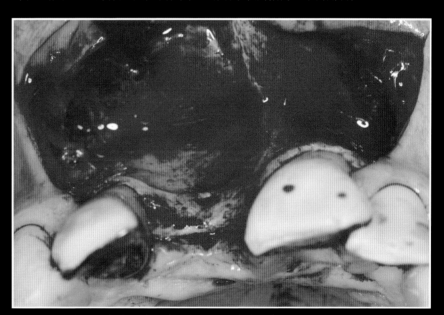

图8-7 咬合面观察该区域。请注意，牙槽嵴的厚度缺损严重，这使得种植体正确的三维定位是不可能的。

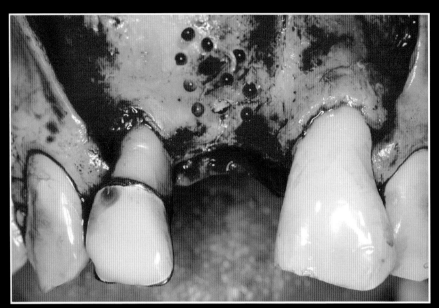 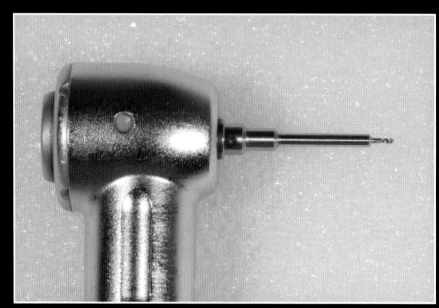

图8-8a和b　用合适的钻头（细节）穿透骨的皮质到达髓质部分分解受体床，提供骨愈合必需的血液供应和源细胞与生长因子（如形成骨的蛋白质）的释放增加。

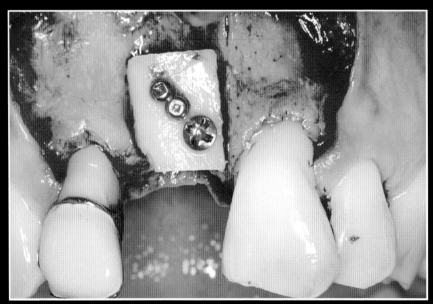 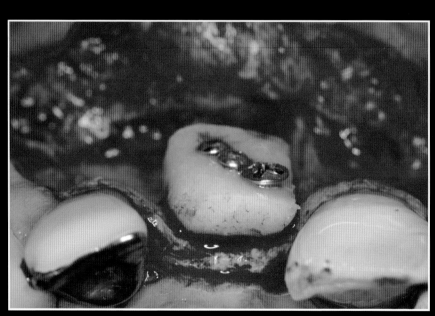

图8-9　移植从下颌升支切除的皮质骨块，定位并用螺丝钉固定。皮质骨块的稳定性是受体床与移植物内部之间血管化的基础。

图8-10　咬合面观证明移植物与受体床是并列的。注意连接到移植物上的螺丝钉。移植物的侧方存在的空间应该填补。

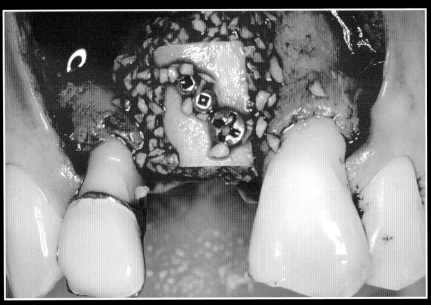

图8-11 使用牛矿物基质（Bio-Oss™）（细节）填补移植物周围的空间。这种生物材料是一种优秀的骨吸收体，除了呈现缓慢的再吸收外，还有利于其颗粒周围的骨形成，长期维持再生的骨结构。

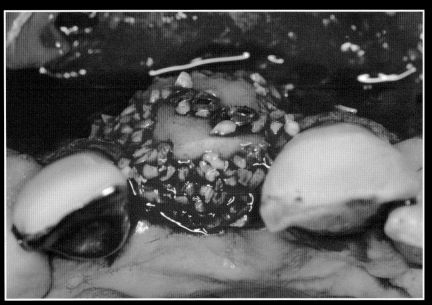

图8-12 由生物材料覆盖的移植物的咬合面观。请注意，增加的牙槽嵴相对于邻面区域产生轻微的过度外形，以试图补偿移植块的预期体积收缩。

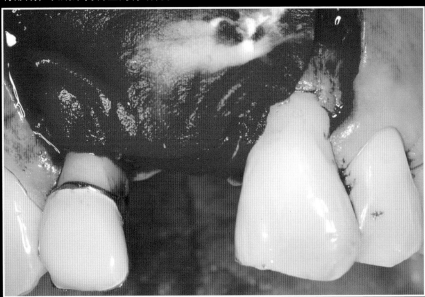

图8-13 可吸收性膜（Collatape™）的细节，放置双层以覆盖移植物和生物材料。用膜隔离骨移植物对于从皮瓣的内部排除细胞是至关重要的，从而允许来自骨源细胞的选择性补充。

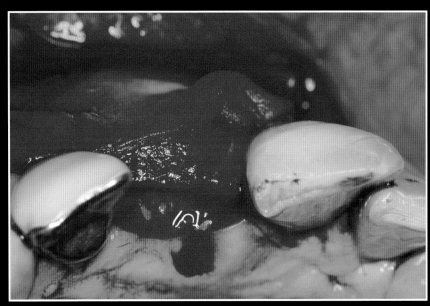

图8-14 膜定位的咬合面观。这种类型的膜不需要任何专门的固定，因为当用生理盐水和/或血液水合时，它即附着到受体床的骨上。

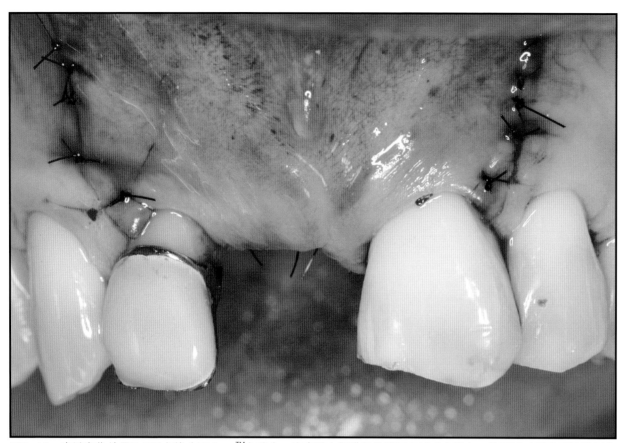

图8-15 皮瓣定位并用5-0尼龙线（Ethicon™）缝合。在皮瓣内部进行骨膜切口以减少张力，并可以对重建区域进行完整的重新覆盖。

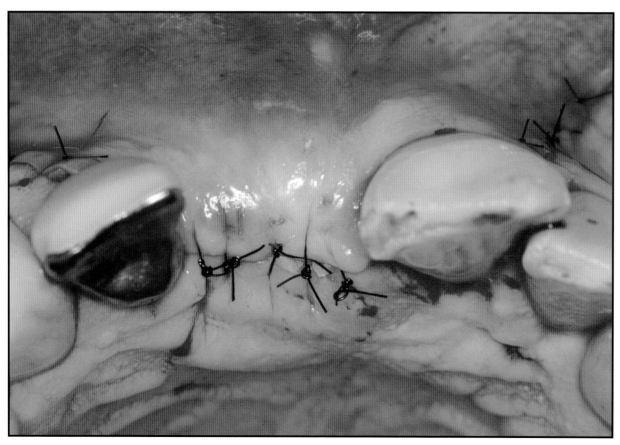

图8-16 咬合面观显示伤口完全封闭。观察用再生过程获得的组织体积。

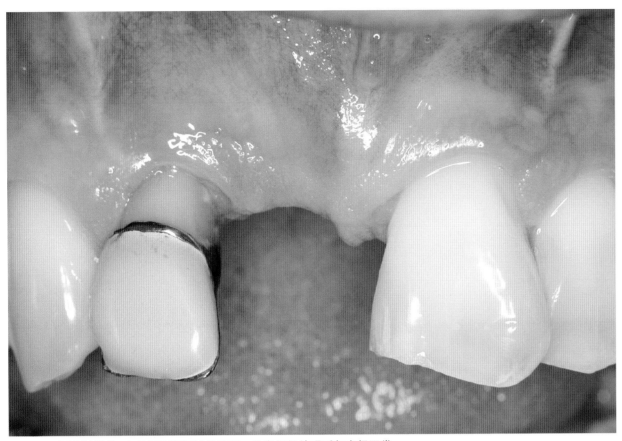

图8-17　再生过程约7个月后唇侧区域的外观。注意组织外观看起来很正常。

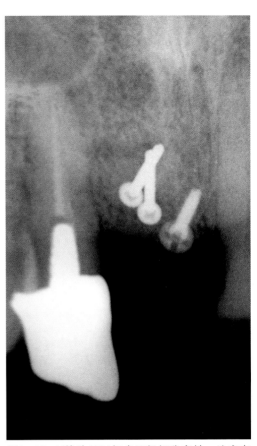

图8-18　X线片显示根尖周组织稳定性。注意存在固定移植物的螺丝钉。

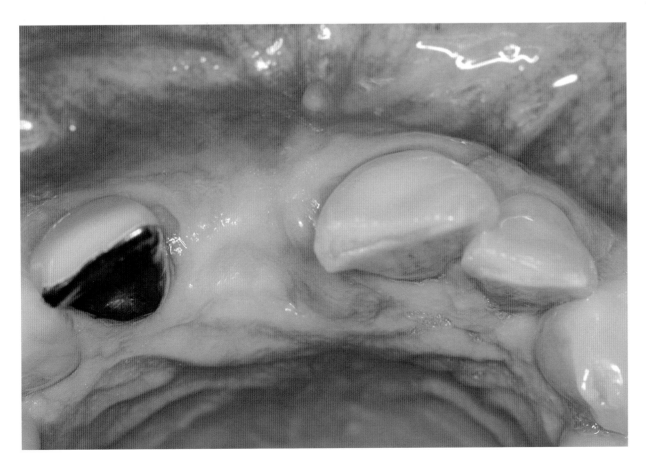

图8-19　咬合面观显示组织厚度明显增加。

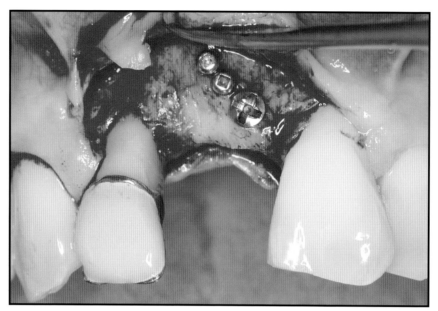

图8-20　翻起全厚皮瓣。观察移植物与受区的整合。在#12的远中邻面角进行垂直松弛切口以去除固定的螺丝钉。

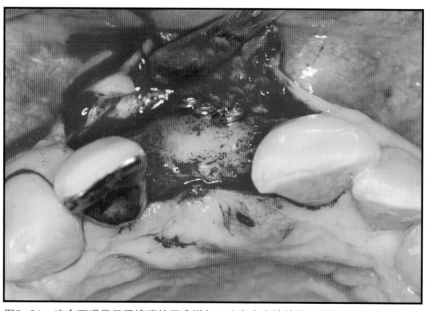

图8-21　咬合面观显示牙槽嵴的厚度增加。注意完全填补的移植物的侧面区域。

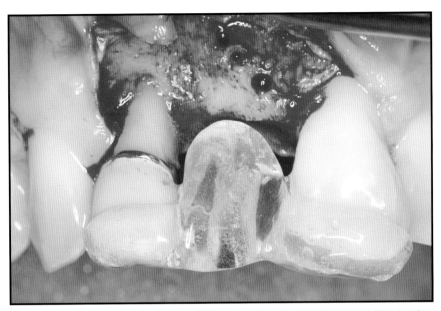

图8-22 去除固定螺丝后，手术导板定位。注意，反映诊断模型的导板颈部到牙槽嵴顶的距离很短，这表明需要修整骨结构将种植体肩部置于正确的位置。

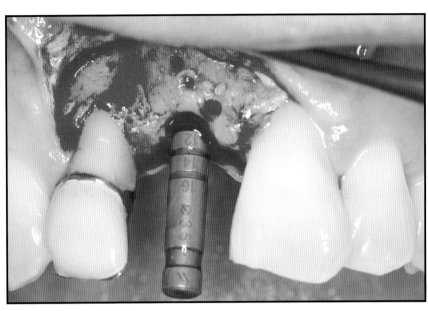

图8-23 观察产生规则的凹弧模拟相邻的骨结构。方向引导可以评估未来种植体正确的三维定位。

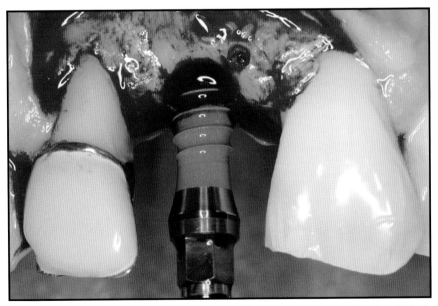

图8-24 植入种植体（士卓曼，SLA Active™，12/RN/SP）的细节。由于其亲水性的特性，观察血液迅速附着到种植体上。

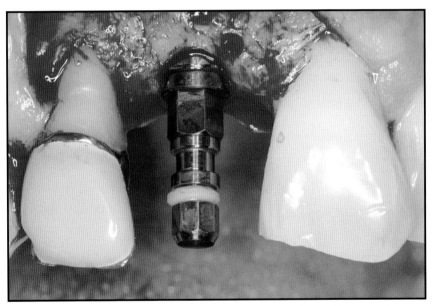

图8-25 植入的种植体的唇侧观。种植体平台距牙齿#21的JCE顶点2.0～3.0mm。在近远中方向上，邻面空间距离邻牙遵守最小2.0mm的距离。

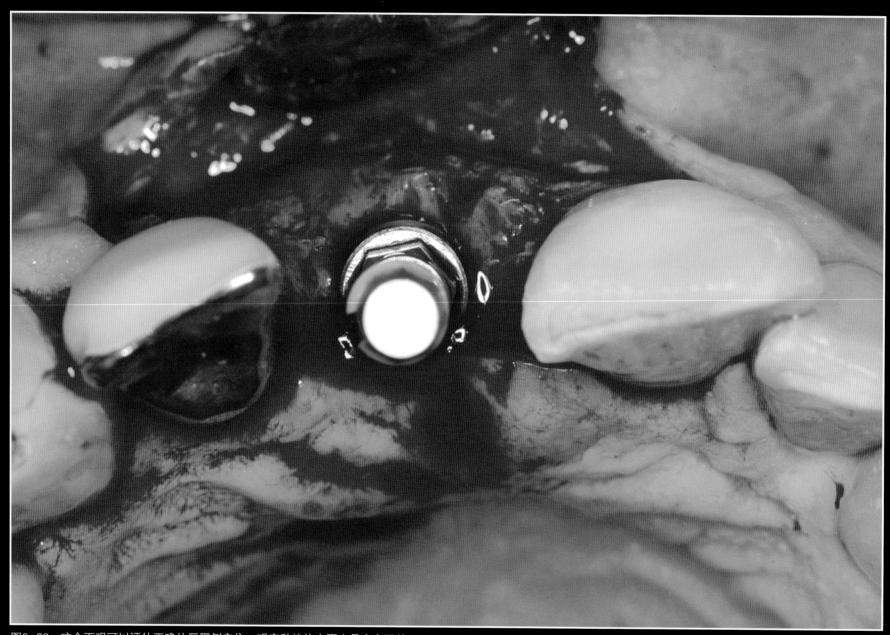

图8-26　咬合面观可以评估正确的唇腭侧定位。观察种植体由再生骨完全覆盖。

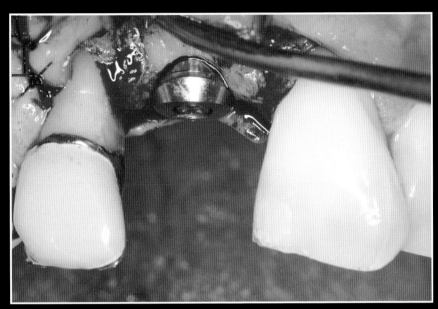

图8-27 放置斜面螺丝覆盖。注意松弛切口已经用缝合线固定。

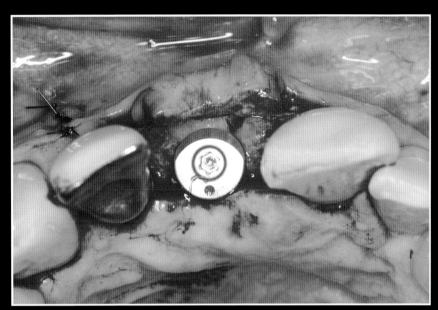

图8-28 观察唇侧的螺丝钉斜角部分位置，有利于软组织的愈合。

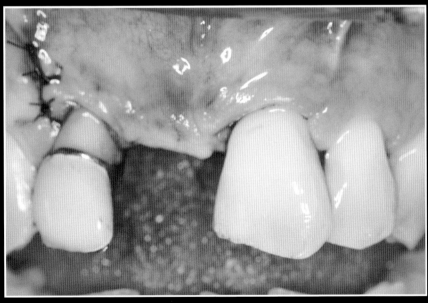

图8-29 采用5-0尼龙线单线缝合，用于稳定皮瓣。

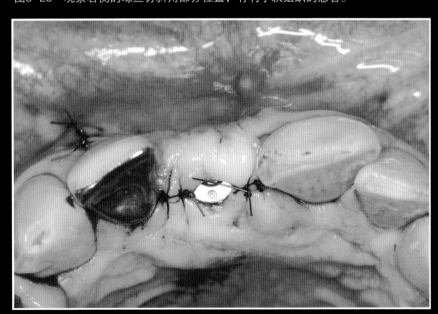

图8-30 缝合线的咬合面观显示部分覆盖螺丝的顶部。

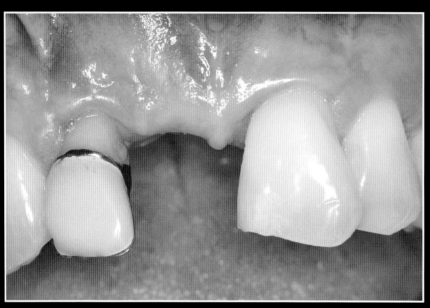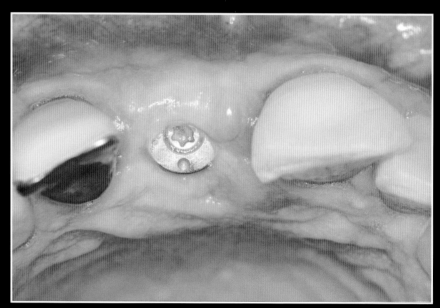

图8-31a和b　6周后的临床表现。注意软组织的色彩和体积都很和谐。种植体被部分覆盖。

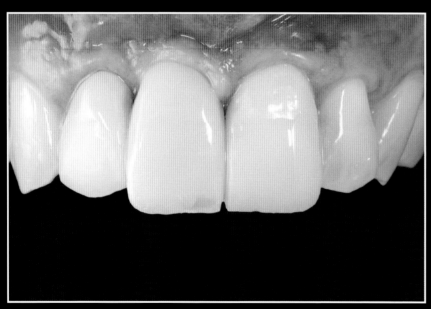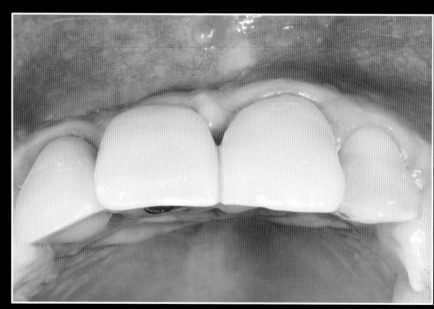

图8-32a和b　骨结合巩固期间，进行全冠（#12）和陶瓷贴面（#21）的制备。在基牙上粘接临时修复体，然后再拧入种植体。

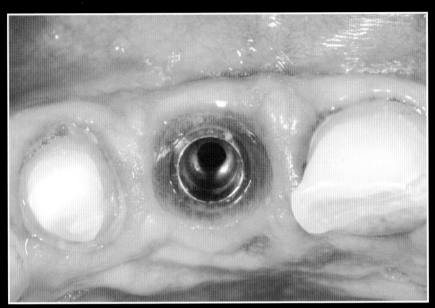

图8-33　在组织处理阶段之后，注意种植体周围的软组织的稳定性。

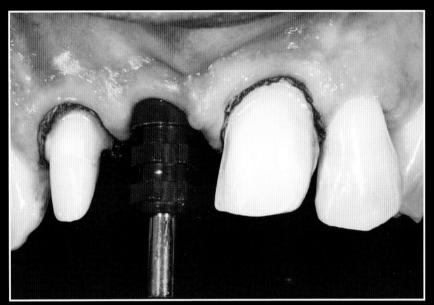

图8-34　排龈线的位置（#12和#21）和取模转移（#11）。

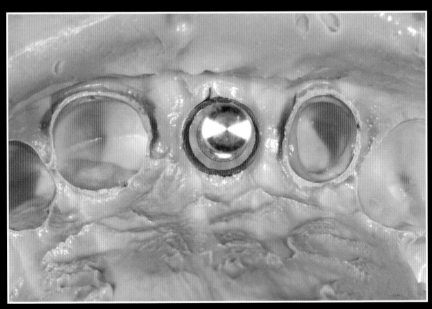

图8-35　加成型硅橡胶（Elite，金马克）取模和模拟种植体的位置。

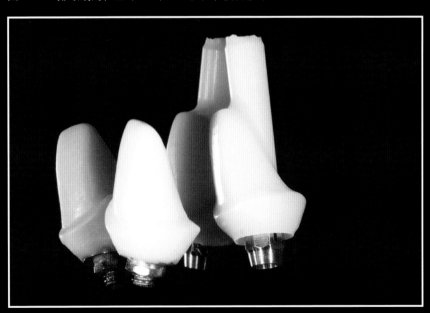

图8-36　扫描定制的蜡型基台（左侧），制作的氧化锆基台（Procera，Nobel Biocare™）（右侧）。

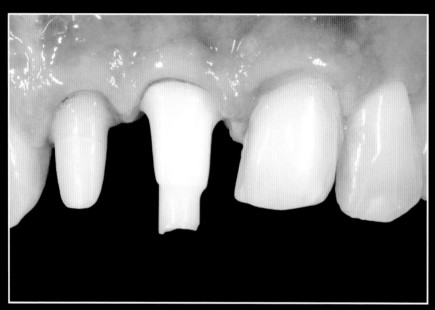

图8-37　最终调整之前检查基台的密合性。

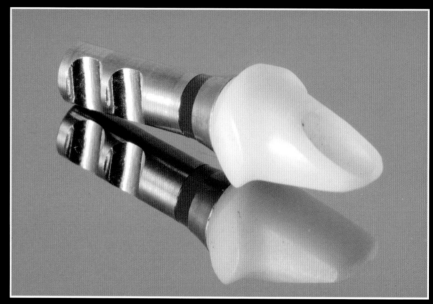

图8-38～图8-40　用35N·cm的最终扭矩安装基台。

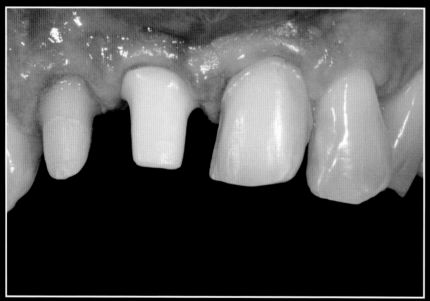

图8-39

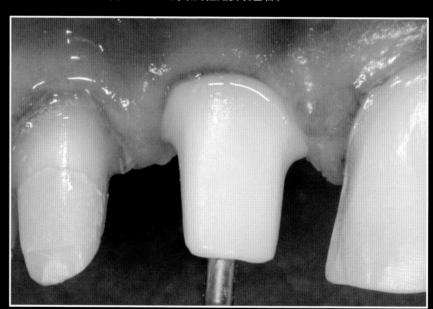

图8-40

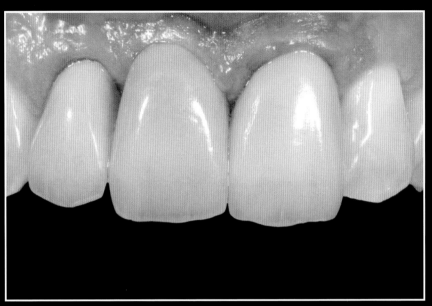
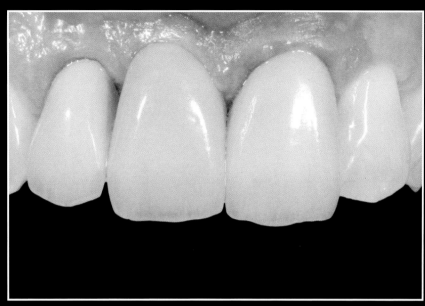

图8-41a和b 最终的临床外观，粘接后的全冠（#12-牙齿和#11-种植体）和陶瓷贴面（#21）（Empress e.max，义获嘉伟瓦登特公司）即刻照，显示由于粘接期间的过度操作造成的牙龈组织的损伤。技工室操作：陶瓷技师/Marcos Celestrino – Aliança技工室。

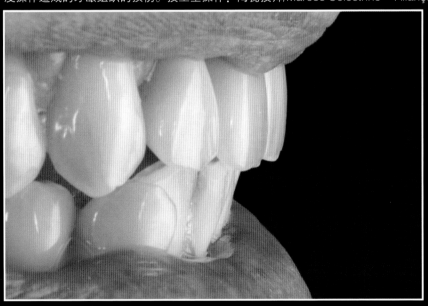
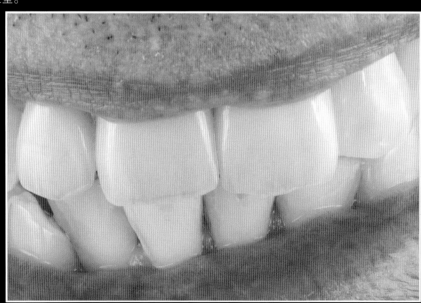

图8-42~图8-45 最终的临床表现。观察不同的微笑。注意与邻牙和谐一致。　图8-43

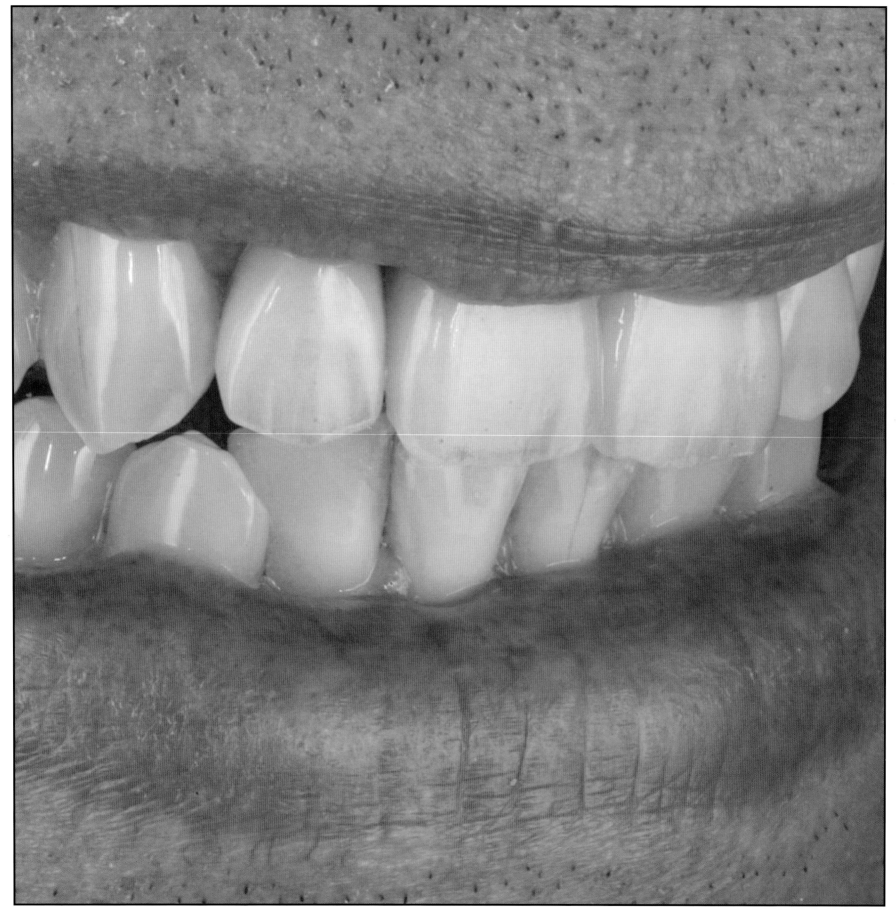

图8-44

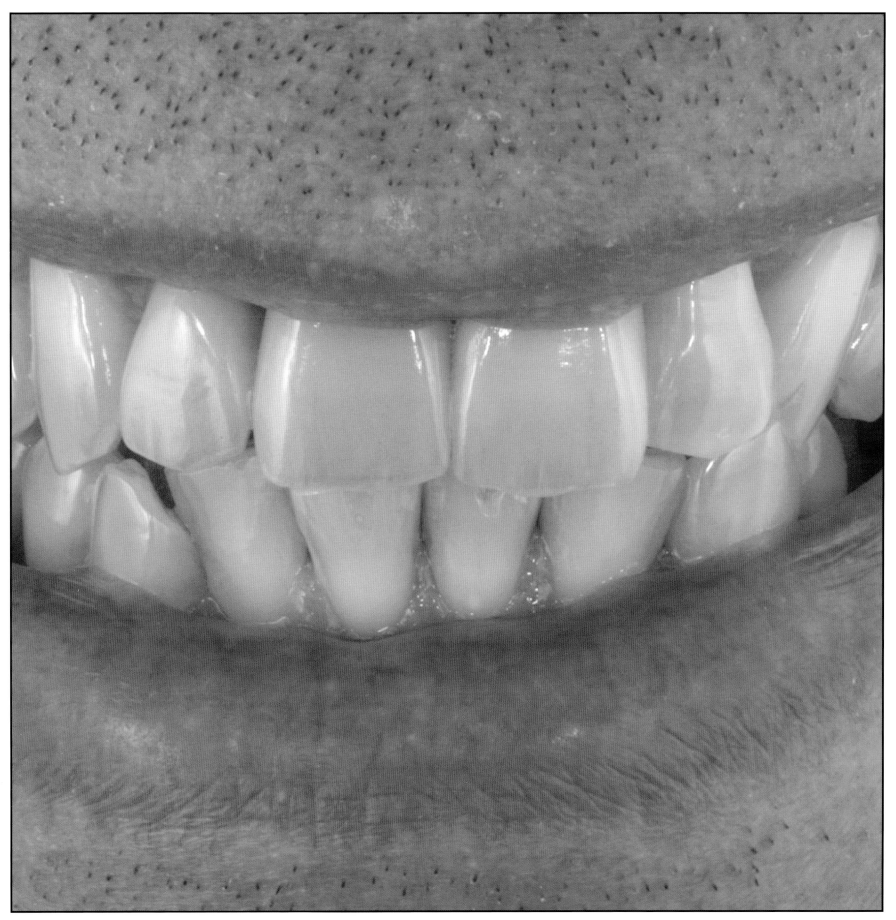

图8-45

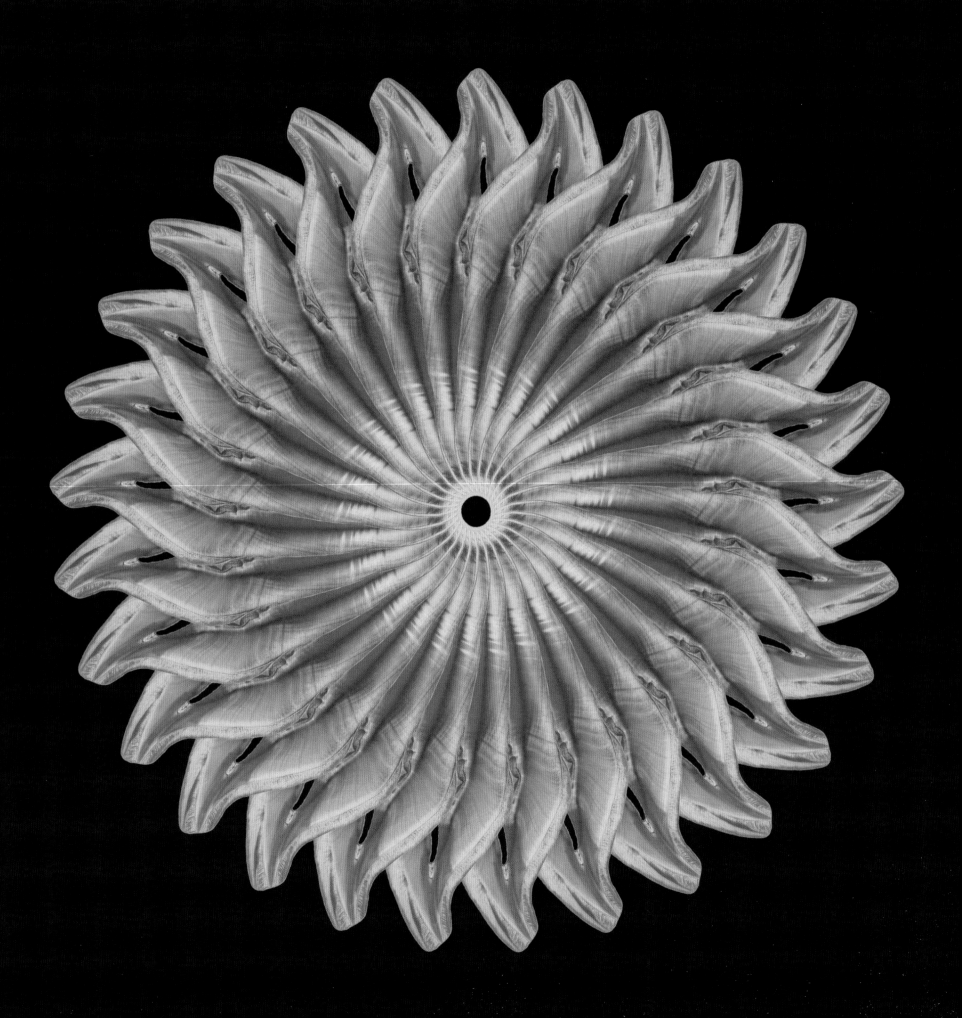

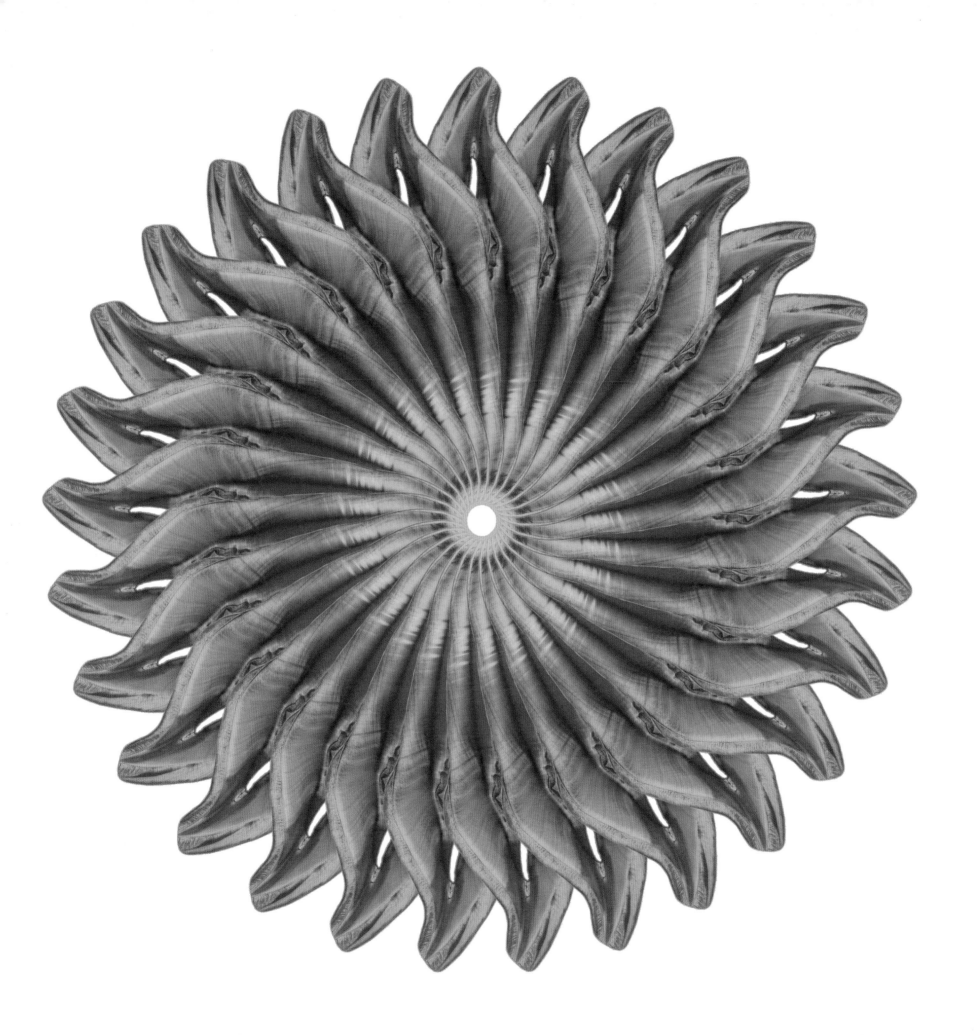

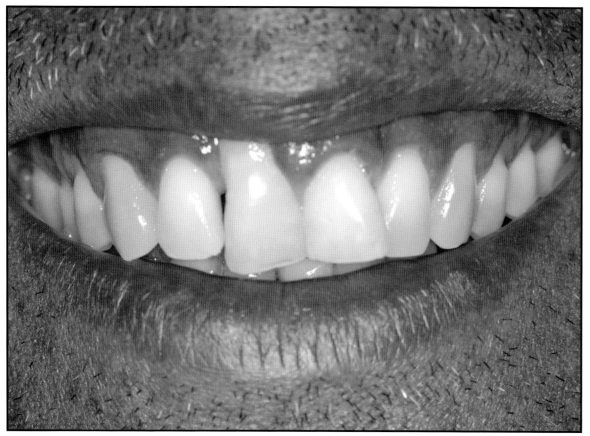

图8-46

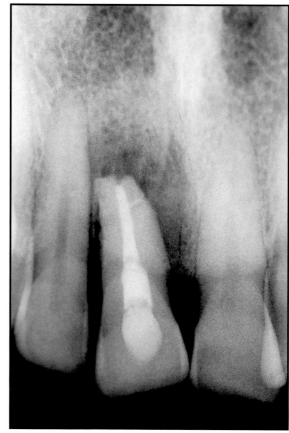

图8-47a

临床病例-2（图8-46～图8-81）

ECV患者，49岁，男，就诊寻求牙周治疗。临床检查#11是维护的禁忌证，建议由骨内种植体替换。

图8-46　最初的临床外观。患者表现出#11存在牙龈萎缩相关的高笑线和美学问题。
图8-47a和b　#11上存在大量的牙龈萎缩。注意生物型组织薄且扇形。于基牙松动度很大有关的原因是顶端区域存在结石和脓肿，由于牙周导致根管病变是有道理的。大量的骨质流失（根尖周）。注意龈乳头和邻面骨的完整性。邻近组织颜色深，提示黑色素沉着。
图8-48a和b　观察侧向和咬合面的区域。注意#11唇侧根部凸起。在邻面和腭侧保留软组织的轮廓。

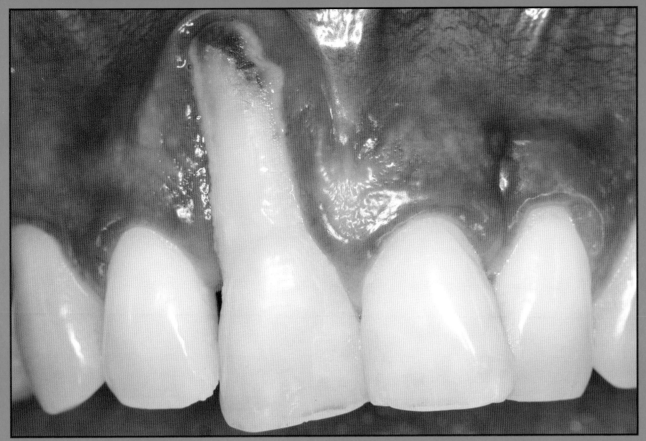

图8-47b

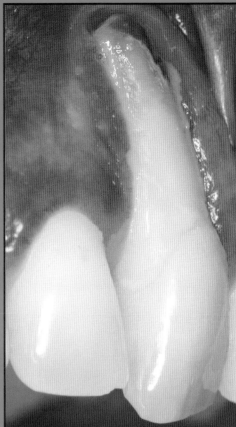

图8-48a

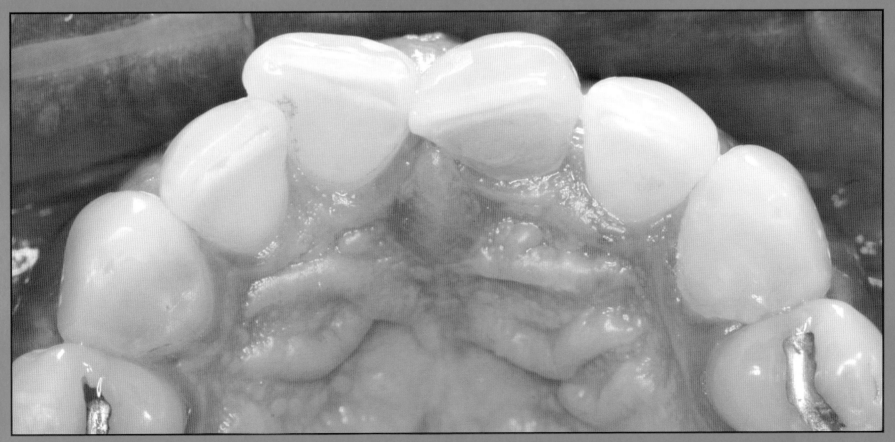

图8-48b

图8-49　顶端区域存在结石。将牙齿置于生理盐水溶液中处理准备好，以用作临时修复体粘接。

图8-50a和b　拔除后的唇侧和咬合面临床表现，进行无皮瓣开放。注意唇侧没有骨壁，其余的壁附着大量的肉芽组织。

图8-51　使用骨膜分离器（P-24G，Hu-Friedy）从腭部剥离所有的肉芽组织，保留附着到唇侧的软组织。在消除污染的原因之后肉芽组织有可能分化成牙龈组织。

图8-52　腭部的肉芽组织分离后，可以观察到唇侧骨缺损的程度。牙槽骨的刮治和冲洗是愈合的关键。

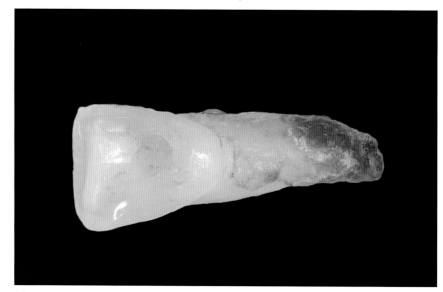

图8-49

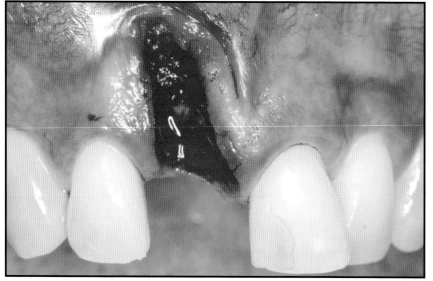

图8-50a

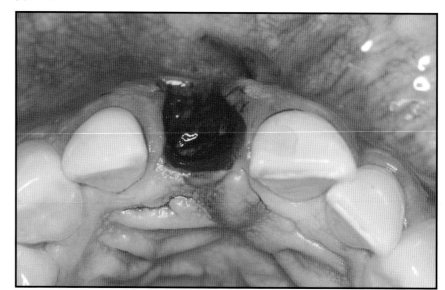

图8-50b

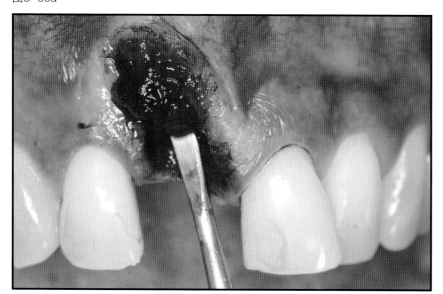

图8-51

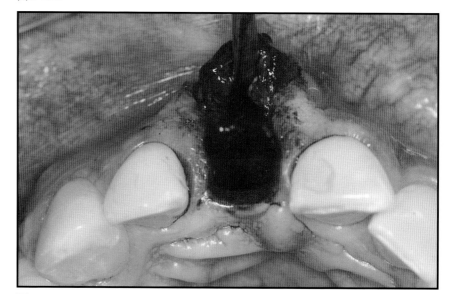

图8-52

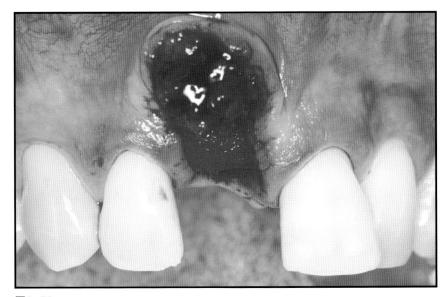

图8-53a

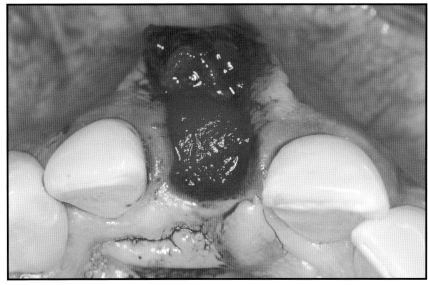

图8-53b

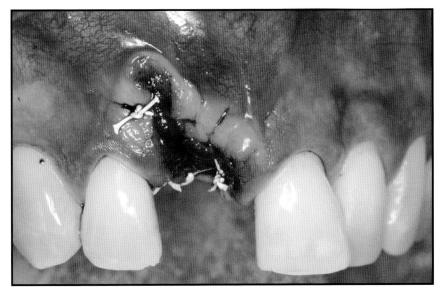

图8-54a

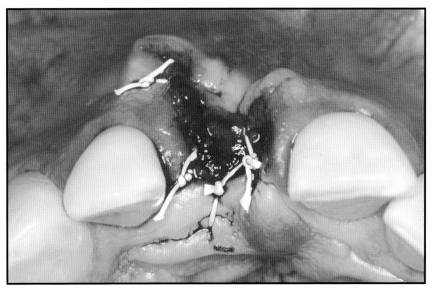

图8-54b

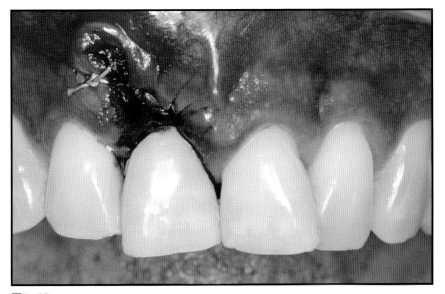

图8-55

图8-53a和b　用胶原蛋白海绵（Hemospon™）填充牙槽窝，并用可吸收膜（Collatape™）覆盖。注意肉芽组织黏附到唇侧的软组织上（唇侧和咬合面观）。

图8-54a和b　在皮瓣内部进行切开（骨膜释放）赋予皮瓣更大的移动性，并让伤口的边缘接近。用e-ptfe线（Goretex™）缝合获得稳定的软组织细节（唇侧和咬合面观）。

图8-55　片切所拔除牙齿的牙冠，用作义齿立即直接粘接。牙齿的颈部应该是凸形的，以方便清洁，并与软组织轻接触。

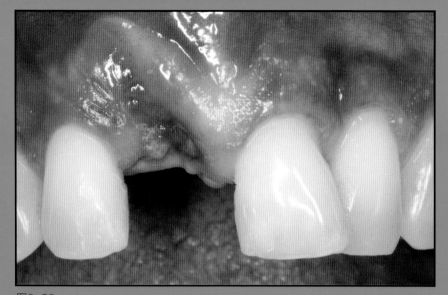

图8-56a

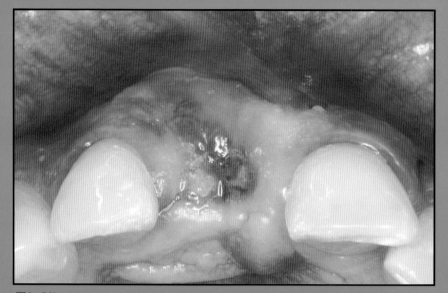

图8-56b

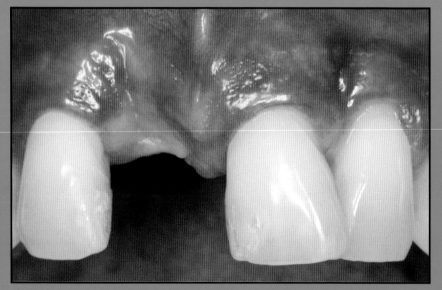

图8-57a

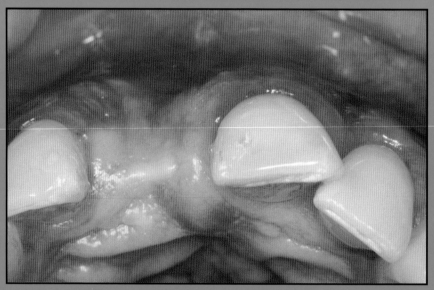

图8-57b

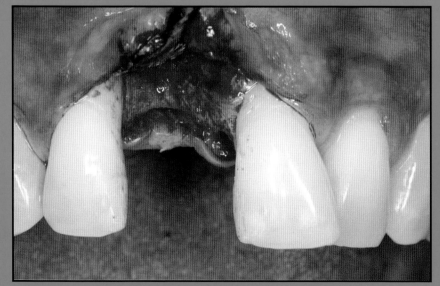

图8-58a

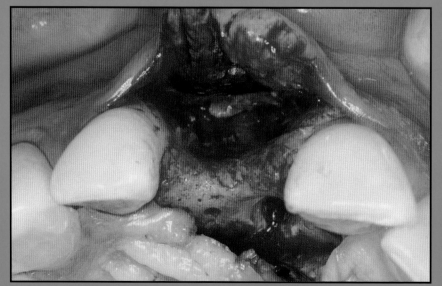

图8-58b

图8-56a和b　在外科手术后14天唇侧和咬合面观。请注意，肉芽组织几乎完全上皮化并且组织的调整已接近完成。

图8-57a和b　3个月后唇侧和咬合面观。注意组织轮廓的丧失与缺乏唇侧骨板有关。

图8-58a和b　水平切开后翻起全厚皮瓣。注意骨厚度不足。

图8-59a～c　保存的腭侧骨允许植入3.3mm直径的种植体（士卓曼，SLA^{TM}）。所使用的种植体细节。注意种植体合适的三维定位。暴露的唇侧顶点到颈线需要同时进行重建手术。

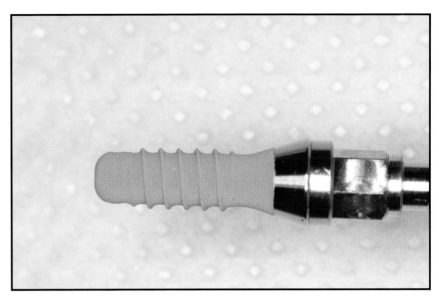

图8-59a

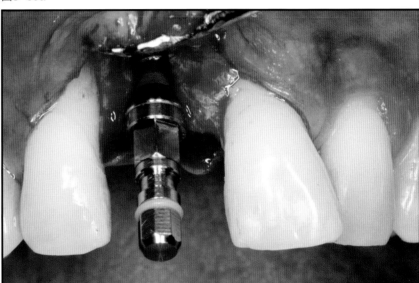

图8-59b

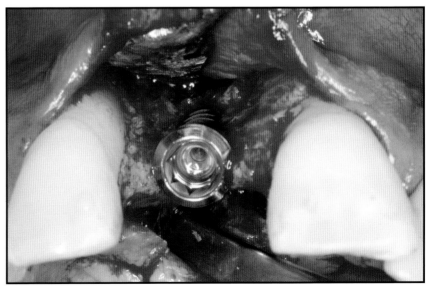

图8-59c

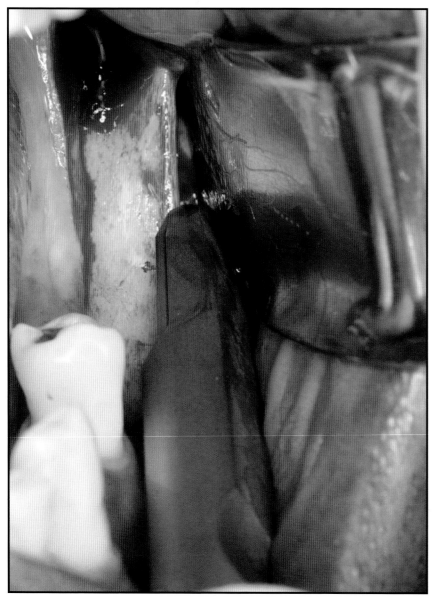

图8-60a

图8-60a和b　使用骨刮刀（Welfare™）获得自体斜骨。刀片的细节。

图8-61a和b　进行腭侧带蒂皮瓣旋转有利于增加软组织的体积。注意，结缔组织会释放维持移植物的基础营养。

图8-62a和b　放置覆盖螺丝后，自体骨放置在种植体暴露的螺纹上。然后唇侧骨轮廓的恢复用一层牛矿物基质（Bio-Oss™）补充。

图8-63a和b　使用双层可吸收膜（Collatape™）分离软组织的增生并保护移植物（唇侧和咬合面观）。

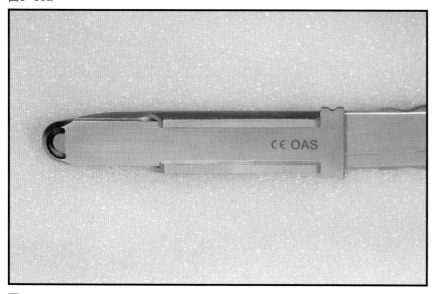

图8-60b

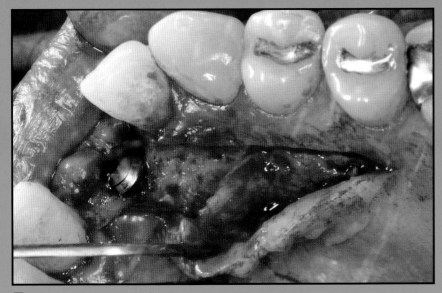

图8-61a

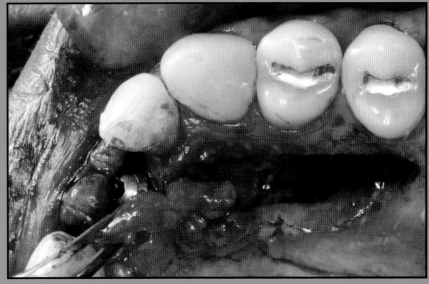

图8-61b

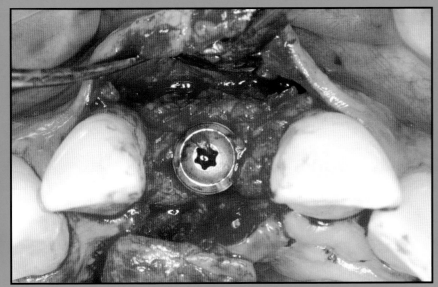

图8-62a

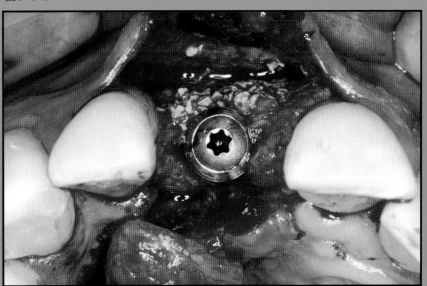

图8-62b

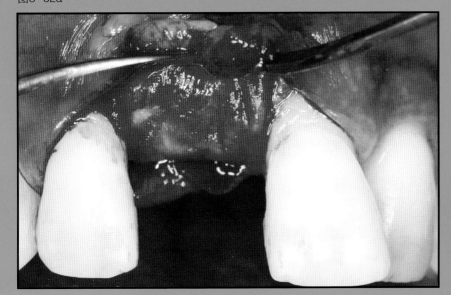

图8-63a

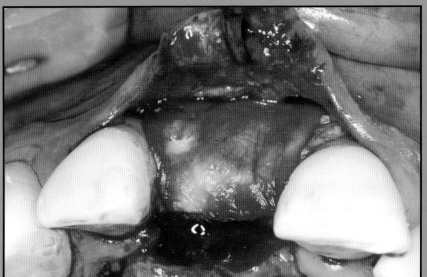

图8-63b

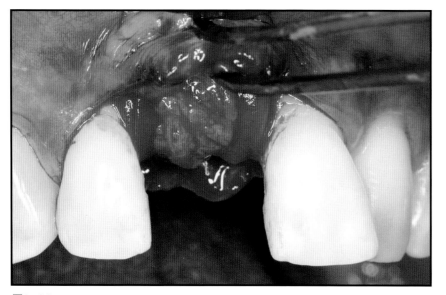

图8-64a

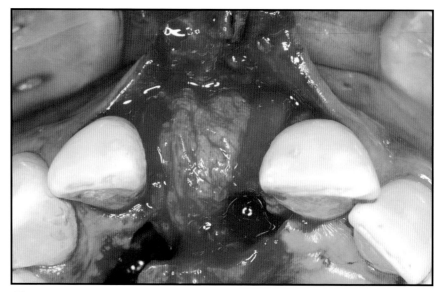

图8-64b

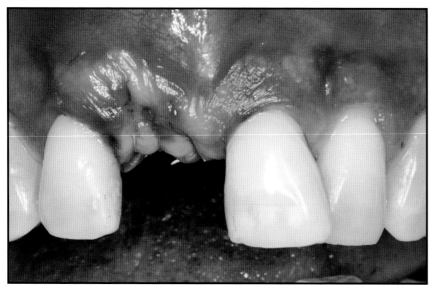

图8-65a

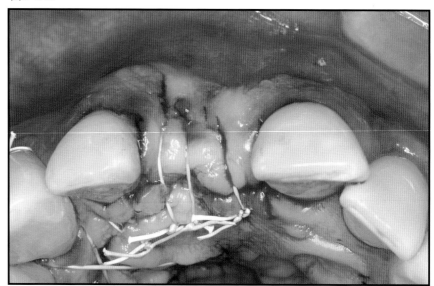

图8-65b

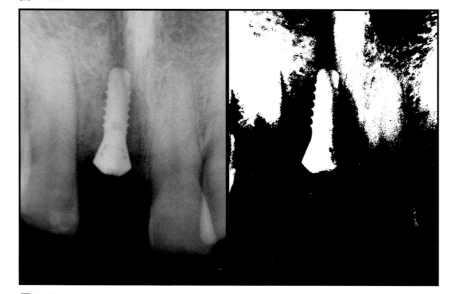

图8-65c

图8-64a和b　在再生材料上放置软组织移植物。注意滋养移植物的腭蒂。

图8-65a～c　皮瓣定位并稳定地完全覆盖移植的骨和牙龈，用e-PTFE（Goretex™）单线缝合。X线片显示即刻植入后种植体的位置。

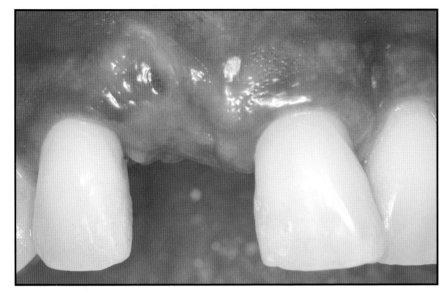

图8-66a

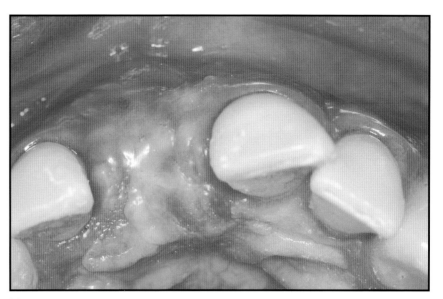

图8-66b

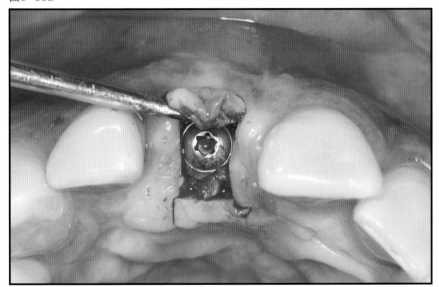

图8-67

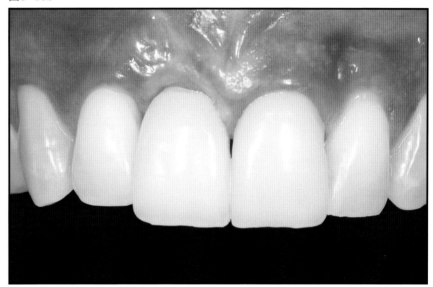

图8-68a

图8-66a和b　10周后唇侧和咬合面观。注意理想化的组织轮廓。

图8-67　手术重新开放，在种植体上部放置临时修复体。观察在近远中和唇腭侧方向空间的良好分配。

图8-68a和b　安装临时冠－种植体（#11）和贴面（#21）。X线片显示了种植体上部的临时修复体的密合性以及骨水平的稳定性。

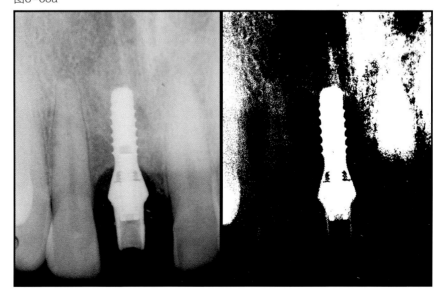

图8-68b

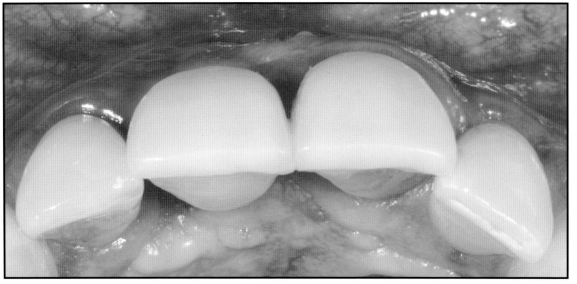

图8-69a

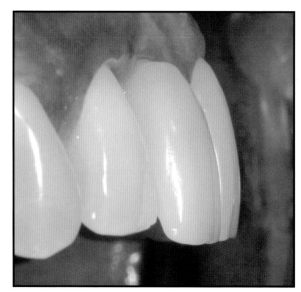

图8-69b

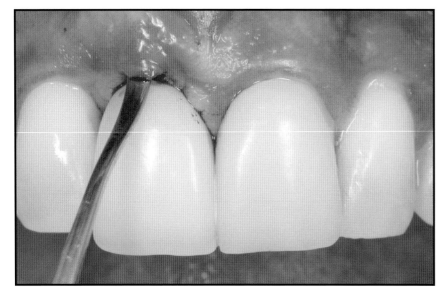

图8-70a

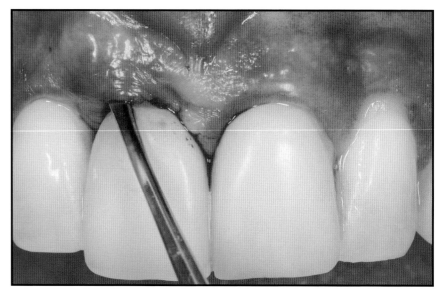

图8-70b

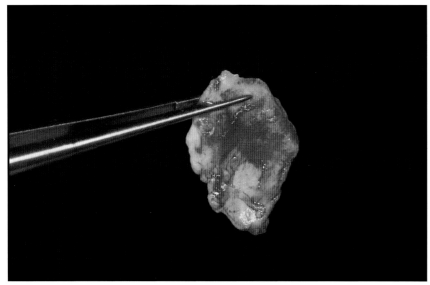

图8-71a

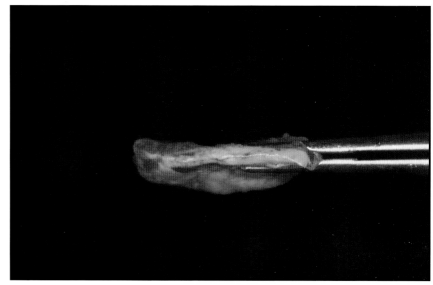

图8-71b

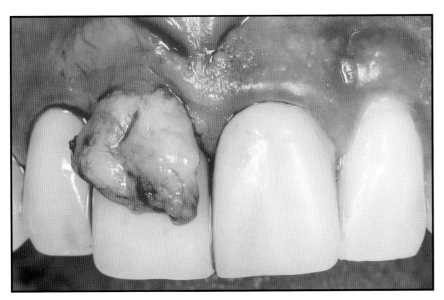

图8-71c

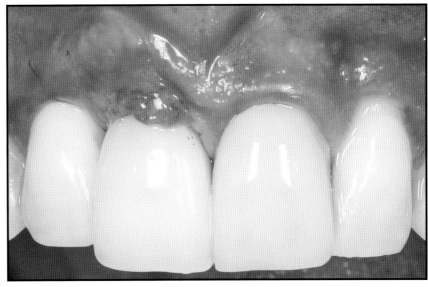

图8-72

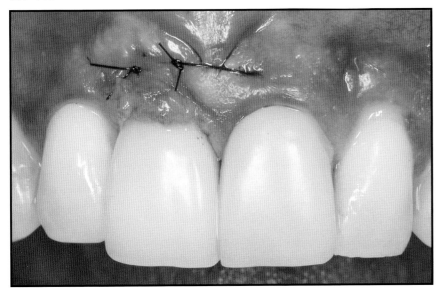

图8-73a

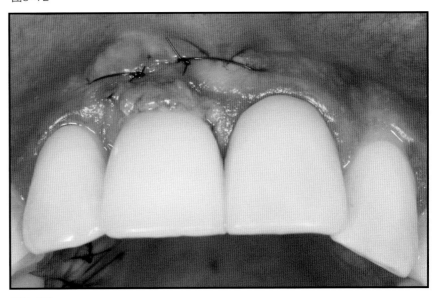

图8-73b

图8-69a和b　放置临时修复体后咬合面和侧面观。注意在颈部区域的组织轮廓略微缺陷，表明需要另外移植结缔组织以提高美学外观。

图8-70a和b　用精巧的工具（剥离器）分离皮瓣创造足够的空间放置移植的结缔组织。

图8-71a～c　从腭侧区移除的结缔组织移植物的尺寸细节。将移植物小心地插入通过提升皮瓣获得的空间中。

图8-72　移植物几乎全部插入。移植物一小部分有意暴露以允许组织在冠向增加。

图8-73a和b　将移植物稳定在正确的位置，缝合。唇侧和咬合面观显示组织轮廓明显改善。

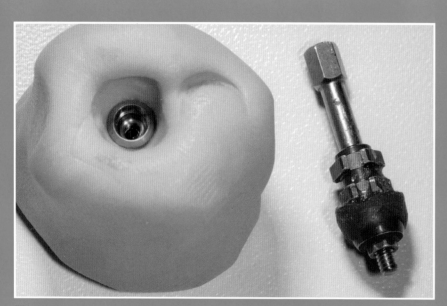

图8-74a

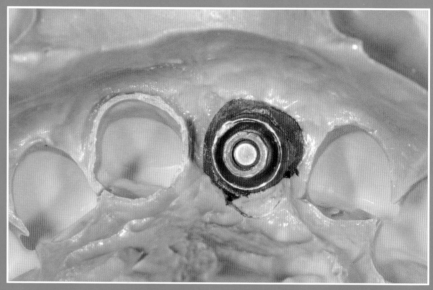

图8-74b

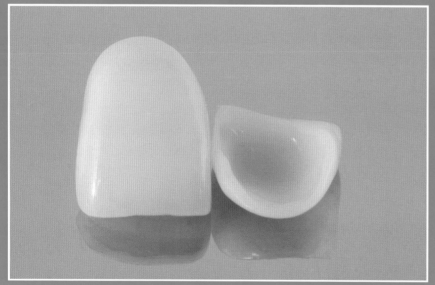

图8-75

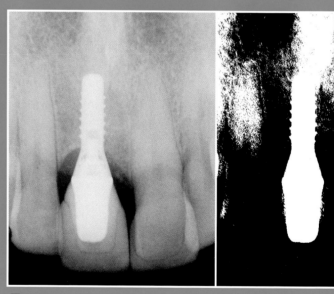

图8-76

图8-74a和b　进行自制的印模转换以保持种植体基台和软组织轮廓的信息准确地转移。

图8-75　粘接前修复体的细节。

图8-76　最终的X线片。

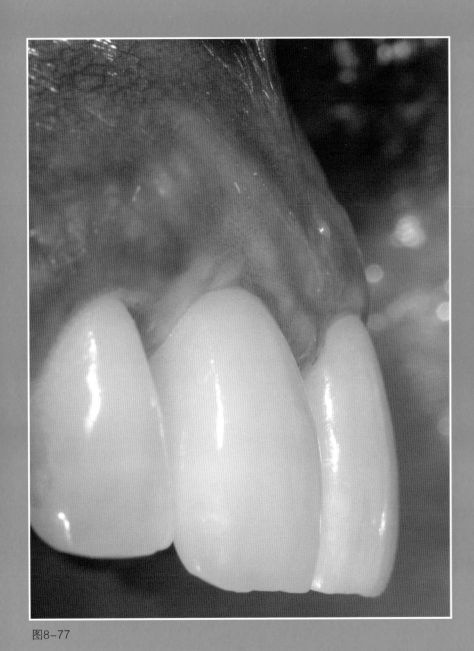

图8-77

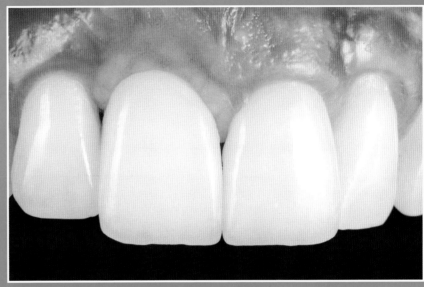

图8-78

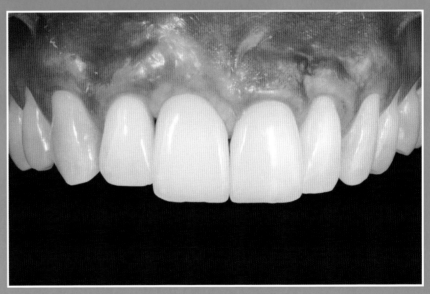

图8-79

图8-77~图8-81 最终的临床表现。观察"卓越"的结果。

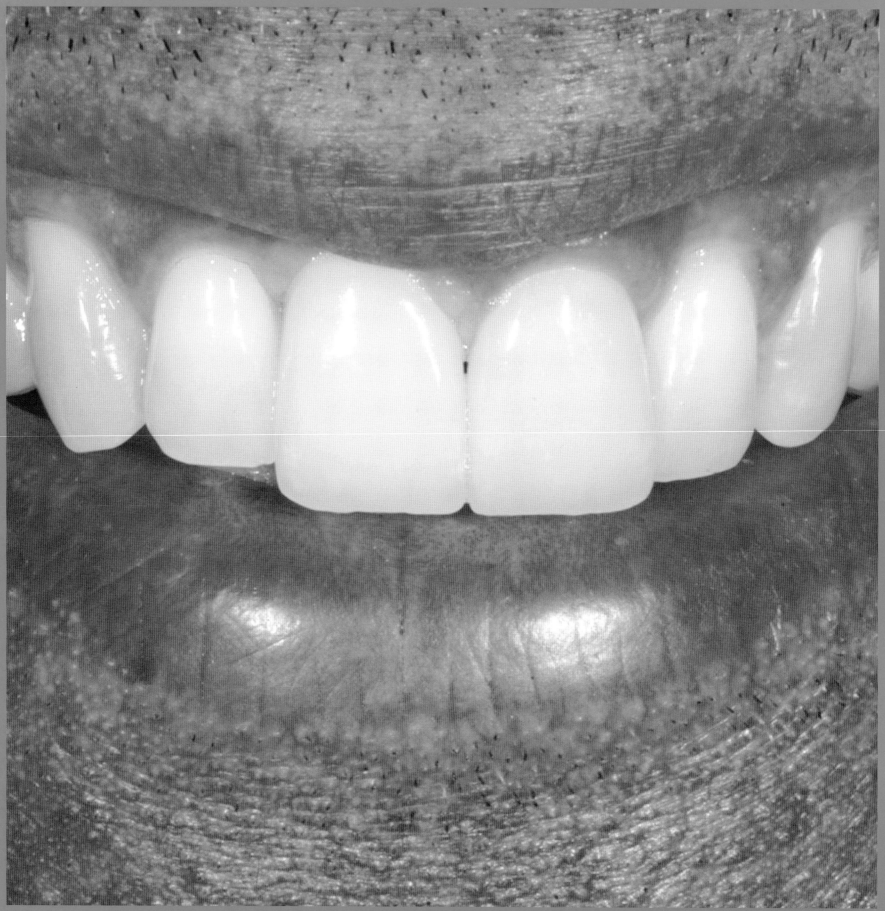

图8-80

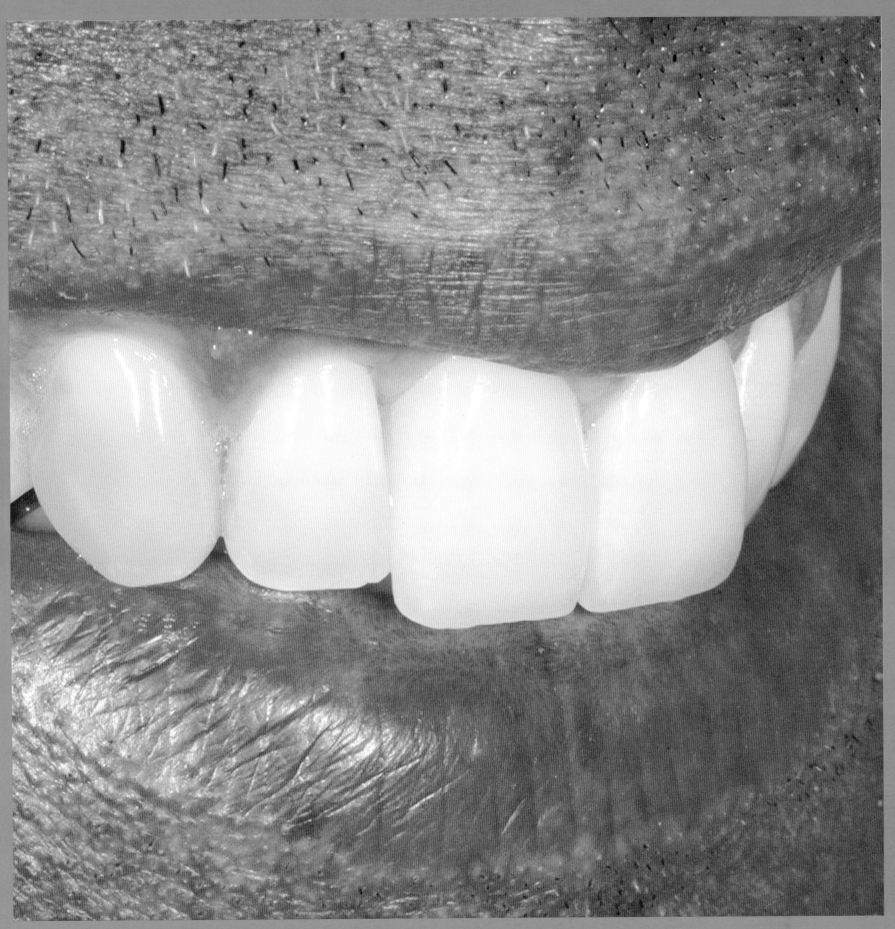

图8-81

8. 美学区的组织重建与种植体周围组织再生和整形过程

Reconstrução Tecidual em Áreas Estéticas com Procedimentos Regenerativos e Plásticos Peri-implantares

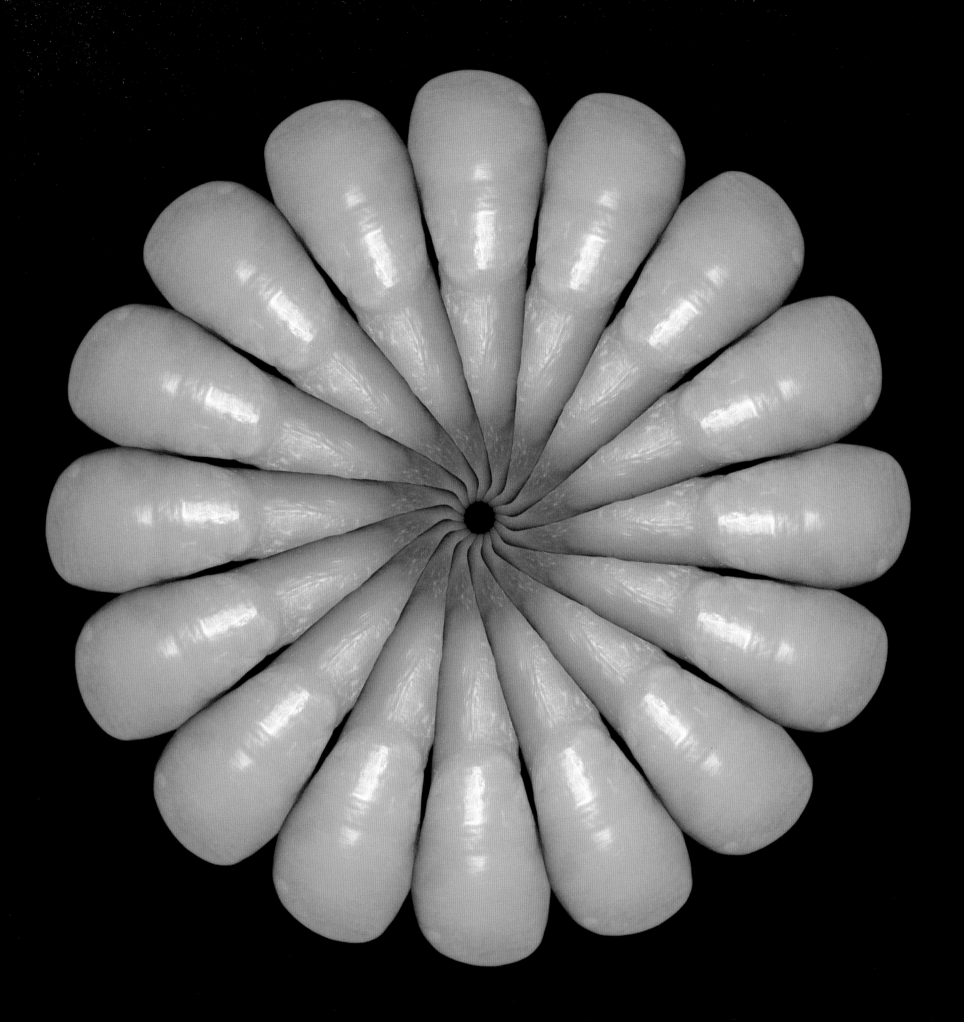

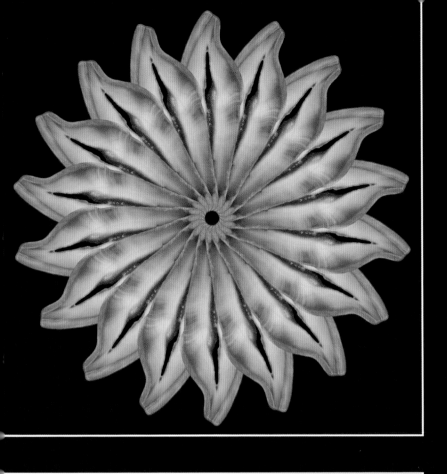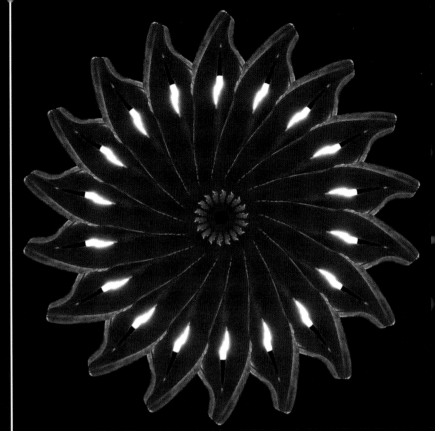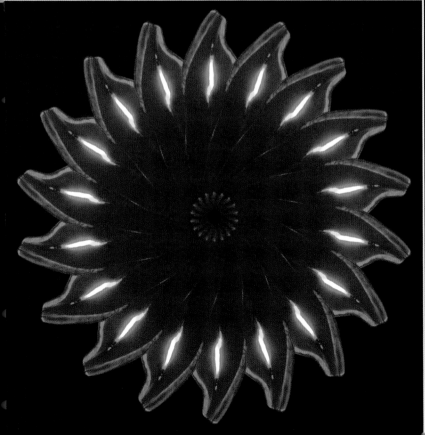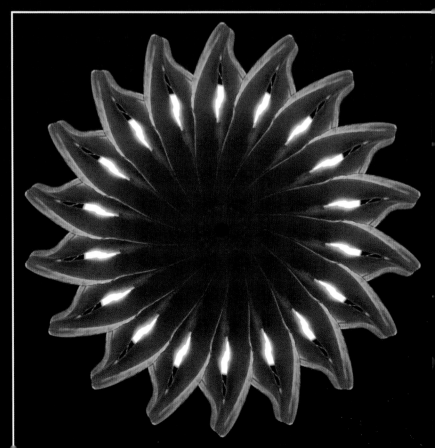

9. 牙列缺失：固定义齿修复天然牙与种植体

Mutilados Bucais: Reabilitação Completa com Próteses Fixas sobre Dentes e Implantes

Francis Cunha Lima
Heraldo Gouveia Alvarenga
Wilmar Porfírio
Santhiago Teixeira Schulze

临床意义

对许多人来说，诊断问题是抽象的，因为它们更多依赖于科学知识而不是有形的技术。通常，由于不尊重基本原则会造成治疗失败。即使是需要口内修复最复杂的牙列缺失的临床情况，也可以在治疗早期进行简化并解除。

无声的临床观察应该以友好和明智的方式传递给患者。即便是在复杂的缺损治疗中，也不能以"雪崩"的形式传达信息。请记住，通常牙列缺失的患者已经经历过令人沮丧的牙科治疗，需要很好的激励有一个新的可能性。

要创建一个基于科学依据的临床实践方案可应用于所有不利的情况。这有助于牙医的日常工作、提高他的成功率，因为他将通过新的比较参数来不断丰富自己的工作方案。

对于良好的预后来说，要走的路并不是最重要的，而是我们要知道从哪里开始，以及哪里可以安全并可靠地到达。只要预后是已知的，也就是说，如果您确切知道对患者在治疗结束时究竟如何修复，牙医可以创建和发展自己的修复治疗后勤。事实上，临床病例是不同的，但是治疗所要实现的最终目标将始终如一，也就是，将健康、功能、舒适和美观赋予个体。

以下是这个过程所有临床和技工室步骤的总结，将在临床案例中详细介绍（图9-1～图9-82）。

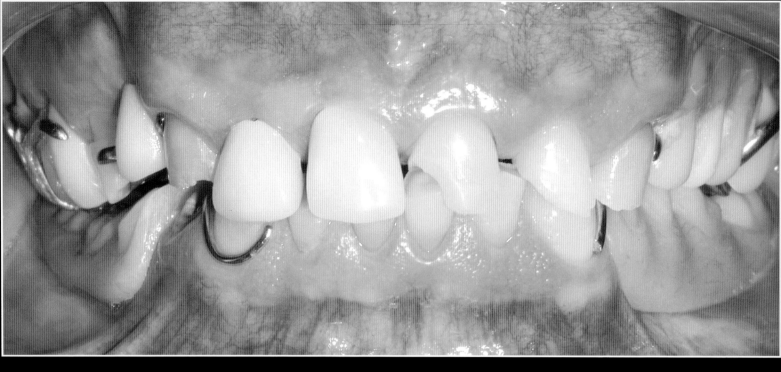

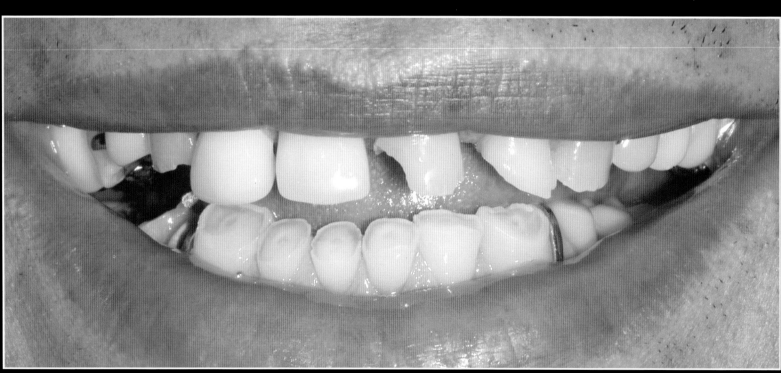

图9-1和图9-2　在所讨论的这个临床病例中，我们认为高度复杂，需要对整个牙弓进行修复。临床上我们观察到存在全冠修复、牙齿折裂、磨耗以及在上下牙弓的缺牙区都有卡环固定的双侧可摘局部义齿。这种不良的临床状况是由于咬合距离垂直降低导致的全面塌陷。在被迫的微笑中，我们察觉到牙齿伸长和咬合平面的不均匀性。下颌前牙严重的磨损使它们与牙槽突一起伸长，产生令人不愉快的美学外观，并将下颌的牙龈显露出来。

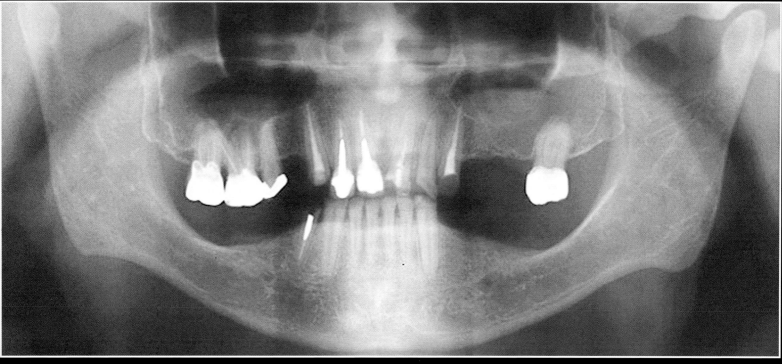

图9-3

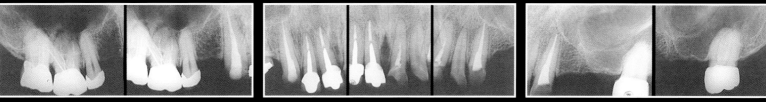

图9-4   图9-5   图9-6

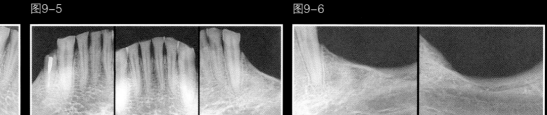

图9-7   图9-8   图9-9

图9-3～图9-9　影像学分析上颌牙和相邻的结构，我们认为它们具有良好的支持和骨支持。显然，磨牙伸长，但它们显示不存在根分叉区暴露。为了制作新的全冠义齿，牙齿#16、#17和#21是根管再治疗的适应证，以及用修复的目的完成#15和#27的牙髓治疗。最初的分析我们决定保留在牙齿#11、#21、#13和#23中现有的根管充填物。根管治疗问题得到确定，由于冠部破坏严重，表明预制桩将被相关的某种核填充，因此我们将为6颗上颌前牙制作根内铸造金属桩封闭。我们设想，上颌后牙可以用玻璃纤维桩和光固化树脂重建。关于上颌牙弓牙齿缺失的相关义齿空间，我们计划在牙齿#14的位置植入骨结合种植体，并在#24、#25和#26的空间植入2颗。一颗将占据#24的位置，另一颗占据#26，在这个区域后来制作了一个三单位的金属烤瓷固定桥。然而，由于在这个区域上颌窦的气腔形成，为了能够在左上半区植入种植体，将在这之前进行，或者是在外科手术同时，提升上颌窦并自体骨移植。供体区最好在口内一侧的下颌缘支。在下牙弓，由于下颌骨双侧后牙区植入种植体是不可能的，因此所有的下颌牙齿计划拔除，以便将5颗种植体固定在颏孔之间，以支持立即制作Branemark Protocolo类型的全固定桥。重要的是请记住，所有这些数据均经过临床评估。

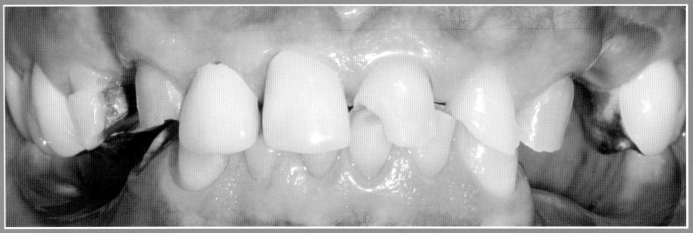

图9-10

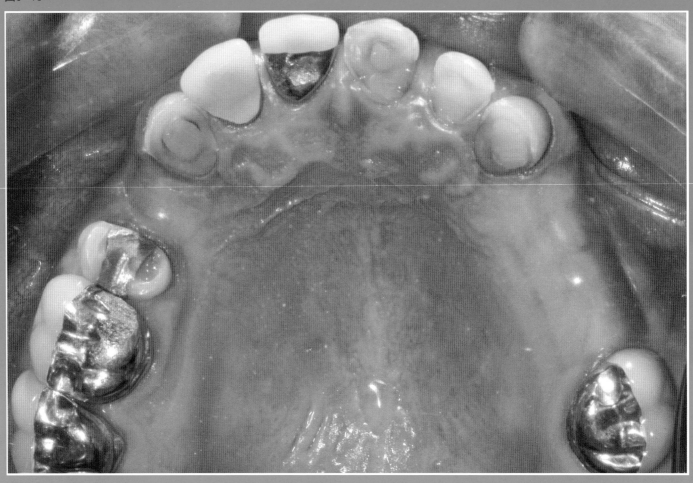

图9-11

图9-10和图9-11　临床状况和影像学经过多学科的研究后，确定了要遵循的设计和治疗计划。上颌牙弓所有的牙齿或残根以修复的目的进行一些再治疗和根管治疗后将被保留下来。现有的全冠义齿和根内固位体将被替换。适应证是在#14相关的位置植入骨结合种植体，以及在#24、#25和#26缺失的义齿空间中植入2颗。这样，上颌牙弓的牙齿和一些种植体将用全瓷冠彻底修复。

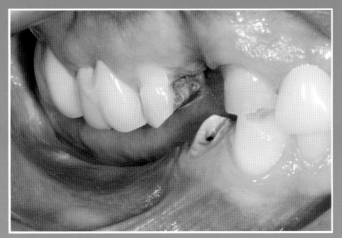

图9-12

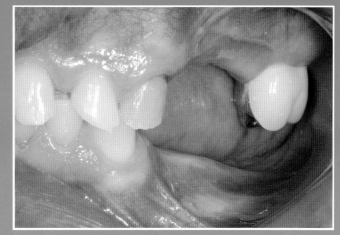

图9-13

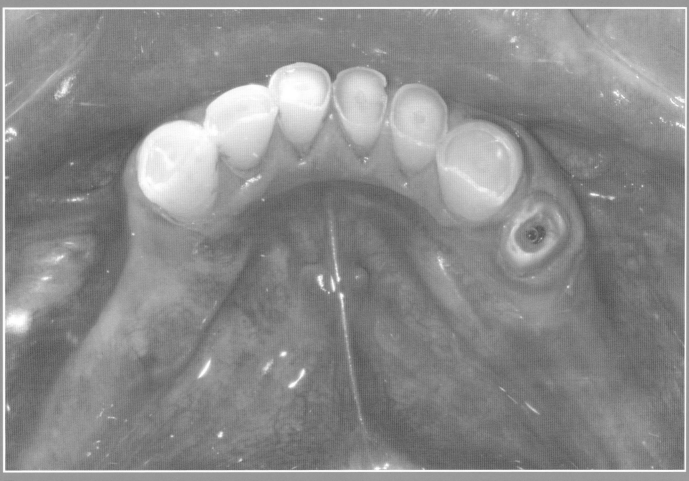

图9-14

图9-12～图9-14　由于严重的垂直骨丢失，无法预测骨结合种植体在下颌骨的双侧后部区的位置，我们确认了影像学检查结果，并决定选择拔除所有的下颌前牙，因为这是种植体在这种情况下植入的最佳位置。拔除后，颏孔之间剩余的骨将会计划用于在该区域植入5颗骨结合的种植体，即刻负重12颗或14颗牙齿以支持Branemark Protocolo类型的螺栓固定式总义齿。有关设计的详细问题展示给患者，被患者接受。接下来我们来看看治疗进度时间表。将从下颌开始。第一步，是在初诊时确定的，包括拆除旧的治疗、龋坏组织、制备和窝洞再制备、用于在整个上颌牙弓安装丙烯酸树脂的临时牙冠。在植入下颌的种植体之前这个步骤非常重要，因为上牙弓赋予新制作的临时义齿有助于外科种植医生正确定位下颌的种植体。

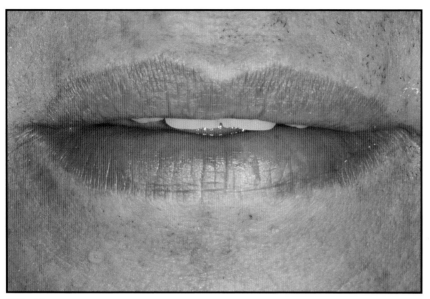

图9-15

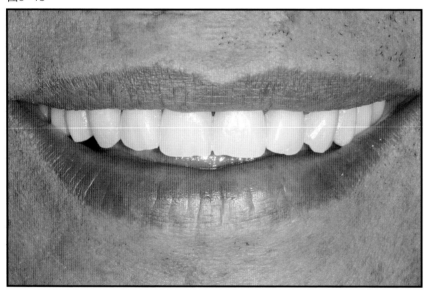

图9-16

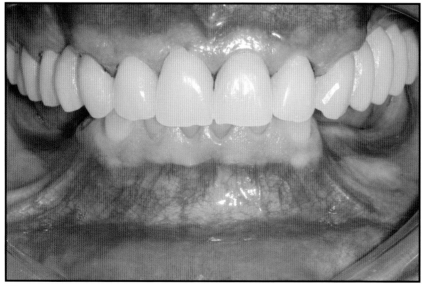

图9-17

图9-15～图9-17　丙烯酸临时冠，我们尽量赋予这些冠最大的和谐美学，微笑线、颊外展隙、咬合面、解剖结构、纹理、颜色和轮廓。修复治疗的最终质量将在很大程度上取决于这个初级步骤。

图9-18和图9-19　修正上颌牙弓之后，患者将被转诊到外科种植医生，进行外科手术阶段。

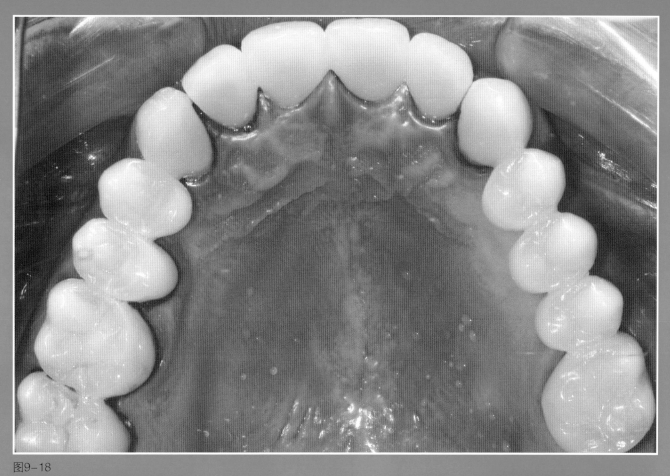

图9-18

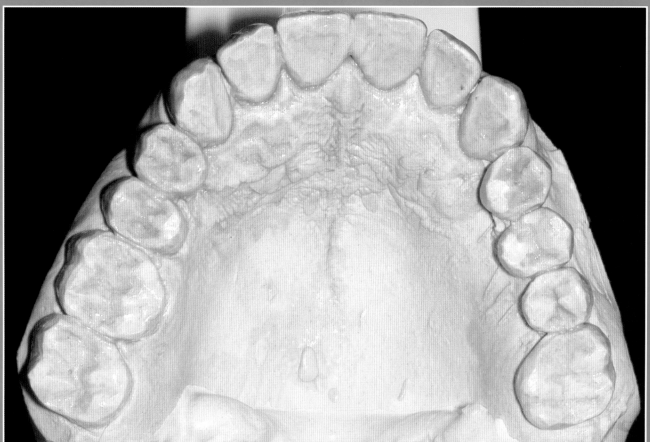

图9-19

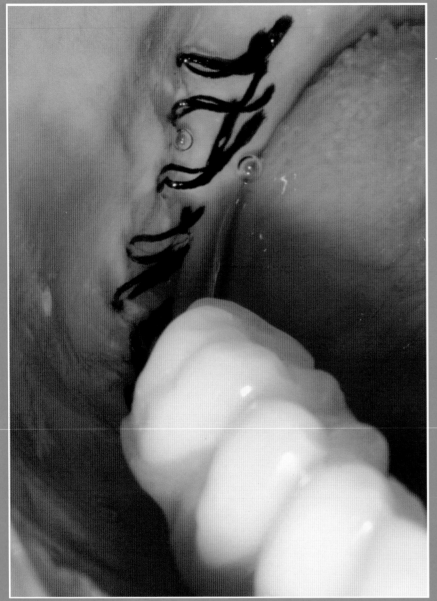

图9-20

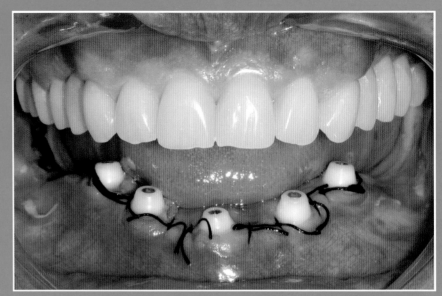

图9-21

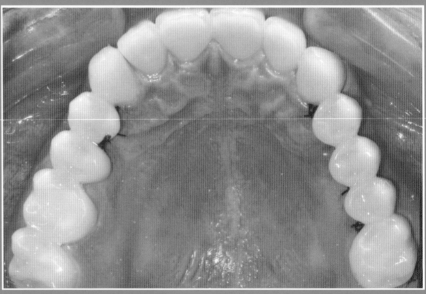

图9-22

图9-20~图9-22　按照计划，拔除下颌牙齿，降低牙槽骨，并用专用的钻头和导板根据设计将颏孔点之间的位置植入5颗种植体。上牙弓同时进行手术，在#14区域植入种植体，在左上半区进行上颌窦的提升，并且该空间被从下颌骨升支外侧面的供体区采集的自体骨骨块填满。骨被粉碎以填充由提升上颌窦所获得的空间。由于残留的骨可以主要固定种植体，在移植的同时在该区域植入2颗种植体。请记住，所有的这些手术都是在镇静和局部麻醉下进行的。

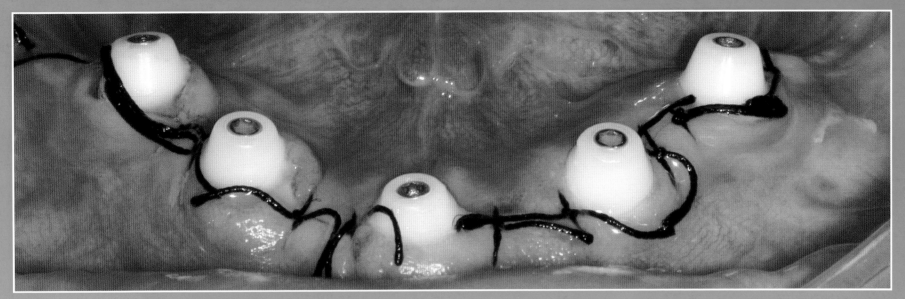

图9-23

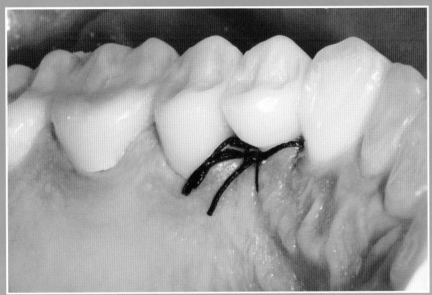

图9-24

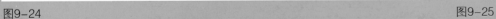

图9-25

图9-23～图9-25　用外科手术之前的临时义齿循环用于临床是另一个巨大优点，可以让外科医生很容易去除临时冠，从而提高工作效率，并且手术完成后立即重新戴入临时义齿，为患者提供了良好的术后。手术后第7天将再次移除上牙弓的临时冠，以便去除缝合线。然后，制备的牙齿用更持久的磷酸锌水门汀粘接再次临时固定，从而使患者和牙医术后都更加安心，因为这些上颌种植体只有植入6～8个月后才可以接受咀嚼负荷。患者应注意饮食习惯，并在骨结合等待期间特别注意咀嚼方式，以减少临时义齿的折裂发生率和重新粘接的需要。至于下颌牙弓的修复，用不小于45N的力在骨组织中机械性初次锁定种植体，立即安装基台，最好患者仍在镇静状态。然后，开始制作下颌固定总义齿的取模步骤，通常在手术后的第一个72小时安装。

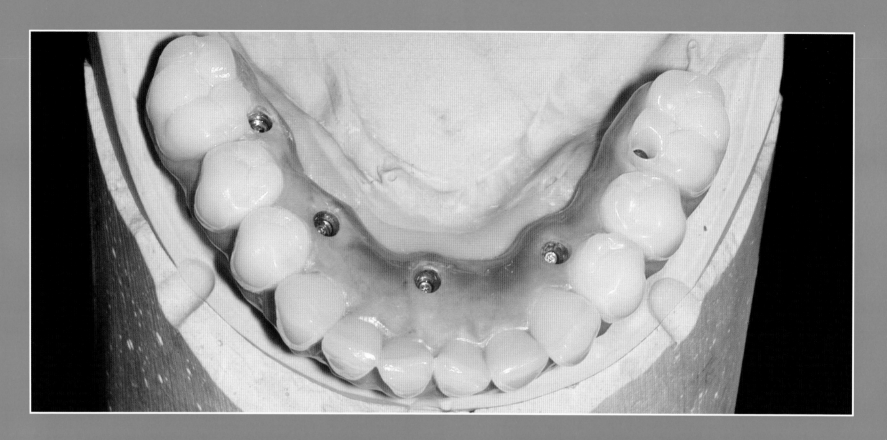

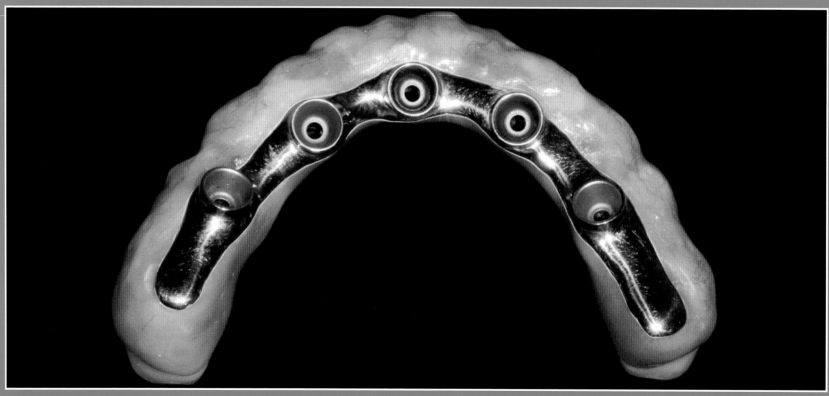

图9-26和图9-27　制作的Branemark Protocolo类型的固定总义齿。这种义齿将被种植体固位和种植体支持，并且将被安装拧到种植体上部的基台。它是一种丙烯酸临时义齿，在骨结合期间固定到种植体上。为了具有更好的可预测的生物锁定（骨结合），我们通过制作连接所有义齿部件的金属条连接到种植体，来减少意外的机会（例如义齿装置折断）。在没有这种金属基底内冠的情况下不建议这样做，因为仅仅只有丙烯酸这种类型的义齿缺乏结构强度来承受咀嚼力。等待期间（下颌骨约3个月，上颌骨5~6个月），在拆卸义齿纠正任何折裂时我们不应该打扰这个生物学的时间。

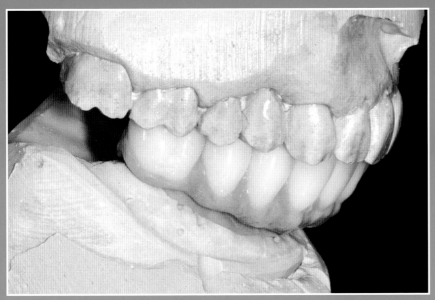

图9-28

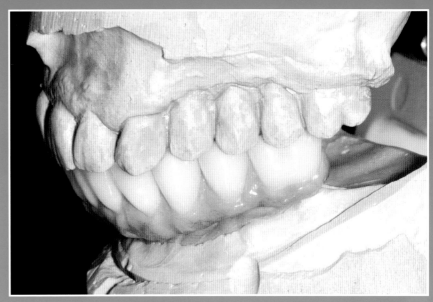

图9-29

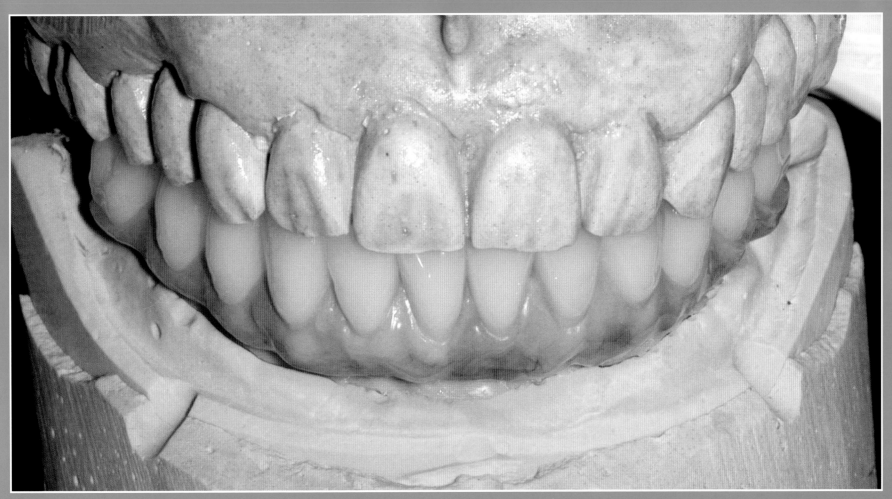

图9-30

图9-28~图9-30 半可调式殆架安装的石膏模型中下颌义齿的正面和侧面观。特别要强调，牙弓的完整重建应以正中关系位的颞下颌关节结构为准。注意咬合问题的重要性：牙齿良好的互锁和互相交叉，修正咬合平面，建立有效的咬合引导并获得咬合空间恢复失去的垂直距离。无论是使用患者的临时固定义齿的全部或部分牙齿，还是拆除总义齿在无牙颌的情况下在正确的引导平面上安装牙齿，这一切都将取决于事前制备的上牙弓。

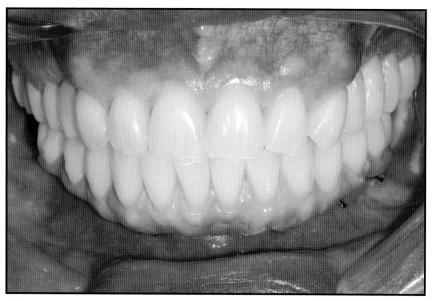

图9-31

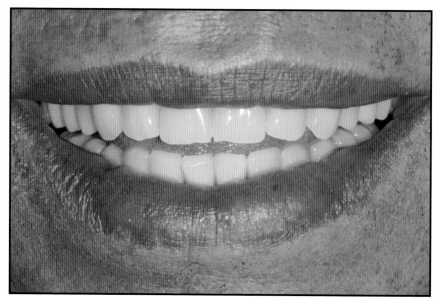

图9-32

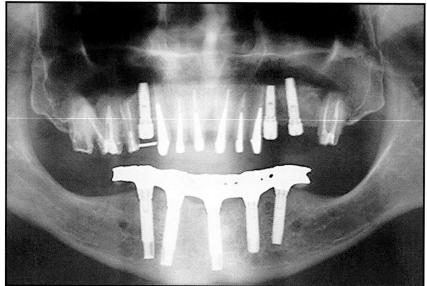

图9-33

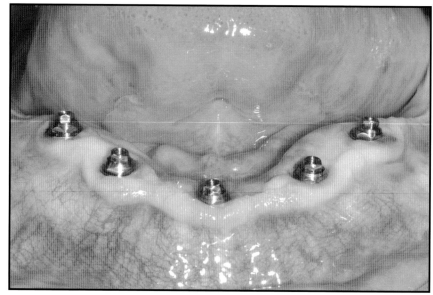

图9-34

图9-31和图9-32　下颌种植体固定72小时之内完成安装下颌义齿的工作。7天内拆除缝合线，拆除义齿以确保没有缝合线干扰组织愈合过程是非常重要的。手术伤口边缘良好的接合将有利于牙龈的一期愈合。在安装义齿时即在7天之前去除缝合线，可能有助于手术伤口边缘的开放，从而允许二期愈合。另一个重要的考虑是，义齿就位时在拧紧的过程中要非常小心，不要将残留的组织或缝合线留在其与基台之间。插紧就位后，用15N的力量将螺栓均匀地拧紧。请注意，即使是暂时性的工作（临时性），下颌设计的丙烯酸也以个性化的方式进行，试图模仿上牙弓的天然牙龈的颜色、形态和纹理的自然特征。

图9-33和图9-34　安装下颌即刻固定总义齿后3个月的全景X线片显示，圆柱形的金属杆非常适合于种植体的义齿部件。这些是骨结合，并且没有相关的骨质流失。这些影像学确认，以及下颌种植体发生生物骨锁定需要3个月左右的事实，使我们可以第一次拆卸这种义齿进行清洁、抛光工作，并向患者指导卫生技术。注意下颌骨种植体周围的牙龈角化的质量和丰富度。这实际上是在种植体高标准地植入和手术技巧保留这种组织的结果。这种组织将为种植体和下面的骨组织提供保护。

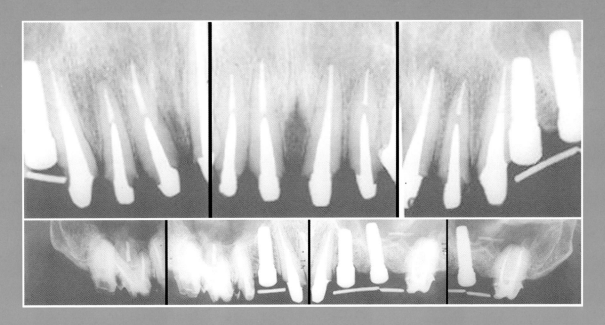

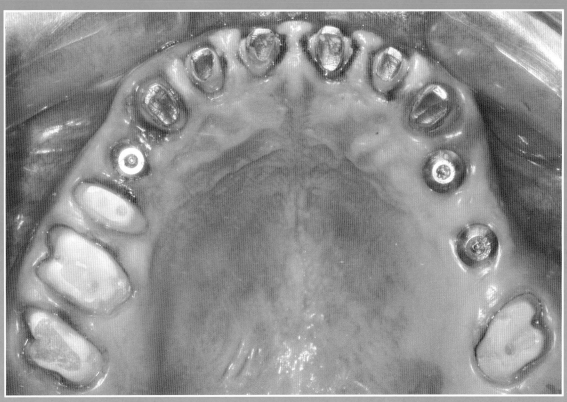

图9-35和图9-36 遵守上颌骨种植体骨结合的周期（6个月），将开始临床的技工室程序以完成临床病例。下颌方案将使用相同的金属杆完成，新的牙齿将用IPS Empress Esthetic瓷（列支敦士登，义获嘉伟瓦登特公司）个性化制作。在上颌牙弓，我们将用氧化铝基底内冠上用All Ceram瓷粉堆塑制作全瓷冠。

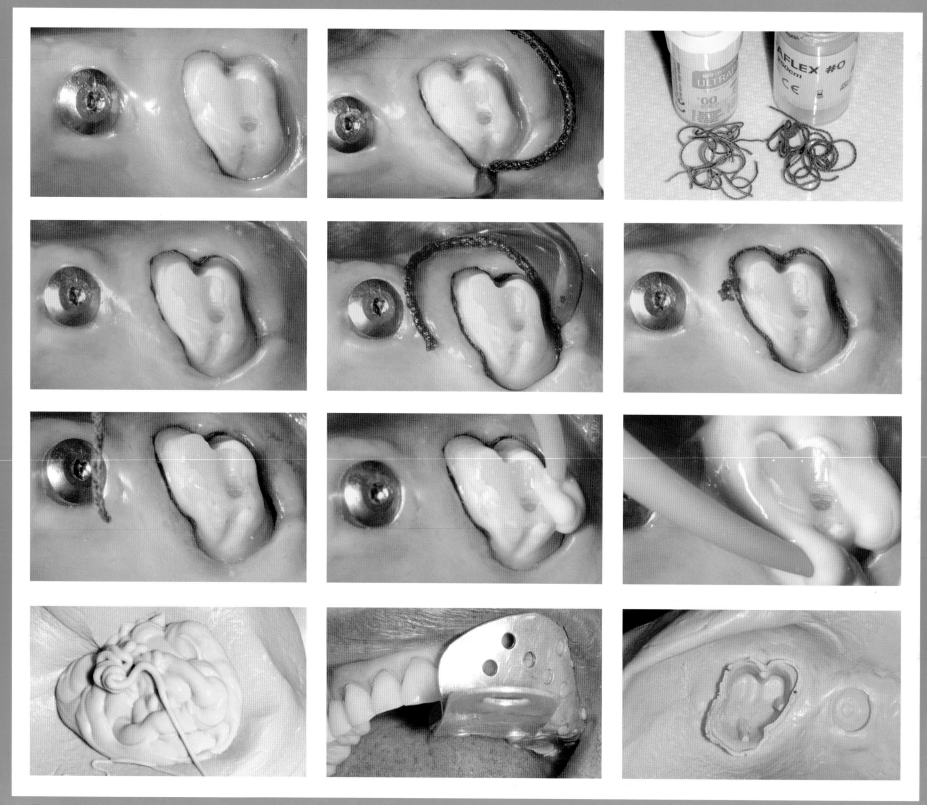

图9-37

图9-37和图9-38 使用止血溶液浸泡的双线化学-机械排龈法，用加成型硅橡胶重体和轻体一次印模法，选择用于印制全冠的取模技术复制所制备的牙齿。不管使用哪种技术，在窝洞制备结束时，边缘牙龈组织无出血和炎症始终是至关重要的。在这里我们所展示的分步序列中，使用皓齿公司的00号和Biodinâmica-0号两根排龈线。开始插入第一根线（皓齿00号），应麻醉牙齿周围的边缘牙龈。小心不要损伤牙周附着。这根线将被放在龈沟的底部。然后在其上面更温柔地插入第二根线（Biodinâmica-0号）。这根线将定位在制备的洞面角水平的位置约5分钟。它将促进边缘牙龈的水平移动。然后借助于医疗镊子轻轻取出后者，制备牙齿的终止线与牙龈组织完全无接触，并可以由印模材料精确复制。第一根线将依然存在制备牙齿末端的龈沟内顶部直到完成取模过程。随后借助于取模注射器把轻体材料注入该龈沟中。一旦完成流体材料的注

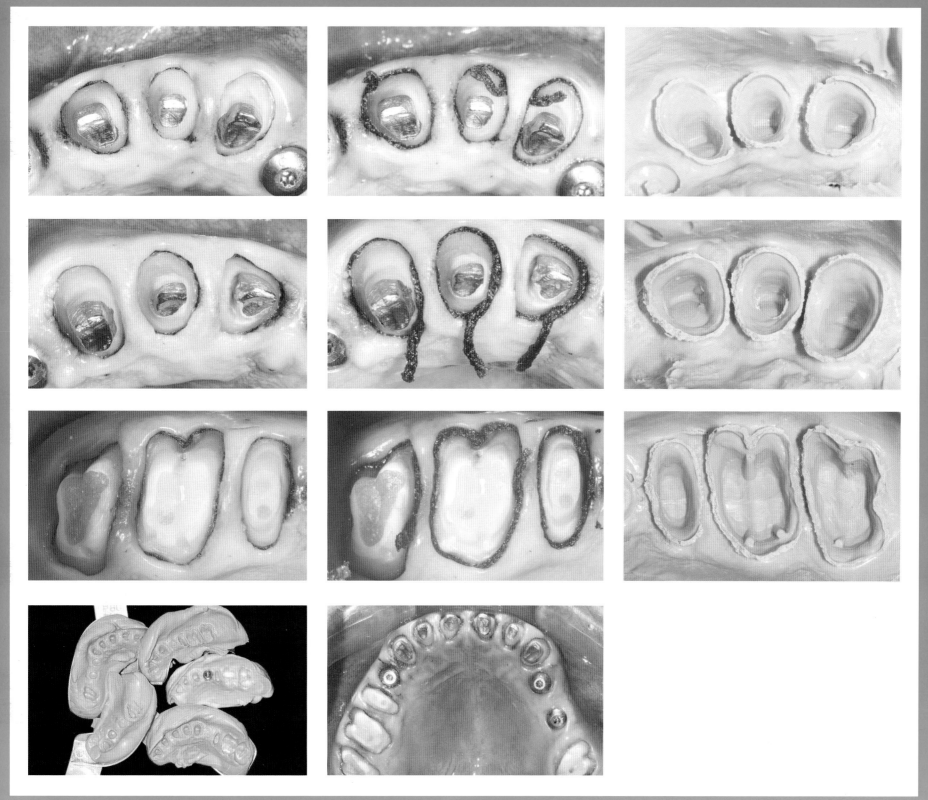

图9-38

入，开始操作先前已经放置并分配在玻璃板上的基质和催化剂两个重体团块。所选托盘装有混合均匀的重体。用手指指腹在该重体中压出一个空腔充满轻体材料，该区域与注射器释放到制备牙齿上的流体材料恰好接触。现在，托盘将被平稳而顺利地送到口内就位，没有太多的压缩和沉降，等待材料凝固。接下来，取出印模进行评估。取模完成后，如果第一根线一直保留在龈沟内，这是将其去除的时间。如果它粘在印模上，应仔细分离，小心不要损坏印模。这种技术非常简单、高效，可以同时应用于同一时间内复制2～4个或更多的牙齿组。印模应精确地复制制备好的牙齿的整个表面并稍微超过该限制，以便制作一个精确的石膏模型。去除排龈线后，观察到没有牙龈出血，如图所示。

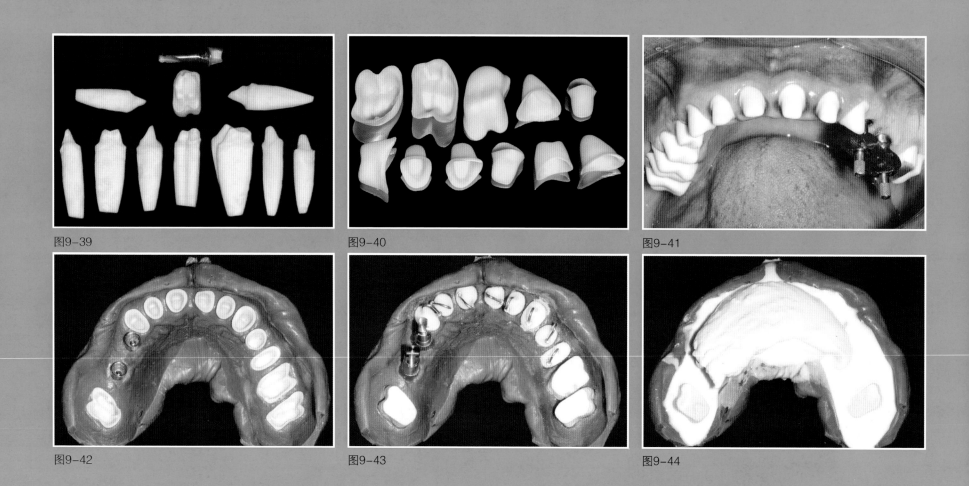

图9-39

图9-40

图9-41

图9-42

图9-43

图9-44

图9-39～图9-59　用人造石膏灌注模型，切割模型以便获得用来制作氧化铝基底内冠的高精度的分割模型。涉及#14的种植体接受定制的铸造黄金基台上面制作粘接全冠。其余的#24和#26接受多单位基台（Nobel Biocare），以便建造螺栓连接的金属烤瓷固定桥，来填补缺失的#24、#25和#26。氧化铝基底内冠完美就位于制备的口内，继续将这些内冠与种植体的转移台一起取印模转移。从这个印模中获得石膏模型，来制作金属固定桥的基底内冠并堆塑瓷粉。这种类型的模型是优秀的，因为它再现了患者的龈缘轮廓的形状。可以使技师制作紧密的轮廓。牙龈组织在全冠粘接后具有最佳的生物反应。

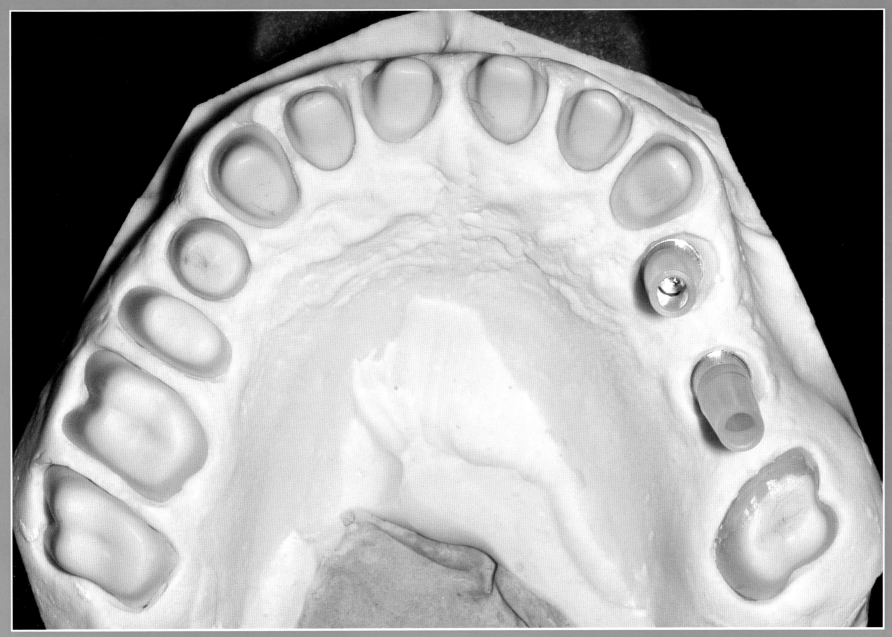

图9-45

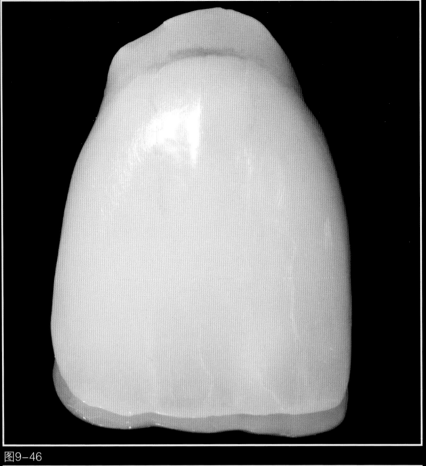

图9-46

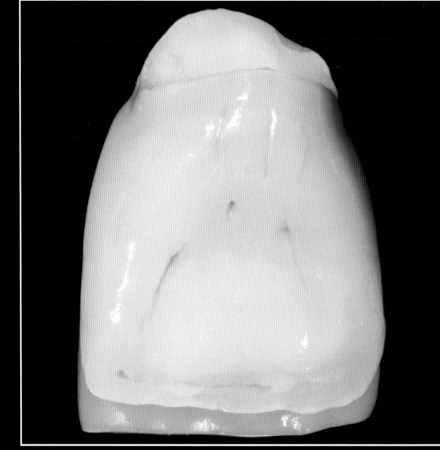

图9-47

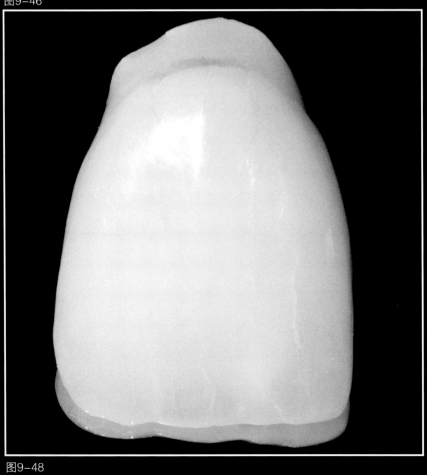

图9-48

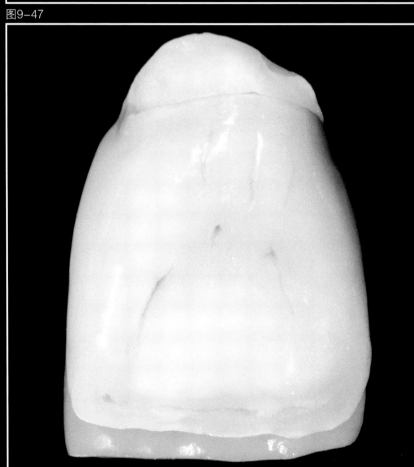

图9-49

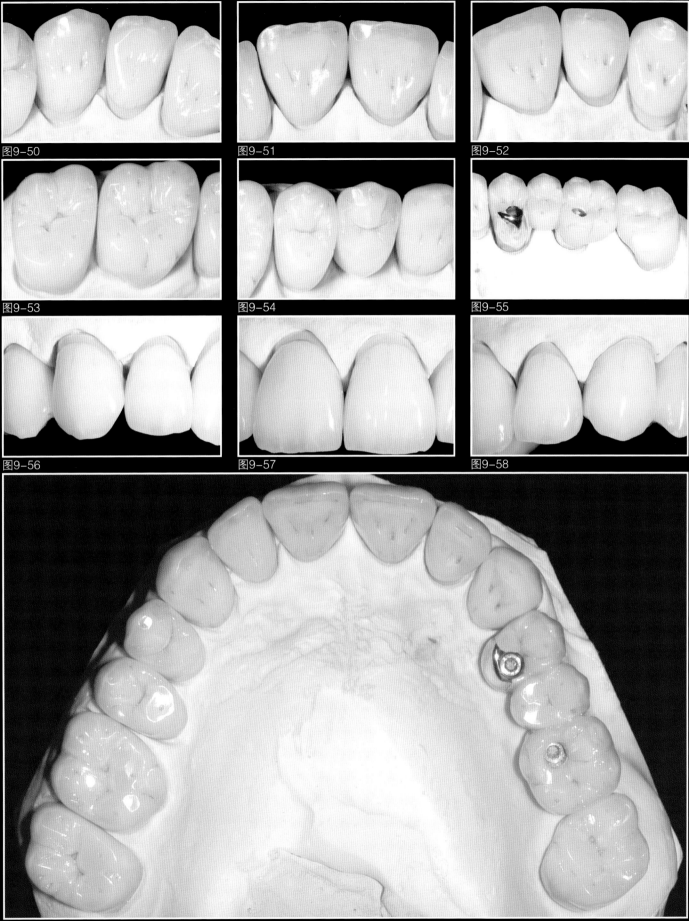

图9-50

图9-51

图9-52

图9-53

图9-54

图9-55

图9-56

图9-57

图9-58

图9-59

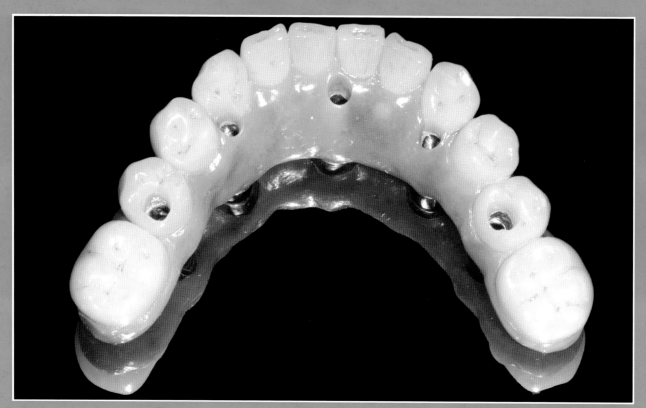

图9-60

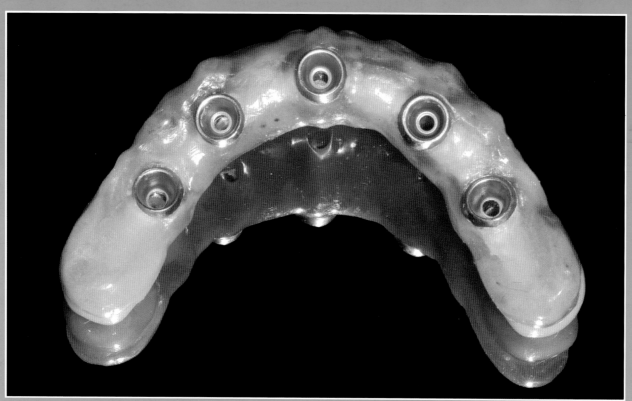

图9-61

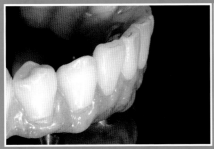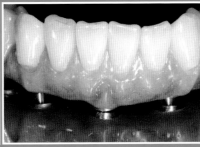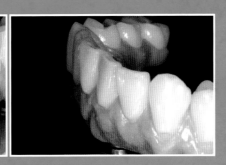

图9-62

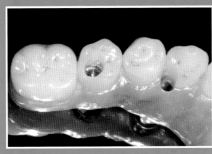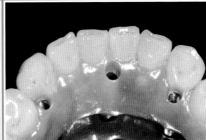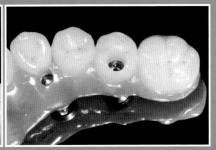

图9-63

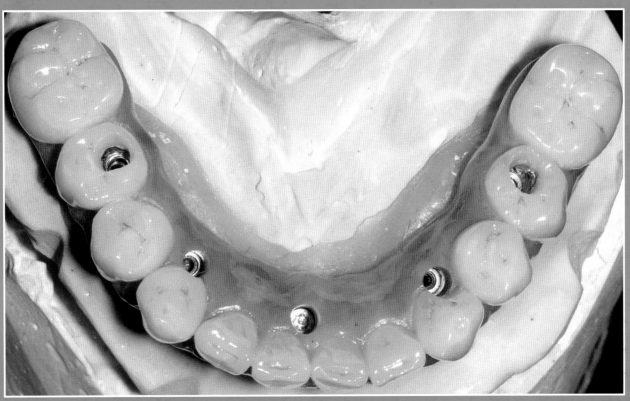

图9-64

图9-60~图9-64　完成下颌设计的金属基底内冠（金属杆），丙烯酸树脂牙空间让位给IPS Empress Esthetic瓷（列支敦士登，义获嘉伟瓦登特公司）制作的牙齿。这些牙齿从蜡型和个性化的雕塑获得的，被包埋并接收瓷压铸。在获得过程中，没有做任何形式的分层。冠仅仅是通过染色美化。

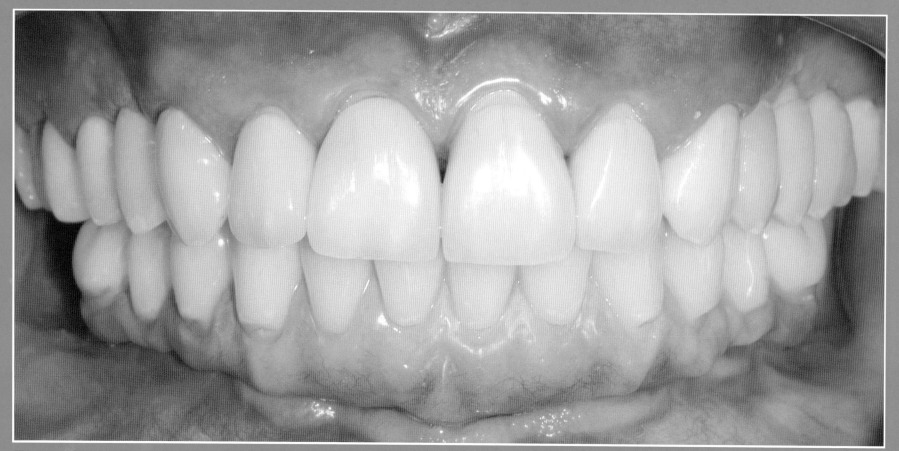

图9-65

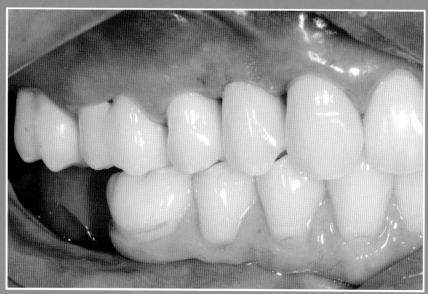

图9-66

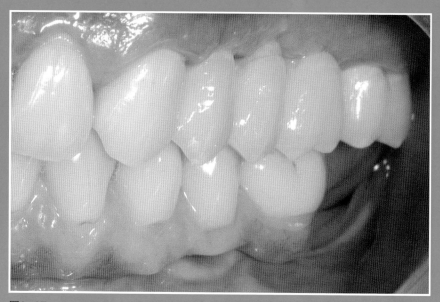

图9-67

图9-65～图9-80　患者口内戴入义齿后获得的即刻图像表明，从治疗开始到结束，主要是通过良好地使用临时丙烯酸树脂来维持受控组织的生物学状况是非常重要的。观察由我们技工室的技师进行仿生学模拟。您可以在陶瓷和丙烯酸树脂两个义齿中看到才华和艺术。但美观只是良好的义齿要求之一。每个牙医都应该很好的沉淀，知道如何学习实践解剖学、咬合、生物力学和冶金学等方面的理念。获得这种良好的牙齿互锁，加之良好的咬合引导，义齿牙冠精确的边缘密合性和正确的轮廓，将确保所完成的治疗寿命长久。在制作义齿工作的各个阶段，良好地操纵步骤的数量、技术、设备以及材料。因此，所有这一切，如果所有参与制作过程的每个人都没有决心和兴趣，那么您就无处可去。

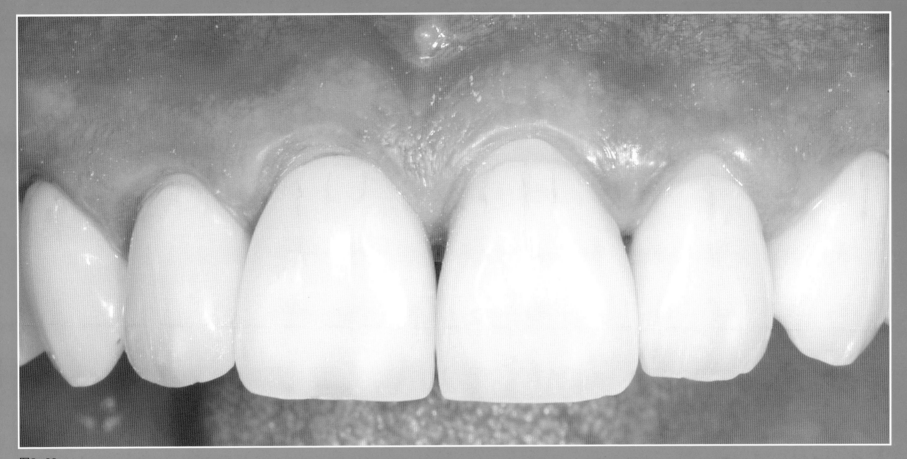

图9-68

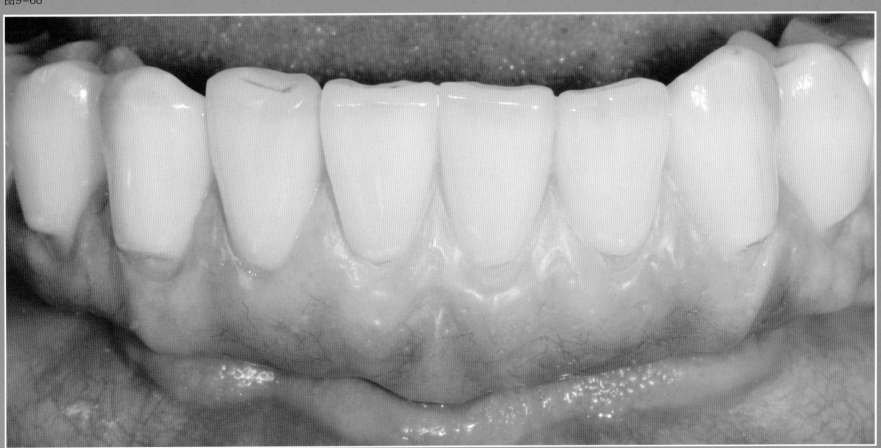

图9-69

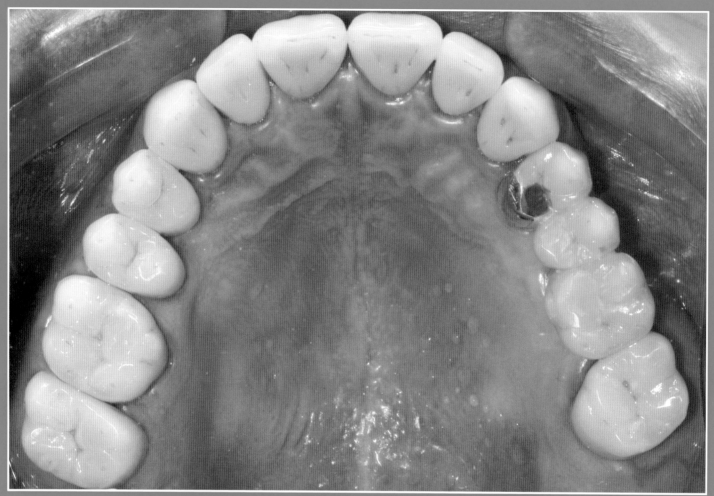

图9-70

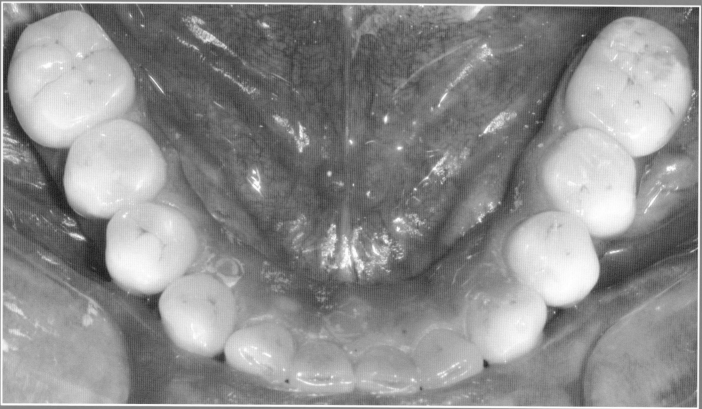

图9-71

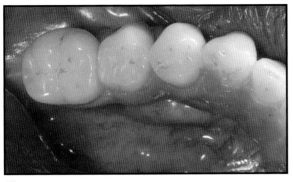

图9-72

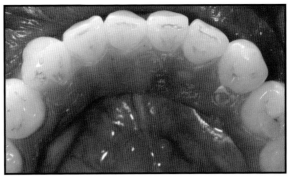

图9-73

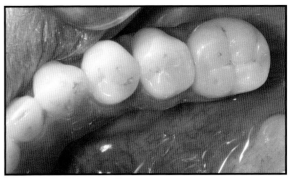

图9-74

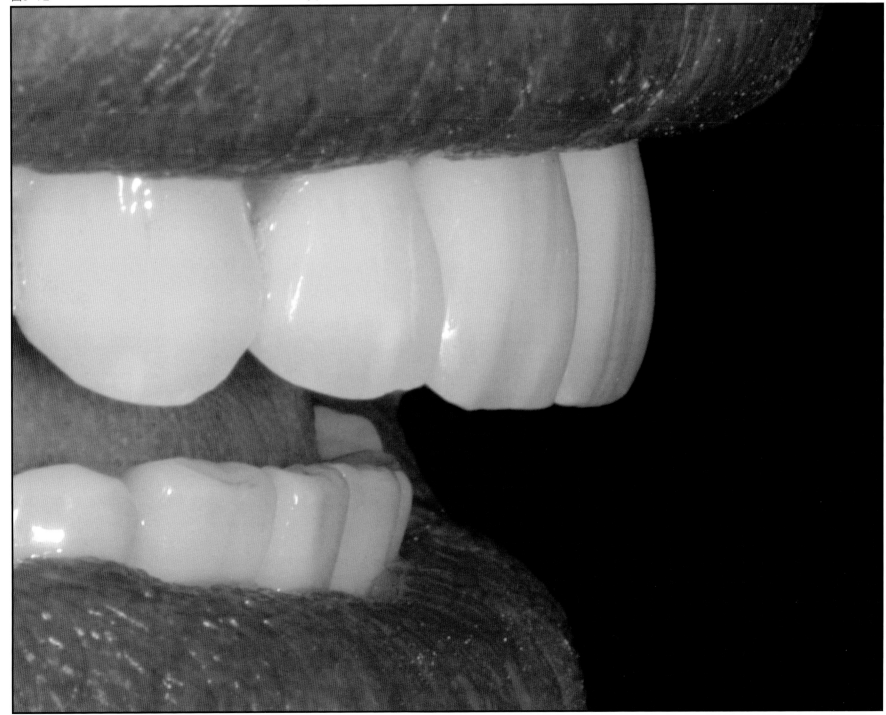

图9-75

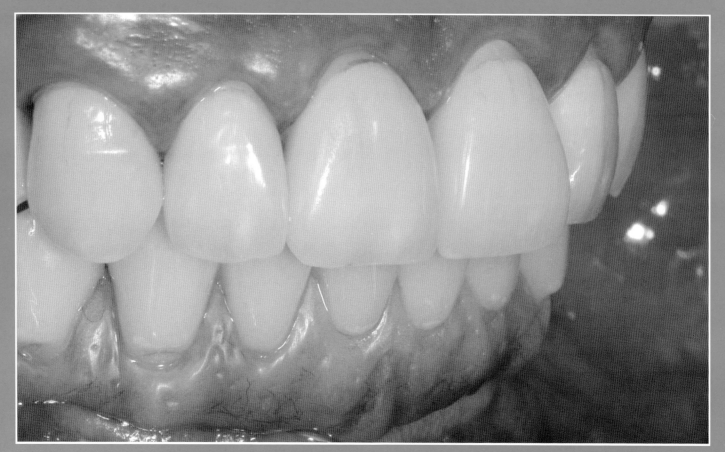

图9-76

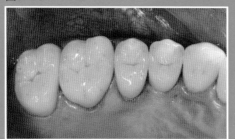

图9-77

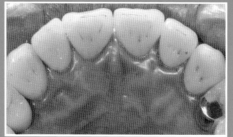

图9-78

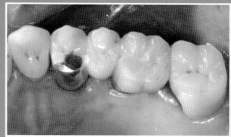

图9-79

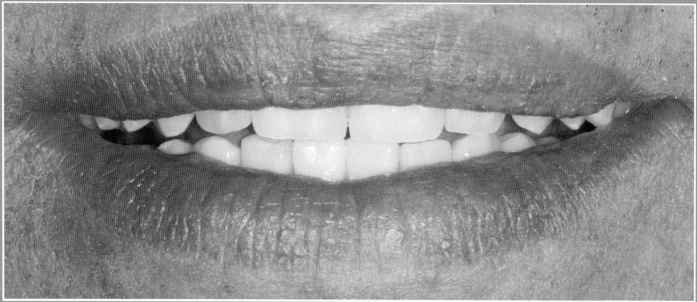

图9-80

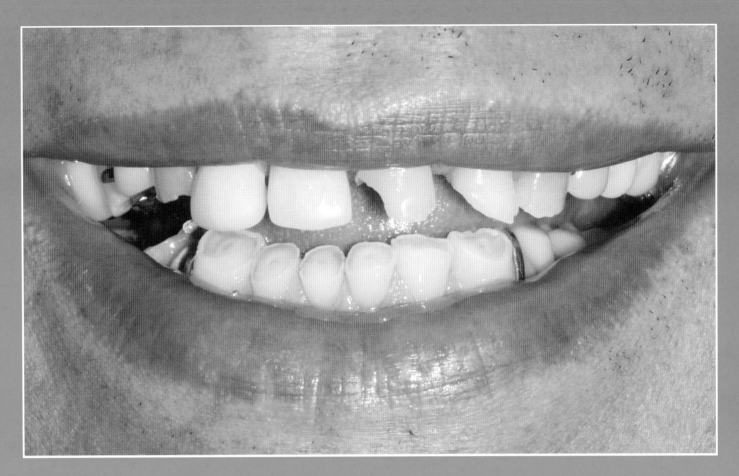

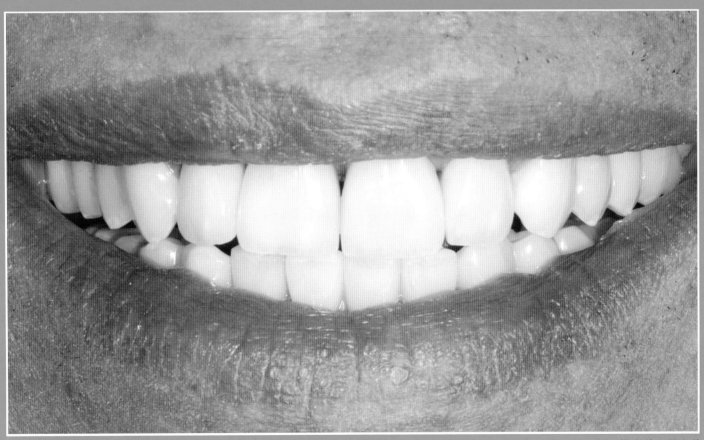

图9-81和图9-82　患者修复了口内牙列缺失。除了生物学和功能性问题得到解决之外，这些变化能够改变人的生活，提高他们的自信心，并在微笑中获得愉悦和快乐。

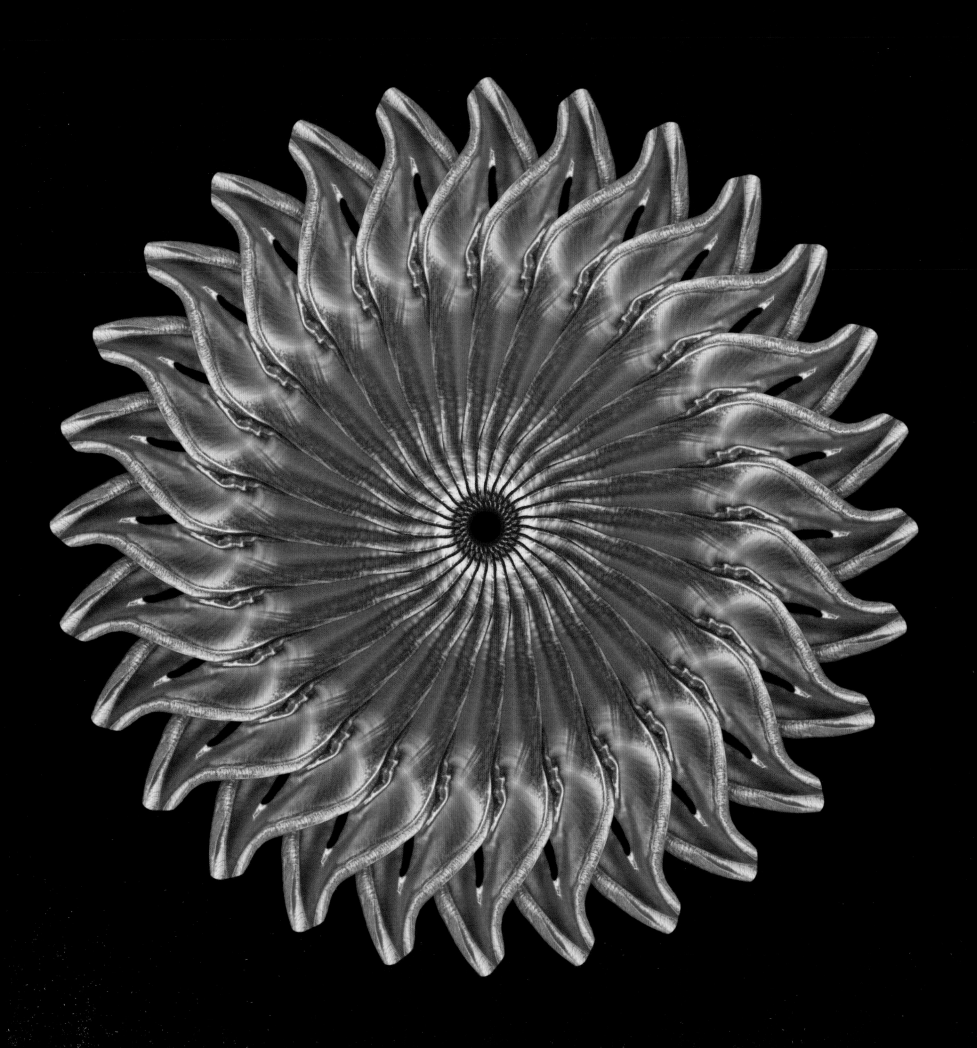

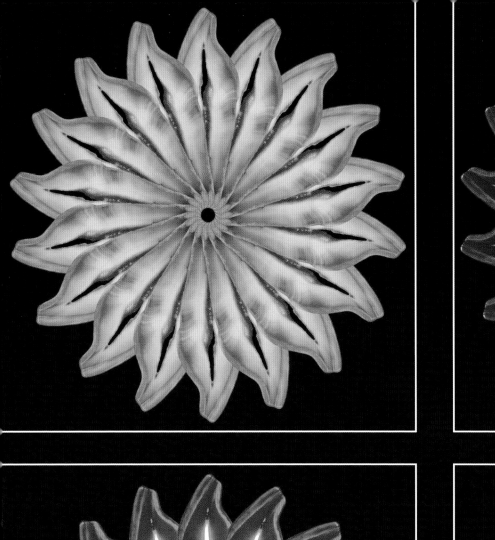
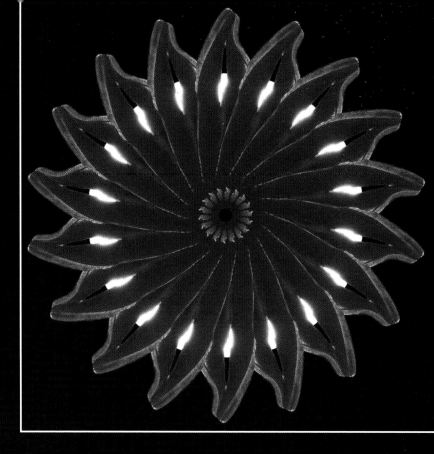
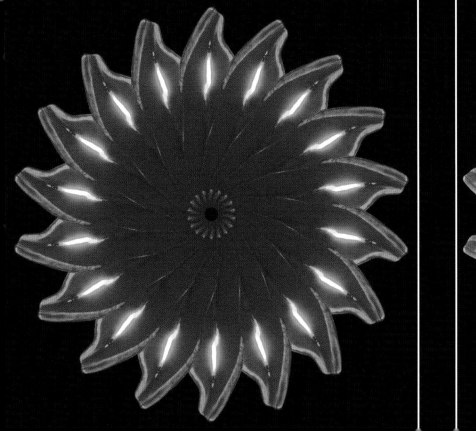
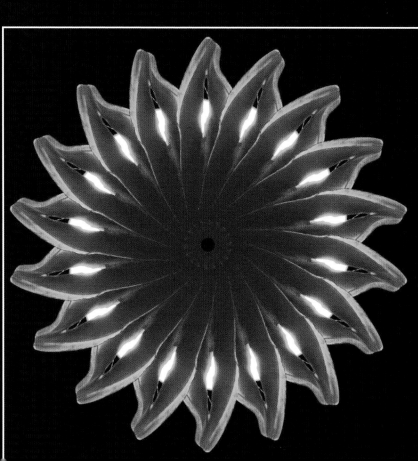

10. 显微牙周整形术
Microcirurgia Plástica Periodontal

Glécio Vaz De Campos

简介

牙齿与牙龈美学协同合作，提供和谐与平衡的微笑。牙周组织的有利条件则反映了重视修复程序的质量，反之亦然[1]。

矫正牙周组织畸形的外科手术旨在不断寻求改进，这是患者的美学需求增加的结果。这种日益增长的需求要求对涉及微笑康复的牙周医生和专业人士进行充分的培训。

现在普遍接受了术语"牙周整形术"，被定义为防止或纠正牙龈、牙槽嵴黏膜或骨缺陷的外科手术，无论缺陷是起源于解剖、发育，或是由牙周病引起的[2]。

治疗边缘组织的萎缩一直是牙周整形手术最常见的适应证之一。主要的适应证除了出于美学原因外，偶尔也可能是牙本质过敏症和/或根面龋案例的手术指征[2]。牙周病学医生应对覆盖数量和瘢痕图案的美学质量上提供可预测的治疗，做好满足这些需求的准备。

移植上皮下结缔组织结合根面覆盖的外科手术技术呈现最佳的结果[2-4]。这些技术的原理是使用腭部结缔组织的移植物，将它放置在裸露的根面并用分离皮瓣覆盖。因此移植物获得双重营养来源，一种来自骨膜，另一种来自皮瓣。

这种技术可以与包膜型的皮瓣移植[5]，与通过垂直[6]或水平[7]切口冠向定位的带蒂皮瓣移植，与横向定位的带蒂皮瓣移植[8-9]，或与隧道技术[10]相结合。这组技术由于增加了移植物营养而增加了根面覆盖的可预测性，并通过相邻区域附近提供移植区的染色来改善美学效果[11]。此外，与以往的技术相比，这些技术为患者提供了更加良好的术后效果，以及在单次外科手术过程中覆盖多个根面的可能性[2]。关于维持根面覆盖后得到的结果，纵向研究显示，5年后，通过手术取得的持久性达到同等水平。这些长期的观察研究结果强调，控制退缩重要性的主要致病因素是：牙齿生物膜引起的局部创伤和炎症[2]。

牙周病美学的特点在于寻求手术方法，其是否成功通过术后的质量、是否存在瘢痕以及结果的可预测性进行评估[12]。这些程序在实施中相当困难和敏感，这意味着根据专业人员的资格和培训而结果有所不同。另外，还应考虑患者的牙周表现类型所带来的困难，不同的类型会影响组织的操纵方式[13-15]以及手术中组织的血液供应质量[16-17]。这就需要很多的标准来评估牙周缺损的邻近组织，应考虑软组织和硬组织的质量，以及数量、角化组织带的高度和厚度，这些因素将影响手术表现[12,15]。

显微外科手术

显微外科手术是通过放大来增强视力以改进手术技术[18]。这种手术理念是基于3个原则[19]。

第一是提高运动技能以提高手术性能。这在手的运动中是显而易见的，以高精度方式进行并减少震颤。第二是利用具有精密和细致工作端的显微器械来减少组织出血和创伤。第三是皮瓣边缘到边缘对位，被动地寻求手术伤口闭合，这一点可以消除间隙，并防止新的炎症组织增生。

理想的显微手术缝合是通过切口隐形、组织损伤最小、无出血来评估。为此，采用细腻而精确的缝合线，使皮瓣的张力最小。

根据其原理，进行显微外科手术需要使用手术显微镜（图10-1）、显微器械（图10-2~图10-4）和微创技术（图10-5）。

手术显微镜

手术显微镜（MO）是一种提供放大工作区域视野、放大图像并符合人体工程学工作姿势的多功能性的仪器（图10-1）。因为其镜头平行于拍摄物体的位置，没有用肉眼或使用放大镜在视觉中发生的会聚，其光学特性为操作者提供了舒适感。它是由光学镜头、照明系统以及固定系统组成[20]。

对于光学镜头，必须选择可倾斜式的双目镜，至少允许0°~60°的移动。目镜可以是200mm或250mm，分别产生20cm或25cm的焦距（物镜到物体的距离），这样可以常规使用显微仪器。机械光学镜头的手术显微镜（MO）国家型号可能有5种放大倍数：3X、5X、8X、12.5X、20X，或5X、8X、12X、20X、30X，具体取决于生产厂家。电子变焦模式从3倍增大到25倍或从5倍增大到30倍，并提供无限的中间增量。另一个很大的优点是系统适合于图像采集、同步拍摄和摄像工作[21]。

关于照明系统，大多数设备中的光源是由远离光学镜头的卤素灯产生，并通过光缆驱动。该系统的强度超过80000Lux，足够用于直接和间接视野的操作。

固定式设备可用于地板（固定式或脚轮式）、天花板和墙壁，便于固定MO在手术室最有利的位置。

显微器械

显微手术以最小的组织创伤提供最大的精确度，需要专门设计和制造的仪器（图10-2）[21-23]。显微器械具有柔韧的手柄、长度14~18cm、非反射表面、轻便、平衡弹簧以及精密的工作尖的理想特性[23-24]。柔韧的手柄可以使用拇指、食指和中指轻松地将器械保持在书写位置。手柄的后部应放在指蹼（拇指和食指之间）上，因此，只能旋转1/4圈[23-24]。显微器械可以由不锈钢或钛制成。当用钛时，避免了MO的光反射，有利于工作端更好的视野。器械重量轻有助于减小手和手臂的肌肉疲劳，避免操作过程中的震颤耗费时间[23]。弹簧必须在各种显微仪器之间具有相同的张力，并且其柔软性有助于运动的精确度[19]。工作端具有高耐磨的合金涂层，用于准确夹持组织、纱线及显微缝针。

对于大多数显微外科牙周整形手术来说，以下仪器是足够的：Castroviejo显微持针器、显微组织镊、Castroviejo刀片夹持器、显微手术刀柄、显微牵开器和显微剪刀（图10-2）。

显微器械应存放在专用箱内，以便于消毒、运输和应有的保护。这些精密仪器的保存和使用寿命需要指导辅助团队仔细清洗与妥善维护[23]。

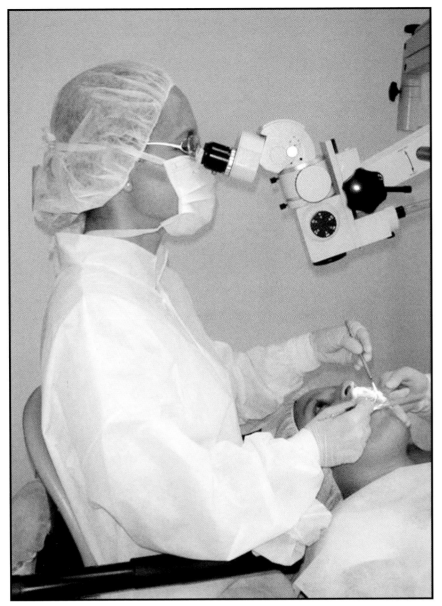

图10-1 手术显微镜提供符合人体工程学的工作姿势、在操作区的最佳照明并能够在每个手术阶段选择所需的放大倍率。

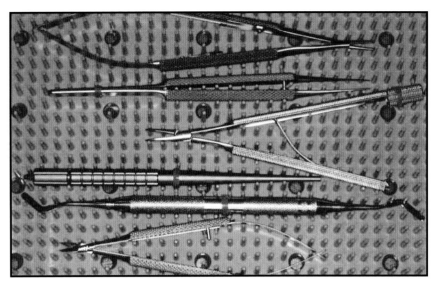

图10-2 专门设计和制造的微型器械,以最小的组织创伤提供最大的精确度。从上到下:Castroviejo显微持针器、显微组织镊、Castroviejo刀片夹持器、显微手术刀柄、显微牵开器和显微剪刀。

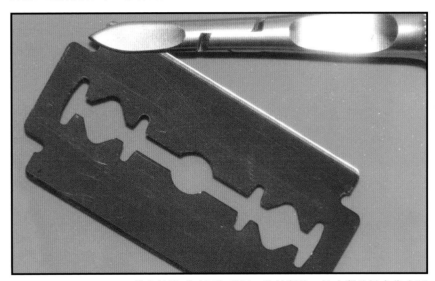

图10-3 Castroviejo刀片夹持器"破坏"碳钢刀片的断片。这个断片被定位在同一器械的工作端并转变成为Castroviejo显微手术刀片。

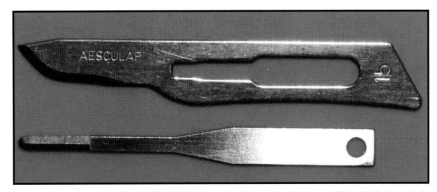

图10-4 15号刀片相比末端圆形的6961号显微刀片。注意,显微刀片的大小对应于15号刀片工作端的1/3。

发展简史

1921年,Carl Nylen已经安装了自己的手术显微镜(MO),首次进行了显微外科手术矫正耳科的耳聋。对于这一壮举,Nylen被认为是"显微手术之父"[25]。从1952年开始,随着商业性大规模的制造,手术显微镜才被外科医生所接受[25]。Jacobsen和Suarez于1960年在进行直径1mm的血管吻合术时获得了100%的成功。从此,MO在医学上得到了广泛的认可[26-27]。今天,显微手术的眼科、耳科、关节镜、腹腔镜、神经、血管、妇科等均被患者常规接受,因为与传统手术相比,

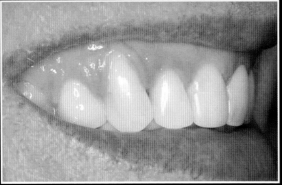

图10-5a 由于尖牙的牙龈顶点的差异，微笑不和谐。

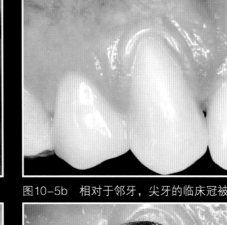

图10-5b 相对于邻牙，尖牙的临床冠被拉长。

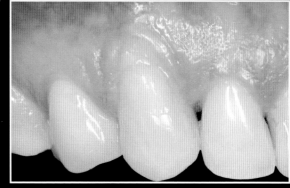

图10-5c 去除根面的修复体，露出牙本质。

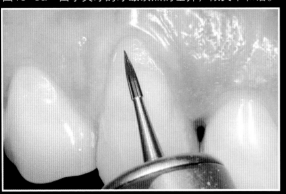

图10-5d 用多刃车针进行根面制备，便于接受结缔组织移植的形状。

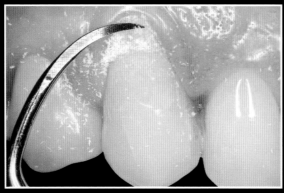

图10-5e 用刮匙进行最终修整。

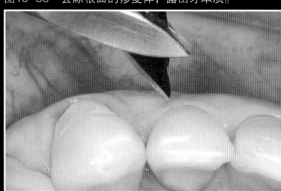

图10-5f Castroviejo显微手术刀片的位置到要切入的龈乳头基底表面成90°。

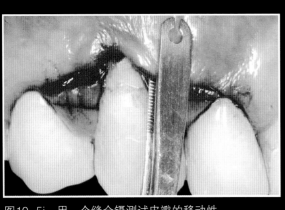

图10-5g 完成水平显微切口。更冠向切口确定移植物的位置，而根向切口将决定皮瓣移动到冠向的程度。

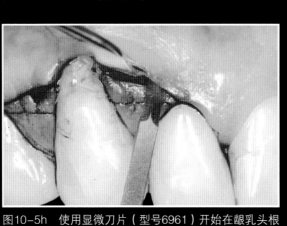

图10-5h 使用显微刀片（型号6961）开始在龈乳头根部分离皮瓣，并在退缩的边缘切开龈沟。

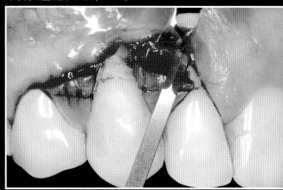

图10-5i 皮瓣分离是从近中2mm向远中2mm，保持均匀的厚度。注意，操作者在惯用手使用显微手术刀，在非惯用手使用显微牵开器牵拉组织。

图10-5j 用一个缝合镊测试皮瓣的移动性。

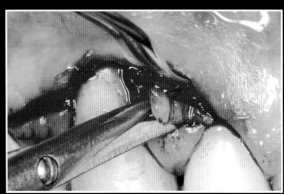

图10-5k 用显微剪刀去除龈乳头基底两个切口之间的组织。

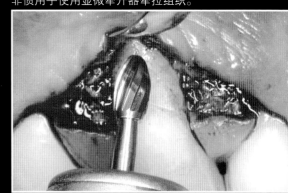

图10-5l 沟和凹面应该用多刃车针去除，留下一个凸面浮雕。这导致移植物和根面之间的薄血凝块。

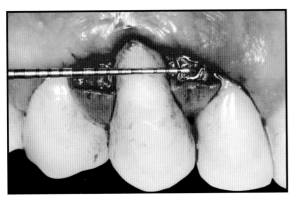

图10-5m 测量移植物延伸计划，应该从近中龈乳头的中心到缺损的远中龈乳头的中心（9mm）。

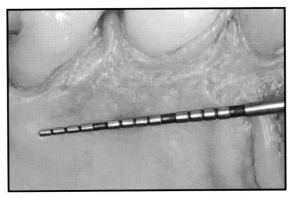

图10-5n 第二前磨牙与第一磨牙之间腭侧的供区。

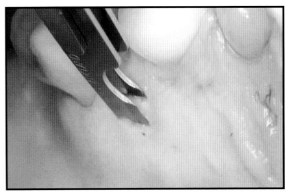

图10-5o 在供体区，用9号手术刀双刀片进入（15C刀片之间1mm）。

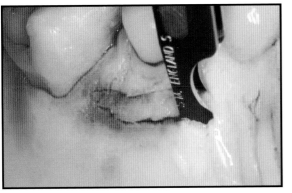

图10-5p 用手术刀双刀片完成切口。

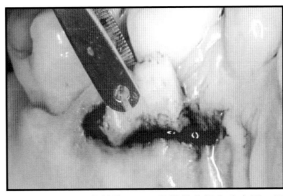

图10-5q 用一个单的15C刀片从供体部位分离后，用显微组织镊取出移植物。

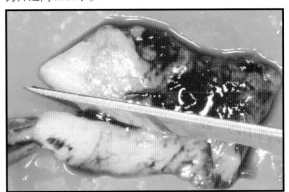

图10-5r 移植物放置在辅助台上，并在显微镜下去除上皮层。

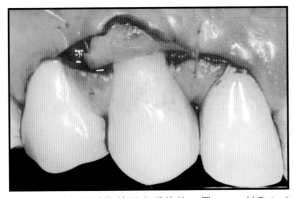

图10-5s 将移植物放置在受体处，用11mm针和6-0线通过接近缝合来稳定。

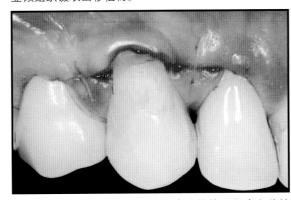

图10-5t 完成接近缝合。注意皮瓣的接近程度和移植物的稳定性。

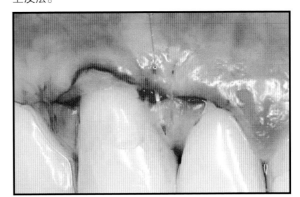

图10-5u 用5mm针和8-0线开始对接缝合。注意，进针到切口的距离和切口到出针的距离是相同的。

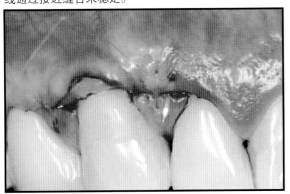

图10-5v 新的对接缝合。检查针头指向龈乳头的最高点。

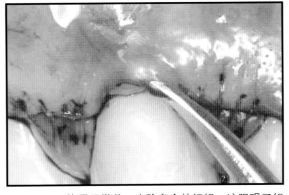

图10-5w 使用显微剪刀去除多余的组织，这阻碍了组织完美的并列。

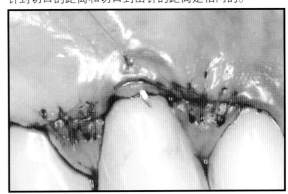

图10-5x 8-0线显微缝合负责移植物的正确定位，并维持在皮瓣/移植物/根面的界面处薄的血凝块。

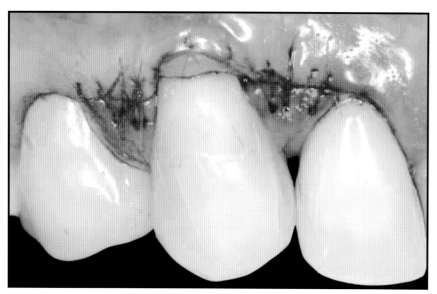

图10-5y　完成接近和对接的显微缝合。

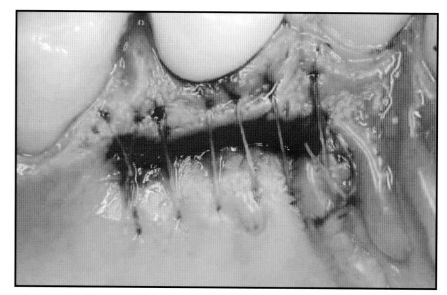

图10-5z　在供区用6-0线连续缝合。

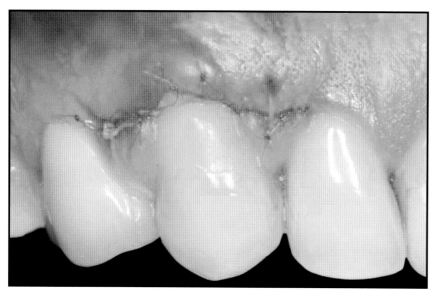

图10-5aa　受区：术后第5天，拆除接近和对接缝合线之前的时刻。

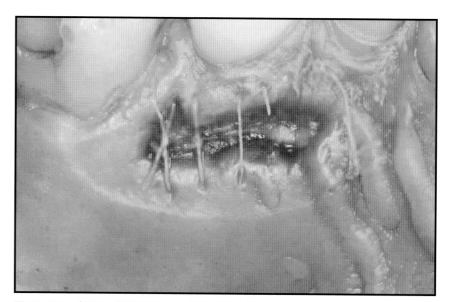

图10-5bb　供区：术后第5天，去除连续缝合线之前的时刻。

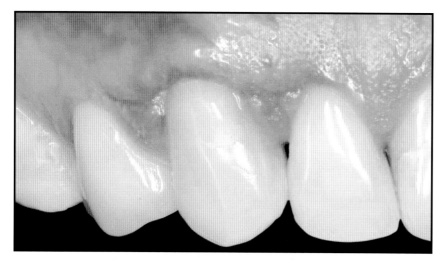

图10-5cc　受区：控制10天。

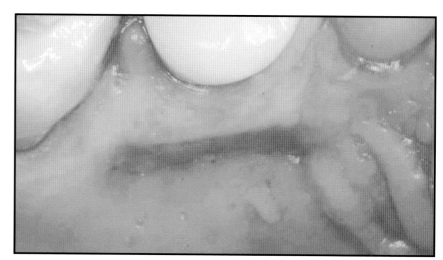

图10-5dd　供区：控制10天。

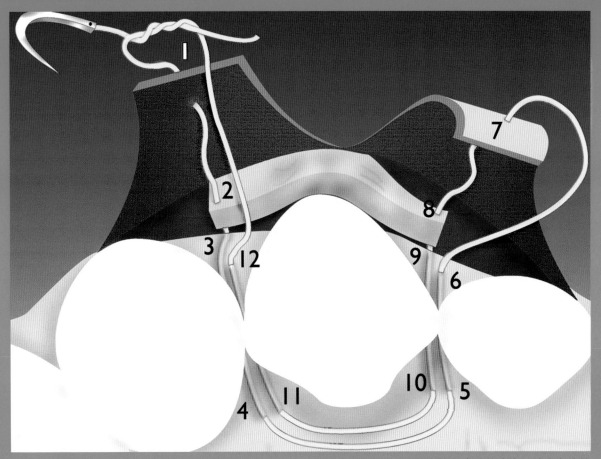

方案1　显微缝合的方法。按照上面所示的顺序，使用6-0线和11mm缝针，目标是接近皮瓣的边缘，并稳定移植物（改编自Campos[31]）。

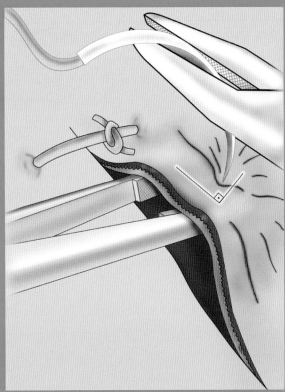

方案2　显微缝合的几何学。用显微组织镊抬起皮瓣，使针头以与皮瓣表面成小于90°的角度进入（图解来自Cláudio Júlio Lopes博士）。

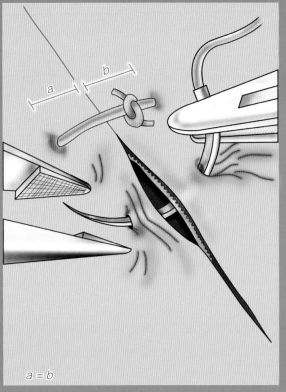

方案3　显微组织镊压住组织，使出针产生的角度小于90°。从进针到切口的距离与切口到出针的距离是相等的（$a = b$）。

它们能够缩短住院时间，减少创伤，减少术后疼痛并恢复快速。

在牙科中，通过使用MO放大的先驱者被认为是耳鼻喉科医生Baumann，也是一名牙医[28]。直到1993年，Shanelec和Tibbetts在美国牙周病学会的年会上展示了牙周显微手术技术的好处和优势[18]。

1997年在巴西，Murgel和Gondim Jr[29]强调了MO在各种不同的牙科专业领域的应用，包括在外科手术上的优势。Campos和Tumenas[30]在1998年首次描述了根面覆盖的显微外科牙周整形分步技术。最近，Campos等[31]详细介绍了显微切口和显微缝合的生物学技术原理，有助于显微手术在牙周病患者中的传播。

牙周的显微手术

目前的牙周组织在牙周整形术中被认为难以进行，对失败非常敏感，因此显微手术得到更广泛的接受[32]。在这些技术中，由于要求解决裸露牙根美学问题的患者越来越多，我们强调了根面覆盖技术[33]。

虽然用肉眼进行的上皮下结缔组织移植覆盖根面提供了良好的可预测性，然而显微手术技术可以通过最少的纤维化（瘢痕）提供更快速的愈合[23]。显微手术哲学中开发的移植上皮下结缔组织技术，都可以在单次手术程序中对浅（图10-5）或深（图10-7）、单个（图10-5和图10-7）或多个（图10-6）的边缘组织退缩，进行具有美学质量的完全覆盖。

显微手术也有助于优化种植体周围整形手术，在进行手术步骤中提供更高的安全性和通过一期愈合的可能性（图10-10）[15]。

1. 优点

（1）手术区域较小（图10-5～图10-8和图10-10）[18,22-23,30-31]；

（2）组织无创操作（图10-5～图10-8和图10-10）[18,22-23,30-31]；

（3）手术出血少[18,22-23,30-31]；

（4）愈合初期增加血液供应量[18,35-36]；

（5）一期愈合瘢痕化[18,22-23,30-31,34-35]；

（6）愈合时间短[18,22-23,30,35]；

（7）患者更好地接受外科手术[18,22-23,31,35]。

2. 缺点

（1）观看区域受限[22,24,37]；

（2）初始投资大（图10-1和图10-2）[22-23,38]；

（3）手术时间长[23,37]；

（4）需要开发双手的技能[24,30-31,37-38]；

（5）需要控制手的震颤[24,27]；

（6）临床应用之前要实验室训练（图10-9）[23-24,30-31,37-38]；

（7）学习曲线长[37-38]。

根面覆盖的显微手术原则

根面制备

为患者根面覆盖进行整形手术制备时要考虑（无炎症，适当地控制牙齿生物膜和良好的全身状况），根面的制备旨在减少过度突出，给出与邻牙类似的轮廓，以便于皮瓣接近（图10-5d）。应该消除非龋性颈部病变和深沟，以防止根面和移植物之间空虚，避免移植物下方厚厚的血凝块[2]。除了允许保守的临床操作和极高的精度之外，以大倍率进行根面工作还可以看到肉眼或略为放大无法想象的浮雕和纹理[21]。

受区的显微切口

从Castroviejo刀片夹持器分割一块碳钢刀片开始[18,21,30-31]。这个断片位于相同的器械上，以有利于切口的角度倾斜。该器械的手柄和切割精度可以与操作表面成90°角的切口（图10-5f）。这是显微手术的强制性规则，因为它将有利于手术最后阶段的显微缝合。

第一切口是在缺陷的近中和远中龈乳头的基部进行的，即确定的移植物位置水平处稍微有点冠向。第二切口（图10-5g）还是用Castroviejo刀片夹持器，位于第一切口的根向和远中。这个距离稍后将允许皮瓣冠向移位，避免了垂直松弛切口。

使用具有圆形末端的显微刀片（型号6961）从第二切口分离皮瓣（图10-5h）。皮瓣分离应该是渐进的（图10-5i），直到其超过膜龈线并获得足够的冠向移动性，以便被动闭合第一切口的皮瓣（图10-5j）。在评估完成之后，用显微剪刀去除两个水平切口之间的组织（图10-5k）。

供区的显微切口

从腭侧取出的移植物的长度应等于待覆盖区域近中乳头的中心延伸到远中乳头中心的长度（图10-5m）。无论要覆盖的缺陷的高度如何，移植物的高度应为5mm（±1mm）。文献显示，所有的患者均可获得5mm高度的供体区，无论患者的腭侧是深、中、浅[39]。这些参数允许从尖牙延伸到第二磨牙的条带中取出移植的上皮下结缔组织，长达35mm。这有利于同时覆盖多个牙根（图10-6c）。

使用双刀片手术刀[9]（刀片之间的距离为1mm，型号15C）从上腭开始切开。切口从远中向近中开始直至到达所计划移植的长度（图10-5o和图10-5p）。这种技术顺序有利于辅助吸引操作区。现在将手术刀柄更换为15C型的单个刀片，并借助于显微牵开器牵拉组织，分离移植物的基底和两侧。用镊子轻轻抓住该片（图10-5q）并放置在辅助台上。随后用15C刀片去除上皮层（图10-5r），并迅速移植到受体区开始显微缝合。

受区的显微缝合

显微缝合技术是与传统的手术技术截然不同。传统的缝合是用手在视野下进行，使用线的张力来定位组织并打结。相比之下，显微缝合是仅使用来自器械工作端的视觉参考来进行[24,37]。

显微缝合分为两个阶段。第一个被称为"接近"，使用1/2弧度的角针、11mm长，用6-0线（聚乙醇酸或聚乳糖910）（方案1）。其目的是接近皮瓣的边缘并将移植物稳定在计划的位置（图10-5s和图10-5t）。第二阶段被称为"接合"，用8-0线（聚乙醇酸或聚乳糖910），5mm长，并用3/8弧度的圆针进行。其目的是精确地连接手术伤口的边缘（图10-5u，图10-5v和图10-5x），可以进行一期愈合（图10-5u，图10-5v和图10-5x）。

遵循显微缝合的几何原理，避免伤口边缘的组织重叠或不完全闭合，这将产生空隙。

显微缝合的主要目的是寻求手术伤口的边缘到边缘的闭合而不会在组织中产生张力（图10-5y）。用精致和精密的器械、正确的技术进行限制对邻近组织的伤害，并通过一期愈合提供了瘢痕化模式（图10-5aa）。

显微切口产生的组织创伤最小（图10-5g），并且显微缝合边缘到边缘关系接近的组织（图10-5y，图10-6b，图10-7h，图10-8v和图10-10m）。由于一期愈合的复原模式，因此减少细胞坏死、愈合更快（图10-5aa，图10-6e，图10-7i，图10-8x和图10-10n）并减少纤维化（瘢痕）（图10-5cc，图10-6f，图10-7i，图10-8y和图10-10o）[21,23]。患者从更舒适的术后和美学品质的结果中受益（图10-6i，图10-6j，图10-7h，图10-8aa和图10-10w）。这有助于更好地接受牙周整形手术的程序[18,40]。

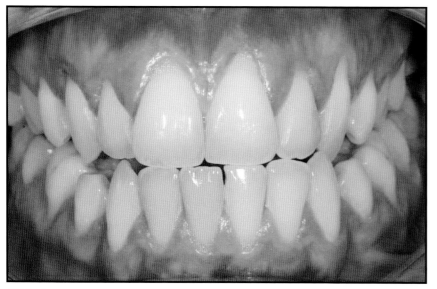

图10-6a

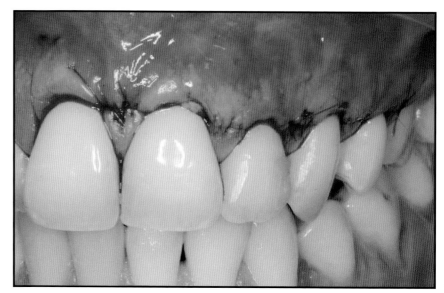

图10-6b

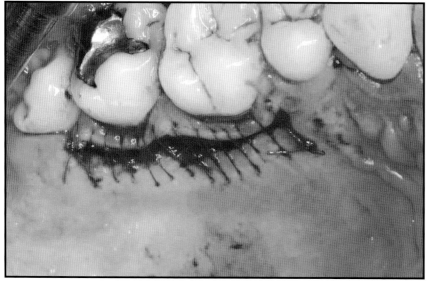

图10-6c

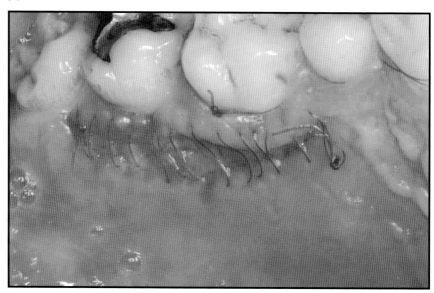

图10-6d

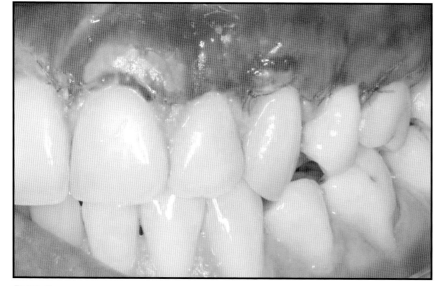

图10-6e

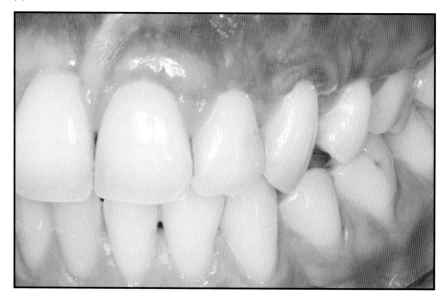

图10-6f

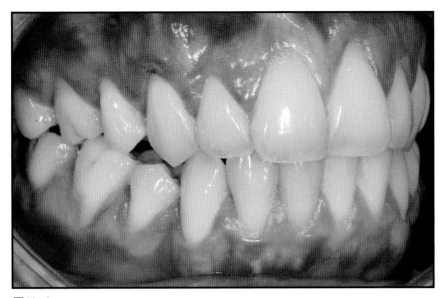

图10-6g

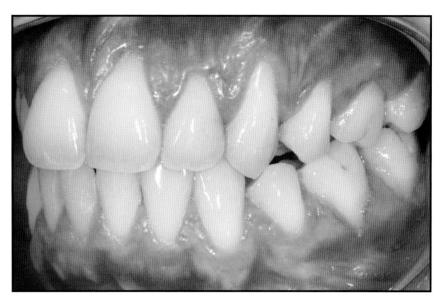

图10-6h

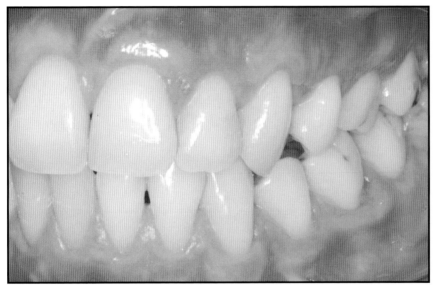

图10-6i

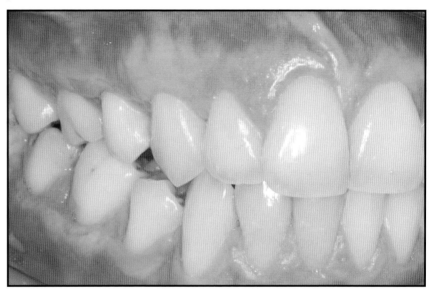

图10-6j

图10-6a　在上颌牙弓（#16～#25）和下颌牙弓（#35、#36和#45、#46）中的边缘组织退缩。手术计划意味着两个上颌程序和两个下颌程序。

图10-6b　显微手术根面覆盖#11、#21、#22、#23和#25。术后即刻。

图10-6c　连续缝合供区的结缔组织。

图10-6d　供区：术后第5天，去除连续缝合线前。

图10-6e　受区：术后第5天，去除接近和对接缝合线前。请注意，与图10-6b相比，伤口没有收缩。

图10-6f　受区：术后第10天。

图10-6g和h　右侧和左侧观察，显示了上下牙弓的边缘组织退缩。

图10-6i和j　上颌牙弓显微手术后60天及下颌牙弓术后30天的侧面观。注意，根面覆盖的水平和组织的美学质量。

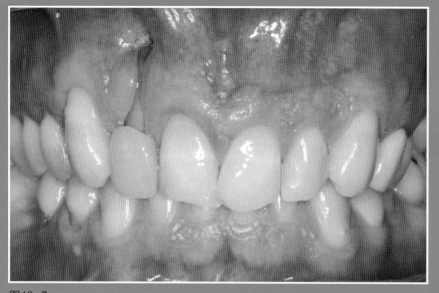

图10-7a

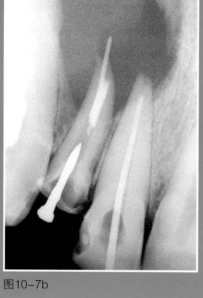

图10-7b

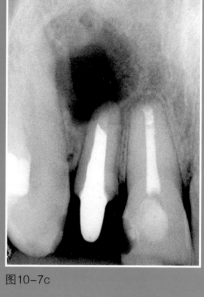

图10-7c

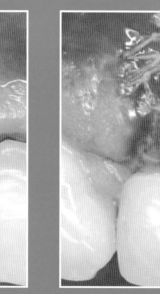

图10-7d

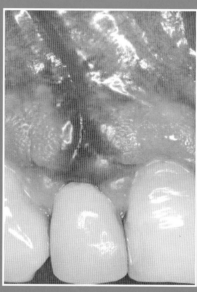

图10-7e

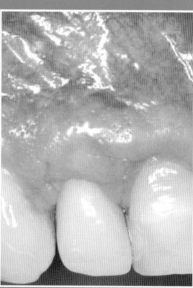

图10-7f

图10-7g

图10-7a 正面观察显示#12边缘组织严重退缩。

图10-7b 根尖X线片显示伴有中切牙和侧切牙的根部严重的根尖周病变。

图10-7c 牙髓治疗完成后2年的X线控制。中切牙已经有隧道表现，并转交到牙周显微手术。注意，X线图像显示骨新生（牙髓治疗和显微外科手术由EAP-APCD中心的Dra. Débora Sellera和Dr. Eudes Gondim Jr 团队完成的）。

图10-7d 显微外科手术覆盖根面，术后即刻。通过在退缩区域补充缝合，注意标准技术的变化。

图10-7e 术后7天。

图10-7f 术后14天。

图10-7g 术后6个月。请注意，临时冠被另一个更密合的临时冠替换（由EAP-APCD中心的Délcio Augusto Lico医生完成）。

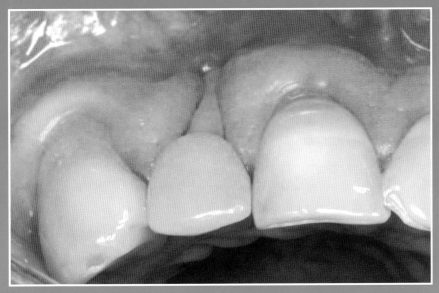

图10-7h

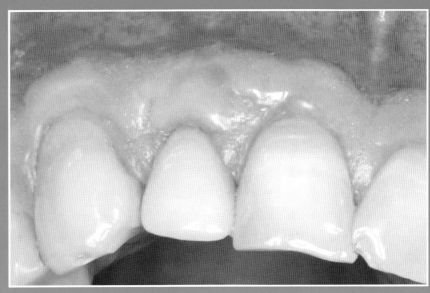

图10-7i

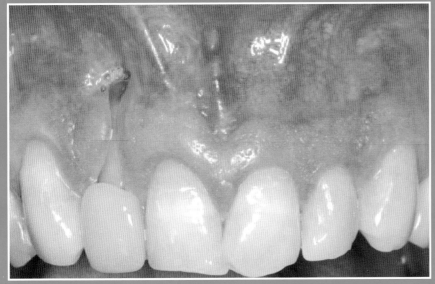

图10-7j

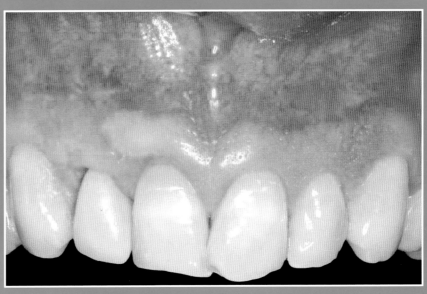

图10-7k

图10-7h 咬合面观，显示#12牙根组织缺损。

图10-7i 显微外科手术牙周整形后6个月的咬合面观。请注意，根据邻牙来参考恢复组织的厚度。

图10-7j 前牙正面观显示，在右侧切牙牙根出现严重的牙龈缺损。

图10-7k 显微牙周整形术后6个月的正面观。请注意，#12根面全覆盖与美学质量，这有利于未来的牙齿修复。

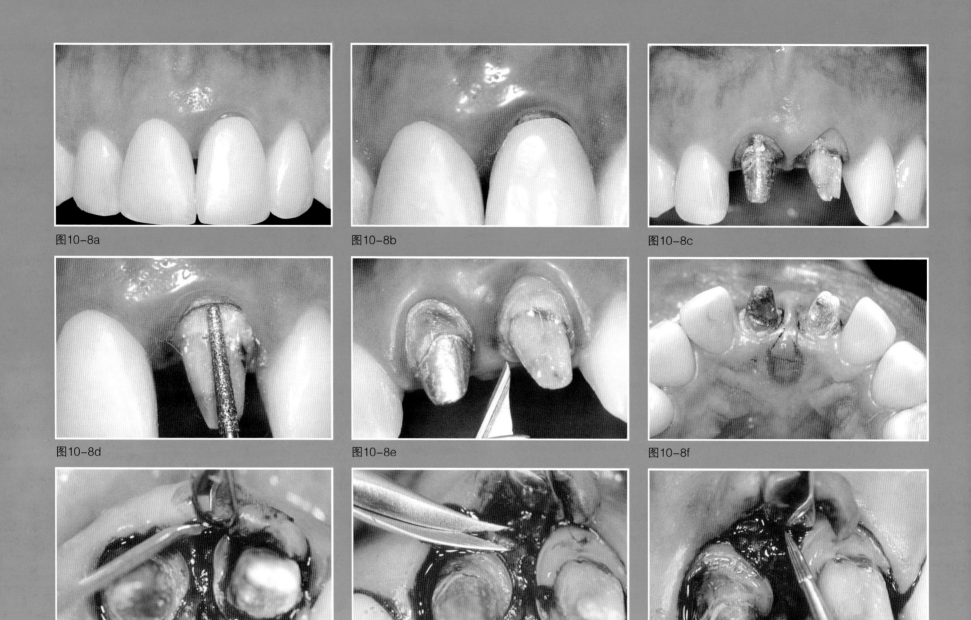

图10-8a

图10-8b

图10-8c

图10-8d

图10-8e

图10-8f

图10-8g

图10-8h

图10-8i

图10-8a　前牙正面观，显示#21相对于#11的牙龈顶点有差异。此外，中切牙之间龈乳头体积和高度都有缺损。

图10-8b　近距离观察中切牙，显示了牙龈的缺损。

图10-8c　去除#11和#21的牙冠后，手术计划包括#21小的根面覆盖和中切牙之间延长。

图10-8d　确定在#21制备的肩台与#11牙冠的相同水平。

图10-8e　用Castroviejo手术刀片在腭侧龈乳头的基部开始切开。

图10-8f　间接观看完成最初的切口。

图10-8g　通过一个倾斜的显微刀片（型号6962）从最初的切口分离皮瓣，将龈乳头从腭侧翻到唇侧。

图10-8h　用显微剪刀去除根面附近的上皮组织。

图10-8i　在根面用多刃车针修改轮廓，并创造必要的空间适应移植的上皮下结缔组织。

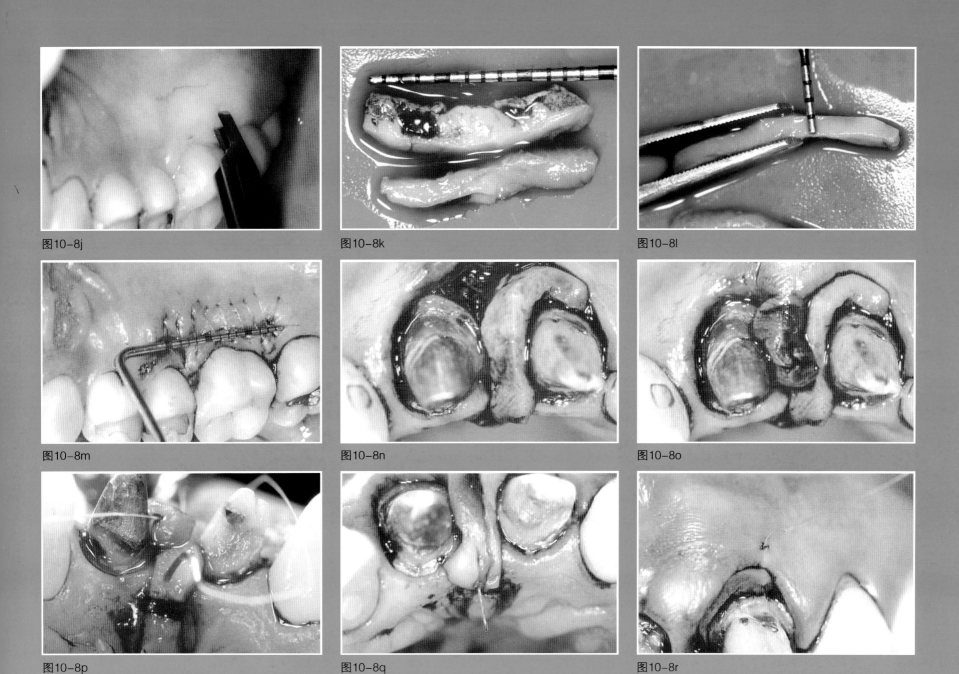

图10-8j

图10-8k

图10-8l

图10-8m

图10-8n

图10-8o

图10-8p

图10-8q

图10-8r

图10-8j　双手术刀片浸入供区。

图10-8k　去除上皮层和讨论移植物延伸。

图10-8l　移植物有1mm均匀的厚度。

图10-8m　用6-0线在供体区连续缝合。

图10-8n　受体床适应移植物。注意，移植物覆盖#21的根面并垂直定位在龈乳头区域。

图10-8o　分离皮瓣定位在移植的上皮下结缔组织上。

图10-8p　针穿过分离皮瓣，经由移植物，并由腭侧龈乳头基底部出来进行接近的显微缝合。

图10-8q　用6-0线完成接近的显微缝合。注意移植物稳定并被皮瓣覆盖。

图10-8r　用8-0线开始对接显微缝合。注意进针与出针的距离相同。

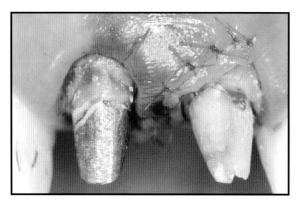

图10-8s 完成对接显微缝合的正面观。

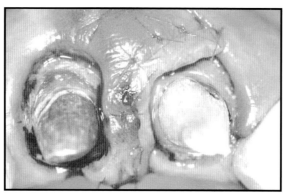

图10-8t 对接显微缝合的咬合面观。注意皮瓣与移植物精确并列。

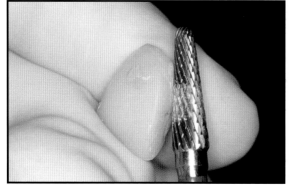

图10-8u 戴临时冠,以弥补移植物的体积。

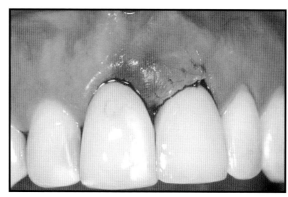

图10-8v 粘固#11和#21临时冠。注意手术伤口出血最小。

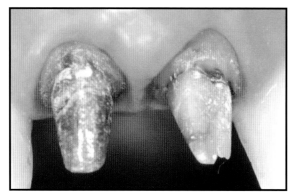

图10-8w 术前正面观。

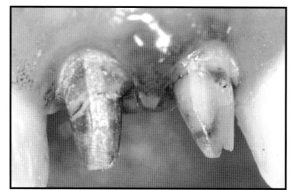

图10-8x 术后7天正面观。

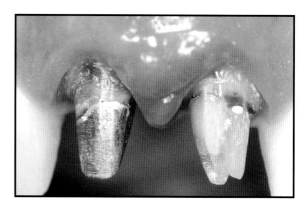

图10-8y 术后60天正面观。

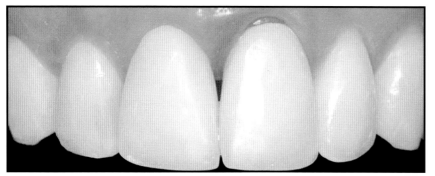

图10-8z 从尖牙到尖牙术前观。注意#21边缘组织的退缩和中切牙之间龈乳头的缺损。

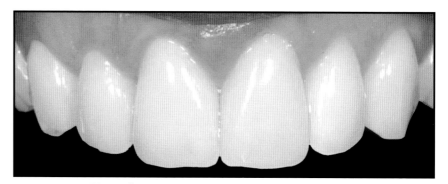

图10-8aa 显微牙周整形术后以及#11和#21牙冠修复控制2年后的最终结果(牙冠由Paulo Kano博士完成)。

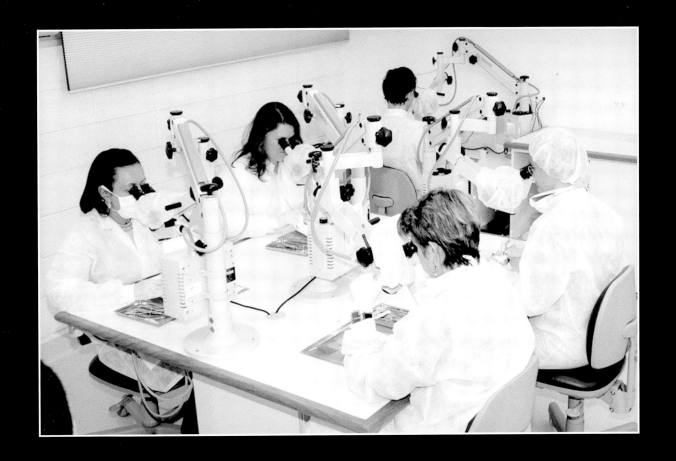

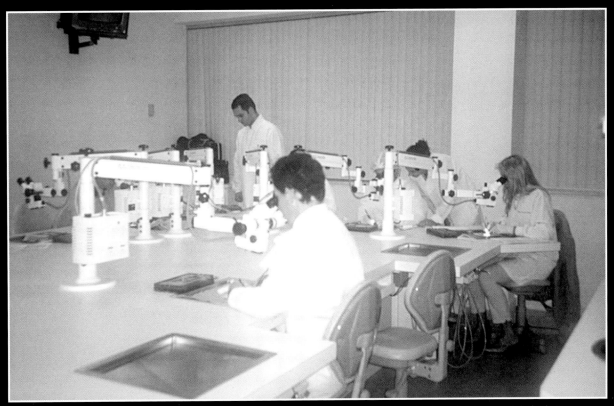

图10-9a和b　显微手术的最初训练必须在配备有开发该技术所需新技能的实验室中进行。a. 手术实验室；b. APCD显微镜培训中心。

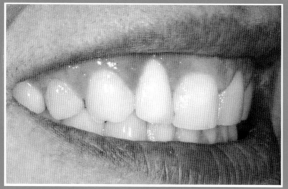
图10-10a

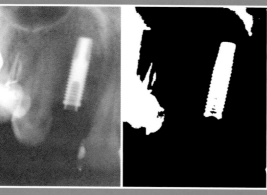
图10-10b

图10-10c

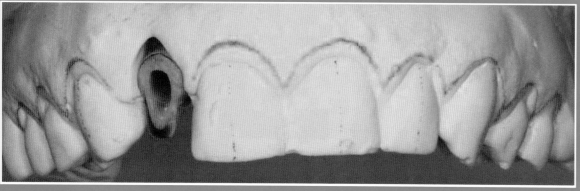
图10-10d

图10-10e

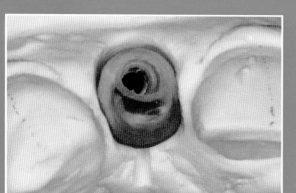
图10-10f

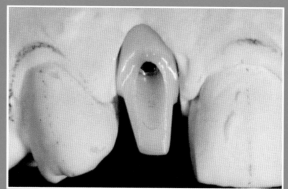
图10-10g

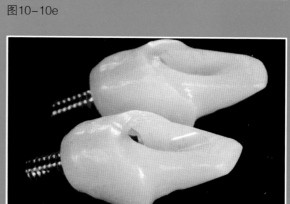
图10-10h

图10-10a　侧面的微笑显示了#12的牙龈顶点位于#13和#11顶点的上方的差异。

图10-10b　骨结合种植体的X线片显示了#12令人满意的位置。

图10-10c　正面观显示上颌牙齿的牙龈顶点的位置与#12种植体的顶点之间不和谐。

图10-10d　石膏模型再现#12种植体的位置并在种植体上部雕塑丙烯酸树脂的义齿基台。手术计划包括用移植物覆盖基台，其余的上颌前牙延长临床牙冠。

图10-10e　雕塑的个性化基台，用移植的结缔组织提供覆盖义齿部件一部分。

图10-10f　咬合面显示雕塑未来移植的唇侧空间。

图10-10g　氧化锆基台在模型中的位置。

图10-10h　基台的侧面图显示肩台的高度，以容纳远中的龈乳头。

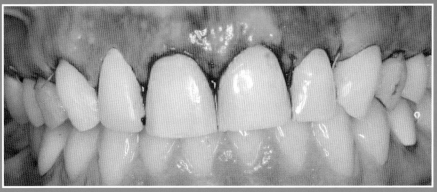

图10-10i

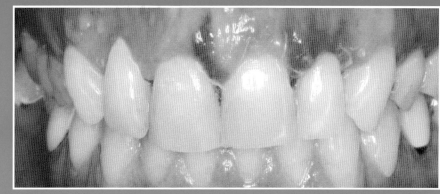

图10-10j

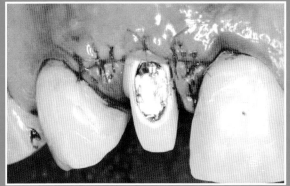

图10-10k

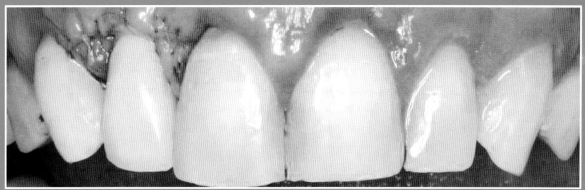

图10-10l

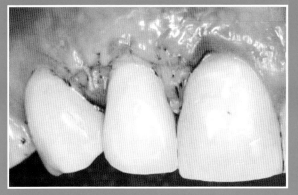

图10-10m

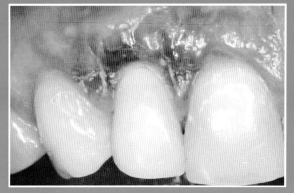

图10-10n

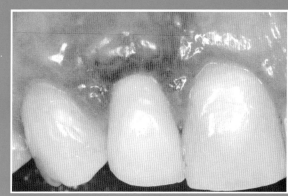

图10-10o

图10-10i 显微牙周整形术延长#15-#25的临床冠，术后即刻。微创技术和6-0缝线可以让组织正确地对接。

图10-10j 术后第5天，去除6-0显微缝合线之前的时刻。

图10-10k 临床牙冠延长的显微手术21天后，进行显微手术移植上皮下结缔组织，同时安装氧化锆基台。

图10-10l 显微手术后立即在氧化锆基台上粘接临时冠。注意牙龈和种植体周围顶点是和谐的。

图10-10m 大致观察操作区。注意接近（6-0线，白色）和对接（8-0线，蓝色）的显微缝合方法提供精确的边缘到边缘定位。

图10-10n 术后第5天，去除显微缝合线前的时刻。注意愈合迅速。

图10-10o 术后7天显示移植区良好的组织整合。

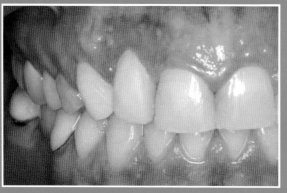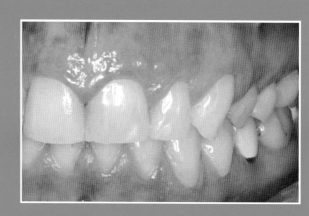

图10-10p和q　手术程序和修复之前的右侧和左侧观。

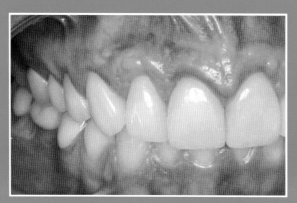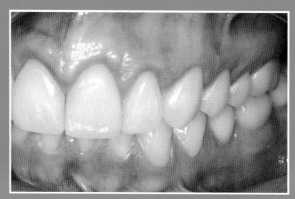

图10-10r和s　右侧和左侧观，临床牙冠延长和上皮下结缔组织移植（#12种植体）的显微手术后。最后由Marcelo Kyrillos医生和Marcelo Moreira医生完成间接修复。

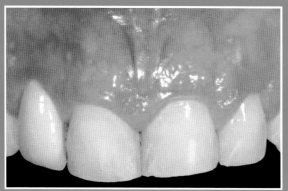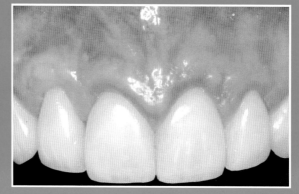

图10-10t　正面观显示牙龈顶点的差异，以及从尖牙到尖牙缺乏比例。

图10-10u　术后6个月，显微外科手术和修复性治疗完成后。

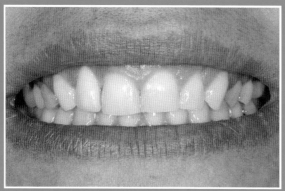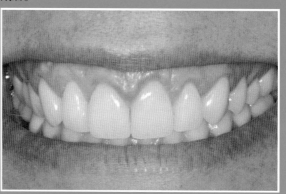

图10-10v　美学不和谐的微笑。

图10-10w　显微外科手术和修复性治疗后的笑容。注意嘴唇位置的变化。

3. 显微缝合的几何学[19]

（1）进针角度：小于90°（方案2）；

（2）针穿刺距离：针直径的3倍；

（3）对称性：针入口和出口之间以及缝合线之间的距离相等（方案3和图10-5u）；

（4）进针方向：垂直于切口（方案3）。

供区的显微缝合

供区所选择的技术是连续缝合（图10-5z，图10-6c和图10-8m），因为它可以让伤口边缘良好接近以及均匀分布由线产生的张力。使用11mm长、1/2弧度的角针，用6-0线（聚乳糖910或聚乙醇酸）进行缝合。

当工作精细和手术微创时，供区可以在短时间内再生（9周）[41]，并能够再次成为供体。

术后护理

在第1天，病例如果不需要抗生素预防系统性适应证的，则规定仅服用止痛药和局部应用冰敷。此外，患者应继续每天2次使用0.12%双葡萄糖酸盐氯己定漱口水，直到可以恢复到用软毛牙刷和牙线去除手术区的生物膜。根据愈合速度和患者的情况，这可能需要15天或20天后。

显微外科手术训练

显微外科手术的学习需要同步发展手、眼睛和头脑的协调，以及对程序和技术的研究。由于视野有限，范围从直径1.1cm（放大20倍）至直径6.6cm（放大3倍），只有器械的工作端是可见的，而不

是操作者的手。这需要适当的显微手术运动训练，其特点在于1/4圈的幅度[21,23-24,42]。

由于显微切口和显微缝合是同时使用两种器械进行，一个在惯用手，另一个在非惯用手，由手术显微镜（MO）提供的视觉参考指导，需要开发新的本体感觉。这只能通过在为此目的适当装备的实验室中进行反复练习才可能（图10-9a和b）。

精确的显微切口和显微缝合取决于MO提供的视野质量，这是受适当的放大倍率、照明强度、器械的反射、色彩对比度、视觉因素的影响。这些因素与操作人员的眼睛健康、疲劳、显微手术经验以及训练水平有关[18]。

一些因素会造成手指的颤抖，使训练变得困难：压力、烦躁、失眠、咖啡因、香烟和酒精过量或戒除[19]。忽视这些原则的专业人员在进行显微手术特征时不会发挥所需的技能。

因此，实施诊治患者之前，必须掌握实验室环境中的显微手术技术。

结论

显微外科手术的原则在牙周美容手术中的应用似乎是有前途的。显微手术是用手术显微镜和显微器械进行的微创手术，可以减少切口，排除垂直松弛切口并允许皮瓣边缘到边缘接合。涉及显微手术的组织减小创伤，以及一期愈合模式导致术后更舒适和愈合更快，而不产生纤维化[18,22,40]。这有助于患者更好地接受外科手术并获得更加可预测的美学效果。但是，现有的信息是基于临床观察[11,15,18,21,23,37,40,43-47]和患者的主观陈述。很少有研究证实牙周显微外科手术的临床和生物学优势[34-36,38,48-49]，需要更多的研究才能用显微手术技术明确地取代传统的整形外科手术技术。

参考文献

[1] Magne P, Belser U. Restaurações adesivas de porcelana na dentição anterior: uma abordagem biomimética. São Paulo: Quintessence; 2003.

[2] Wennström JL. Mucogingival therapy. Ann Period. 1996; 1:671-701.

[3] Greenwell H, Bissada NF, Henderson RD, Dodge JR. The deceptive nature of root coverage results. J Periodontol. 2000; 71(8):1327-37.

[4] Roccuzzo M, Bunino M, Needleman I, Sanz M. Periodontal plastic surgery for treatment of localized gingival recessions: a systematic review. J Clin Periodontol. 2002; 29(3 Suppl):178-94.

[5] Raetzke PB. Covering localized areas of root exposure employing the "envelope" technique. J Periodontol. 1985; 56(7):397-402.

[6] Langer B, Langer L. Subepithelial connective tissue graft technique for root coverage. J Periodontol. 1985; 56(12):715-20.

[7] Bruno J. Connective tissue graft technique assuring wide root coverage. Int J Periodontics Restorative Dent. 1994; 14(2):127-37.

[8] Nelson SW. The subpedicle connective tissue graft: a bilaminar reconstructive procedure for the coverage of denuded root surfaces. J Periodontol. 1987; 58(2):95-102.

[9] Harris RJ. The connective tissue and partial thickness double pedicle Graft: predictable method of obtaining root coverage. J Periodontol. 1992; 63(5):477-86.

[10] Allen AL. Use of the supraperiosteal envelope in soft tissue grafting for root coverage: rationale and technique. Int J. Periodontics Restorative Dent. 1994; 14(3 Pt I):217-27.

[11] Tumenas I. Aspectos clínicos e morfológicos do enxerto autógeno da mucosa palatina oral sobre recessões do tecido marginal em dentes humanos [tese]. São Paulo (SP): Programa de Pós-Graduação em Morfologia/UNIFESP; 2004.

[12] Müller, Eger T. Mastigatory mucosa and periodontal phenotype: a review. Int J Periodontics Restorative Dent. 2002; 22(2):172-83.

[13] Baldi C, Pini-Prato G, Pagliaro U, Nieri M, Saletta D, Muzzi L, et al. Coronally advances flap procedure for root coverage. Is flap thickness a relevant predictor to achieve root coverage?: a 19 case series. J Periodontol. 1999; 70(9);1077-84.

[14] Müller HP, Heinecke A, Schaller N, Eger T. Mastigatory mucosa in subjects with different periodontal phenotypes. J Clin Periodontol. 2000; 27:621-6.

[15] Campos GV. Manejo dos tecidos moles visando à estética do sorriso. In: Francischone CE, Nary Filho H, Matos DAD, Lira HG, Neves JB, Vasconcelos LW, et al. Osseointegração e o tratamento multidisciplinar. São Paulo: Quintessence; 2005. p. 55-93.

[16] Tinti C, Parma-Benfenati S. Coronally positioned palatal sliding flap. Int J Periodontics Restorative Dent. 1995; 15(3):298-310.

[17] Hürzeler MB, Weng D. A single-incision technique to harvest subepitlhelial connective tissue grafts from the palate. Int J Periodontics Restorative Dent. 1999; 19(3):279-87.

[18] Tibbetts L, Shanelec D. Periodontal microsurgery. Dent Clin North Am. 1998 Apr; 42(2):339-59.

[19] Acland RD. Practice manual for microvascular surgery. 2nd ed. St Louis: CV Mosby; 1989.

[20] Höerenz P. The operating microscope: optical principles, illumination systems, and support systems. J Microsurg. 1980;1 (Pt I): 364-9.

[21] Shanelec D, Tibbetts L. Clinical Periodontology. 8th ed. Philadelphia: WB Saunders; 1996. p. 677-84.

[22] Shanelec D, Tibbetts L. A perspective on the future of periodontal microsurgery. Periodontology 2000. 1996; 11:58-64.

[23] Burkhardt R, Hürzeler M. Utilization of the surgical microscope for advanced plastic periodontal surgery. Pract Periodont Aesthet Dent. 2000; 12(2):171-80.

[24] Michaelides PL. Use of the operating microscope in dentistry. J Calif Dent Assoc. 1996; 24(6):45-50.

[25] Dohlman GF. Carl Olof Nylen and the birth of the otomicroscope and microsurgery. Arch Otolaringol. 1969; 90:813-7.

[26] Serafin D. Microsurgery: past, present and future. Plas Reconstr Surg. 1980; 66:781-5.

[27] Lee S, Frank DH, Choi SY. Historical review of small and microvascular vassel surgery. Ann Plast Surg. 1983; 11:53-62.

[28] Baumann RR. How may the dentist benefit from the operating microscope? Quintessence Int. 1977; 5:17-8.

[29] Murgel CAF, Gondim Junior E, Sousa Filho FJ. Microscópio cirúrgico: a busca da excelência na clínica odontológica. Ver Assoc Paul Cir Dent. 1997 Jan-Fev; 51(1):31-5.

[30] Campos GV, Tumenas I. Microcirurgia plástica periodontal: uma alternativa biológica e estética no recobrimento de raízes. Rev Assoc

Paul Cir Dent. 1998 Jul-Ago; 52(4):319-23.

[31] Campos GV, Bittencourt S, Sallum AW, Nociti Jr FH, Sallum EA, Casati MZ. Achieving primary closure and enhancing aesthetic with periodontal microsurgery. Pract Proced Aesthet Dent. 2006 Aug; 18(7):449-54.

[32] Tibbetts LS, Shanelec D. An overview of periodontol microsurgery. Current Science. 1994; 2:187-93.

[33] Albandar JM, Kingman A. Gingival recession, gingival blending, and dental calculus in adults 30 years of age and older in the United States, 1988-1994. J Periodontol. 1999;70(1):30-43.

[34] Bittencourt S, Del Peloso Ribeiro E, Sallum. EA, Sallum AW, Nociti FH Jr, Casati MZ. Comparative 6-month clinical study of a semilunar coronally positioned flap and subepithelial connective tissue graft for the treatment of gingival recession. J Periodontol. 2006 Feb; 77(2):174-81.

[35] Cortellini P, Tonetti MS. A minimally invasive surgical technique with an enamel matrix derivative in the regenerative treatment of intra-bony defects: a novel approach to limit morbidity. J Clin Periodontol. 2007; 34:87-93.

[36] Burkhardt R, Lang NP. Coverage of localized gingival recessions: comparison of micro and macrosurgical techniques. J Clin Periodontol. 2005; 32:287-93.

[37] Tibbetts LS, Shanelec D. Current status of periodontal microsurgery. Curr Opin Periodontol. 1996; 3:118-25.

[38] Cortellini P, Tonetti MS. Microsurgical approach to periodontal regeneration: initial evaluation in a case cohort. J Periodontol. 2001; 72(4): 559-69.

[39] Monnet-Corti V, Santini A, Glise JM, Fouque-Deruelle C, Dillier FL, Liébart MF, et al. Connective tissue for gingival recession treatment: assessment of the maximum graft dimensions at the palatal vault as a donor site. J Periodontol. 2006; 77(5):899-902.

[40] Shanelec D. Current trends in soft tissue. J Calif Dent Assoc. 1991; 19(2):57-60.

[41] Soileau KM, Brannon RB. A histologic evaluation of various stages of palatal healing following subepithelial connective tissue grafting procedures: a comparison of eight cases. J Periodontol. 2006; 77(7):1267-73.

[42] Campos GV, Tumenas I. Microcirurgia plástica periodontal. In: Dotto CA, Antoniazzi JH, coordenadores. Opinion makers: tecnologia e informática. São Paulo: VM Comunicações; 2002. p. 66-73.

[43] Campos GV, Tumenas I. Microcirurgia plástica periodontal com matriz dérmica acelular. Rev Assoc Paul Cir Dent. 1999 Nov-Dez; 53(6):487-91.

[44] Campos GV, Campos FTV. Microcirurgia plástica periodontal. In: Cardoso RJA, Gonçalves EAN. Estética: 20º CIOSP. São Paulo: Artes Médicas; 2002. p. 283-316.

[45] Campos GV, Lopes CJ, Chinen MC, Auada SM, Tozzi C. Microcirurgia plástica periodontal para reconstrução de papila interdental. In: Limberte MS, Montenegro JR. Estética do sorriso. São Paulo: Ed. Santos; 2003. p. 183-92.

[46] Shanelec D. Periodontal microsurgery. J Esthetic Rest Dent. 2003; 15:402-8.

[47] Campos GV, Lopes CJ, Lacerda Neto A. Tratamento estético e expectativa do paciente. Microcirurgia plástica periodontal e dentística restauradora. In: Miyashita E, Fonseca AS. Odontologia estética: o estado da arte. São Paulo: Artes Médicas; 2004. p. 507-30.

[48] Wachtel H, Schenk G, Böhm S, Weng D, Zuhr O, Hürzeler MB. Microsurgical access flap and enamel matrix derivative for the treatment of periodontal intrabony defects: a controlled clinical study. J Clin Periodontol. 2003; 30:496-504.

[49] Francetti L, Del Fabbro M, Testori T, Weinstein RL. Periodontal microsurgery: report of 16 cases consecutively treated by the free rotated papilla autograft technique combined with the coronally advanced flap. Int J Periodontics Restorative Dent. 2004; 24(2):272-9.

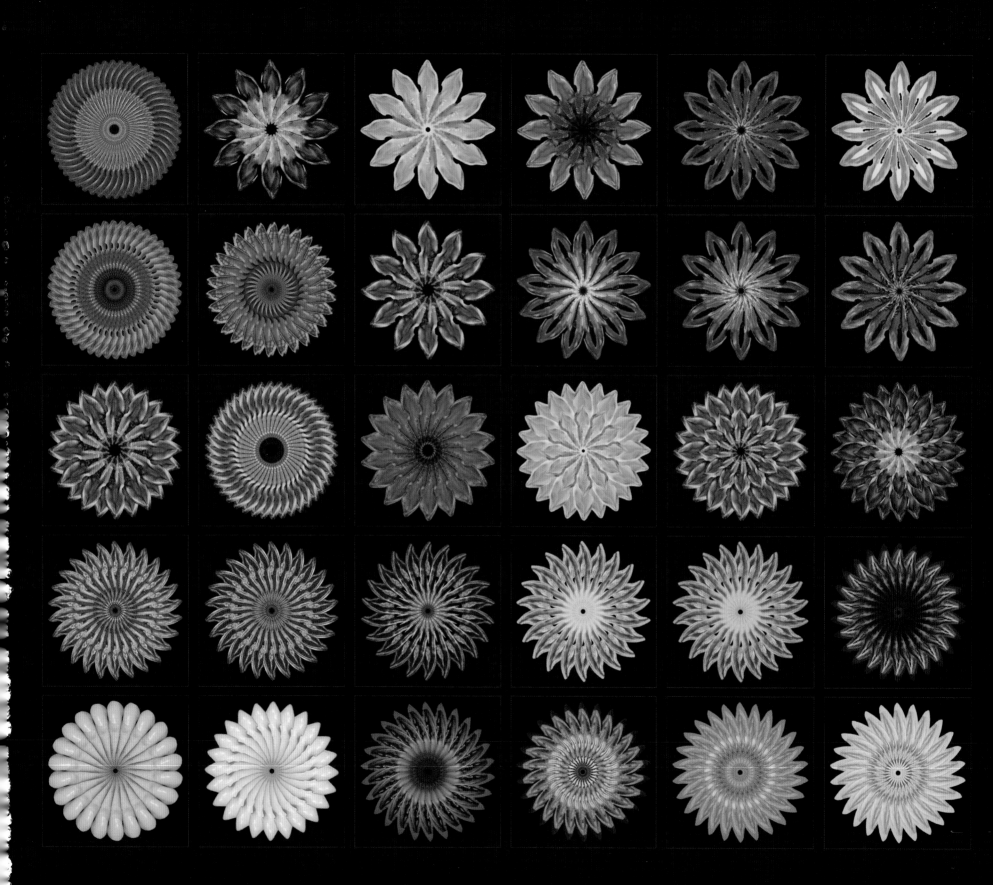

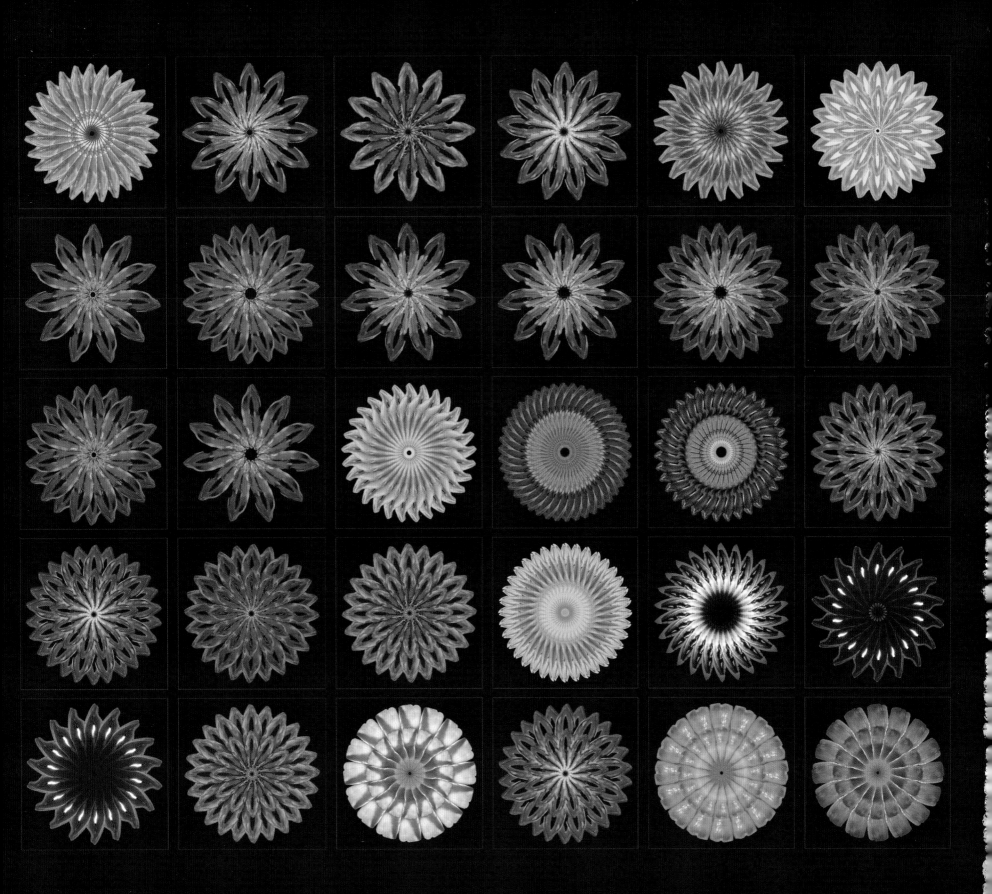

图文编辑

刘 菲 姜丁文 吴艳军 任 阜 丁丽颖 姜凤伟 张 春 崔甜甜 孙 超 刘晓英 曹 鸽 刘 锐 刘 畅 刘仁光 刘爱纯 邹路云 张英杰 徐亮龙
王高频 霍秀兰 顾 勇 陈丽娟 崔雪梅 孔劲松 陈建军 郝云龙 杨文忠 邴艳春 杨 敏 杨志勇 陈艳梅 邴智勇 钟发伟 杨 红 张贤军 周以云
马 兴 马宏志 李宏龙 胡玉彪 廖学词 王 超 孙光雨 白 晶 李 洁 李 良 李淳朴 李淑云 季 慧 张晓义 张丽莉 张来兴 杨春明 杨佩薇
陈鹤鲲 陈 莉 赵冰清 袁婉楠

Translation from the Portuguese language edition:

Soluções Clínicas –Fundamentos e Técnicas

By Luiz Narciso Baratieri e colaboradores

Copyright © 2008 Editora Ponto

图书在版编目（CIP）数据

口腔修复临床解决方案原理与技术. 下卷 /（巴西）路易斯·纳西索·巴拉提里（Luiz Narciso Baratieri）主编；国洪波,夏应锋主译. —沈阳：辽宁科学技术出版社，2019.1
　ISBN 978-7-5591-0977-4

　Ⅰ.①口… Ⅱ.①路… ②国… ③夏… Ⅲ.①口腔矫形学 Ⅳ.①R783

中国版本图书馆CIP数据核字（2018）第241834号

出版发行：辽宁科学技术出版社
　　　　　（地址：沈阳市和平区十一纬路25号　邮编：110003）
印 刷 者：北京利丰雅高长城印刷有限公司
经 销 者：各地新华书店
幅面尺寸：280mm×280mm
印　　张：26
插　　页：4
字　　数：500千字
出版时间：2019 年 1 月第 1 版
印刷时间：2019 年 1 月第 1 次印刷
责任编辑：陈 刚 殷 欣 苏 阳
封面设计：袁 舒
版式设计：袁 舒
责任校对：李 霞

书　　号：ISBN 978-7-5591-0977-4
定　　价：398.00 元

投稿热线：024-23280336
邮购热线：024-23280336
E-mail:cyclonechen@126.com
http://www.lnkj.com.cn